AF500034

LES CENT ET UNE SOIRÉES D'HIVER

LE LIVRE
DE CHACUN ET DE TOUS

OU

LES CAUSERIES POPULAIRES

SUR L'HYGIÈNE

Mirecourt, Imp. HUMBERT.

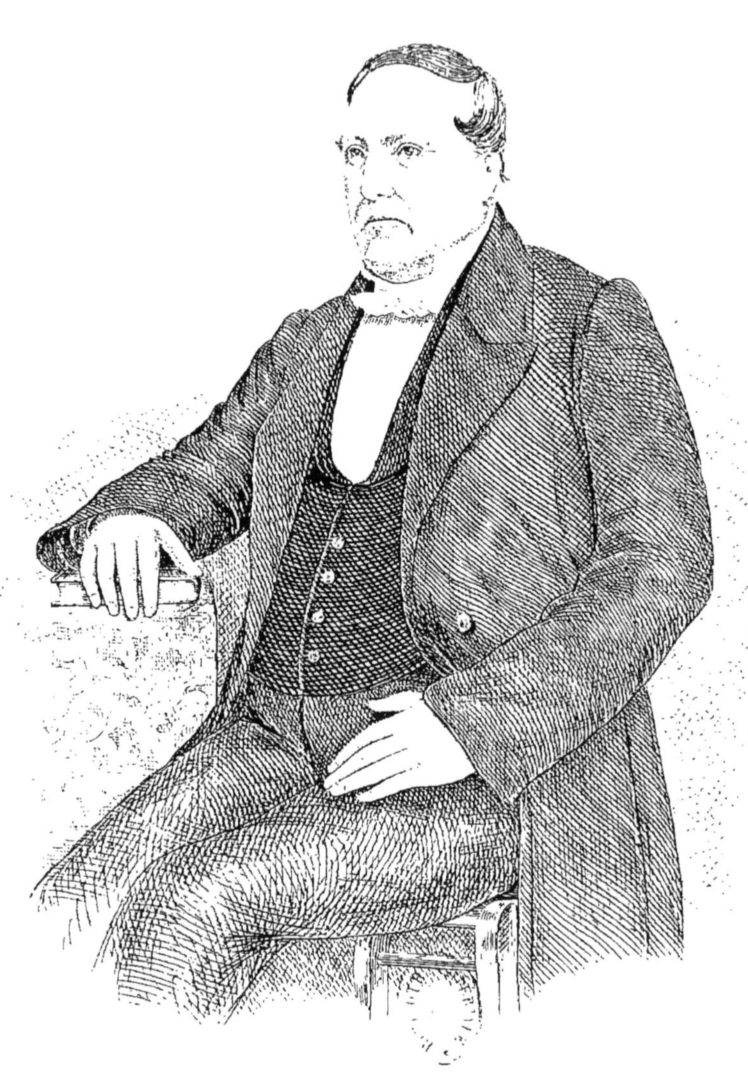

LES CENT ET UNE SOIRÉES D'HIVER

LE LIVRE
DE CHACUN ET DE TOUS

OU

LES CAUSERIES POPULAIRES
SUR L'HYGIÈNE

PAR

Le Docteur DEBOURGE

Membre et premier Lauréat de l'Académie universelle de Paris ;
Membre du Conseil d'hygiène publique et de salubrité de l'arrondissement de Montdidier;
Fondateur et Président de la Société de secours mutuels de Rollot ;

Médecin de charité attaché à plusieurs bureaux de bienfaisance, Officier de santé des épidémies, Membre du comité de vaccine de l'arrondissement, et vaccinateur public ; Membre correspondant de la Société médicale d'Émulation de Paris ; des Sociétés impériales de médecine de Bordeaux et de Marseille ; de la Société impériale de médecine, de chirurgie et de pharmacie de Toulouse ; des Sociétés médicales d'Amiens, Blois, Dijon, Douai, Tours ; de la Société physico-médicale d'Erlangen ; des Sociétés de médecine d'Angers, Anvers, Caen, Lyon, Nancy et Poitiers ; de la Société de médecine-pratique de Willebroeck ; de la Société libre d'agriculture, sciences et belles-lettres de l'Eure ; de la Société de médecine de la Sarthe ; de la Société des sciences médicales de la Moselle ; de la Société des sciences, agriculture et arts de Strasbourg ; de la Société de chimie médicale de Paris ; de la Société impériale d'Émulation de la Somme ; de la Société des sciences médicales et naturelles de Bruxelles, de la Société de médecine pratique de Montpellier, et Membre titulaire de l'académie Flosalpine.

> Enseigner au Peuple les moyens de conserver sa santé, c'est le doter de la plus précieuse de toutes les richesses....

CET OUVRAGE A ÉTÉ COURONNÉ PAR L'ACADÉMIE UNIVERSELLE DE PARIS.

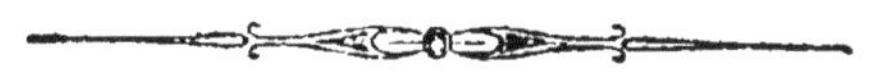

HUMBERT, ÉDITEUR

PARIS,	MIRECOURT,
Comptoir de Librairie et d'Édition,	Imprimerie, Lithographie, Stéréotypie, &c.,
Rue Bonaparte, 43, et rue Ste-Marguerite, 30.	Grand'rue de l'Hôtel-de-Ville, 68.

1860

LES CENT ET UNE SOIRÉES D'HIVER

LE LIVRE
DE CHACUN ET DE TOUS

OU

LES CAUSERIES POPULAIRES SUR L'HYGIÈNE

L'homme, dans quelque condition qu'il soit né, à quelque rang qu'il appartienne, est dans la recherche incessante de ce charmant idéal qu'on appelle le bonheur. Je ne sais si, pour beaucoup, le réveil, après ce beau rêve, n'est point une bien amère déception, mais ce que je sais, et ce que personne n'ignore, c'est qu'il est une première condition, une condition capitale sans laquelle il n'est aucun bonheur possible...... le bonheur de posséder la santé...

La santé, ce premier, le plus précieux de tous les biens, a été, depuis les premiers âges du monde et jusqu'à nos jours, l'objet des continuelles et profondes méditations d'un nombre infini de savants, dont chacun s'est fait un devoir sacré de léguer à la science le fruit de ses recherches humanitaires... Les ouvrages qui enseignent à l'homme les moyens de conserver sa santé sont donc extrêmement nombreux. Il est une vérité, néanmoins, et contre laquelle personne ne viendra s'élever, c'est que ces ouvrages, par trop scientifiques pour la généralité des lecteurs, ne sont en la possession que d'un bien petit nombre d'individus. La grande masse de la population reste donc absolument étrangère à des milliers de préceptes qu'il lui importerait tant de connaître, et que pour le bien de tous, il conviendrait de populariser. Serait-ce donc chose impossible que d'enseigner à l'homme, et cela dès les premiers pas qu'il fait dans la vie, les moyens de s'opposer à la foule de ces agents, plus ou moins secrets, qui, à chacun des instants, minent le sol sur lequel repose cette même vie? Pourquoi, dans les écoles, les pensionnats, les colléges, des notions d'hygiène populaire ne sont-elles pas données

Vous désirez que nous commencions ces causeries par l'hygiène qu'il convient d'observer dans la saison dans laquelle nous entrons : je le veux bien. Demain soir donc, messieurs, réunissez-vous à cet effet, et que notre réunion soit nombreuse.

CHAPITRE PREMIER

12 Novembre

La nature, déjà toute frissonneuse, s'enveloppe de plus en plus de son long et annuel manteau de deuil. Nos champs sont déserts. Nos bois, nos vergers, nos prairies, sont plongés dans ce sommeil hibernal dont le réveil est toujours si régulièrement marqué par la main de celui qui a produit les mondes... Des animaux, des oiseaux, chassés par les premiers froids qui nous frappent, vont demander à d'autres climats la chaleur vivifiante qu'ils ne trouvent plus dans nos contrées. D'autres animaux tombent dans une torpeur léthargique qui ressemble à la mort... Serait-il donc possible que des phénomènes si remarquables se passassent au milieu de nous, et que notre organisation ne ressentît aucune influence de la cause puissante qui produit de telles choses? Ajoutons à cela les brouillards, les bruines, les pluies parfois comme torrentielles qui saturent d'humidité l'atmosphère que nous respirons, la tendance incessante qu'ont nos corps à se mettre en équilibre de température avec le milieu au sein duquel nous vivons, la chaleur artificielle dont le froid extérieur nous force de nous entourer, l'éclairage plus ou moins salubre auquel il nous faut recourir, l'alimentation et les vêtements plus ou moins confortablement appropriés à nos besoins, à la nécessité de la situation, les refroidissements subits qui toujours agissent d'une manière si funeste après un labeur trop ardent, le séjour trop longtemps prolongé dans un local trop fortement échauffé ou qui se trouve encombré d'un trop grand nombre d'individus, l'intervention contre nature, qui, pour de certaines classes de la société, fait que la nuit devient le jour et et que le jour devient la nuit... toutes ces choses qui se passent au vu et au su de tous, avec une infinité d'autres choses encore, qui deviennent également des modificateurs puissants de notre économie, nous fourniraient, au besoin, une explication vivante du nombre généralement plus marqué des maladies qui sévissent sur nous à cette époque de l'année, du caractère particulier, de la gravité plus grande de ces maladies, et de la mortalité plus considérable qui en résulte...

Mais il serait pour le moins oiseux d'entrer ici dans de plus grands développements. Peu à peu, dans la suite de nos causeries, la plupart de ces choses qui, aujourd'hui encore, vous paraissent sans doute quelque peu ardues, se feront jour d'elles-mêmes ; vous vous les expliquerez facilement... Combien de fois, par exemple, en voyant un des nôtres, malingre, souffreteux, maladif, traînant, et depuis longtemps déjà, sa chétive et morbide existence, ne vous êtes-vous pas dit : Ce pauvre malheureux s'affaiblit de jour en jour, il s'achemine vers le port, il ne passera point la feuille tombante ? Et nombre de fois, dites-moi, la triste réalité n'est-elle pas venue attester la justesse de ce pronostic?... Eh bien ! en vous exprimant ainsi, vous fournissiez, et sans vous en douter, une assertion de plus à cette science qui conduit l'observateur à juger de l'influence des agents qui l'entourent...

Il ne me paraît pas nécessaire, messieurs, de disserter longuement sur les phénomènes admirables qui constituent ou qui entretiennent la vie... Il me sera parfois indispensable, pourtant, en glissant rapidement sur plusieurs de ces phénomènes, de vous initier peu à peu à la connaissance succincte de la manière dont ils s'accomplissent. Cette connaissance, bien que très-superficielle qu'elle se trouvera, vous sera constamment nécessaire, néanmoins. Elle vous facilitera l'application des règles hygiéniques que je dois dérouler devant vous dans nos causeries de chaque soir.

Il n'est personne d'entre vous qui, au milieu d'une transpiration plus ou moins abondante, n'ait songé aux myriades de pertuis dont est criblée l'enveloppe extérieure de nos corps, personne peut-être, qui ne se soit dit : Nous nous passerions bien d'être perforés ainsi pour ne pas être gênés, mouillés comme nous le sommes. Eh bien ! messieurs, les petites ouvertures dont nous parlons, et que l'on nomme des pores, nous sont absolument indispensables. Dans une saison autre que celle dans laquelle nous nous trouvons, ils livrent passage à un excédant de calorique qui nous serait nuisible. Dans certaines circonstances, le liquide qui les traverses nous préserve, par son issue, de plusieurs maladies très-graves. Mais ce qui, sans doute, va vous paraître beaucoup plus extraordinaire, c'est que, par ces petites ouvertures, nous perdons chaque jour, dans nos contrées, plus du tiers en poids des substances et des liquides alimentaires que nous prenons, et cela, d'une manière absolument insensible, et sans que soient visiblement mouillés les tissus qui constituent nos vêtements... Des savants ont en effet calculé que sur les quatre kilogrammes d'aliments et de boissons qu'en moyenne l'homme ingère par jour dans son estomac, il s'en distrait par la peau seule, un kilogramme six-cent-treize grammes. Jugez donc, messieurs, combien il doit être nécessaire de ne point entraver une pareille élimination... Mais... parlez... parlez donc, mon cher Théophile, parlez ; ne craignez rien... Vous savez que c'est pour votre instruction commune que nous sommes ici. Une fois pour toutes, je serai charmé, messieurs, des questions que vous croirez devoir m'adresser, et constamment je me ferai une loi d'y répondre... Quand je ne serai pas assez clair, ce qui, sans doute, m'arrivera plus d'une fois, quand mes propositions vous paraîtront nécessiter de plus grands développements, ne craignez donc nullement de m'interrompre, pour me demander de nouvelles explications...

Ce que devient, dites-vous, cette transpiration, soit apparente, soit insensible, quand nous nous refroidissons subitement, quand nous sommes peu couverts, quand il fait très-froid ou que quelque obstacle s'oppose à sa libre et normale issue? Je vais vous dire tout cela. Mais armez-vous d'une certaine dose de patience ; ce que j'ai à répondre est très-important, réclame beaucoup d'attention.

Il faut que vous sachiez, messieurs, que si nos corps sont revêtus au dehors d'une sorte d'écorce qui se trouve perforée d'une immense quantité de petits trous, ils sont constitués au dedans d'organes dont plusieurs ont avec cette enveloppe les plus intimes relations, dont un en particulier, l'organe chargé de la sécrétion de l'urine, a pour mission spéciale d'éliminer au dehors une grande partie des liquides surabondants qui ne trouvent plus cours par la peau, et aussi de charrier les différents produits non assimilés dont la présence en nous nous deviendrait nuisible. On a placé les reins au nombre des vicaires de la peau, et vous voyez que l'on a eu raison, puisque ces organes lui viennent si puissamment en aide.

La plupart de nos organes intérieurs, notre canal digestif, nos poumons, etc., des admirables fonctions desquels je vous entretiendrai, si cela nous devient nécessaire, se trouvent tapissés d'un tissu qu'on appelle tissu muqueux, toile ou membrane muqueuse, et par lequel tissu s'échappe aussi une partie du liquide devenu prisonnier par le resserrement ou l'oblitération plus ou moins complète des pores de la peau. Vous voyez donc déjà, messieurs, après cette courte explication, que quand une cause quelconque s'oppose à la sortie régulière du produit que nous appelons produit perspiratoire ou transpiration, les organes sécréteurs de l'urine et les différentes membranes muqueuses peuvent suppléer à cette élimination, en ouvrant leurs voies au liquide qui ne peut trouver une issue par les voies qui lui sont propres. Tous, nombre de fois n'avez-vous pas remarqué que, dans les saisons froides, nous urinons bien plus fréquemment et beaucoup plus abondamment que dans les autres saisons?... Tous, ne savez-vous point que quand nous *expirons* près d'un corps poli, d'une glace, par exemple, l'air que nous venons d'*inspirer*, ce corps se voile à l'instant même d'un brouillard plus ou moins épais, suivant la dose plus ou moins forte d'humidité dont se trouve chargé cet air au sortir de nos poumons? Mais vous me comprenez, n'est-ce pas?... Bien... Voyons donc maintenant si certains des organes qui viennent ainsi en aide à la peau ne se trouvent jamais victimes de la mission substitutive que la nature les a chargés de remplir, mission impérieusement nécessitée par la saison dans laquelle nous nous trouvons, et qui deviendra d'autant plus fatigante, d'autant plus compliquée que le froid deviendra plus intense, que l'air ambiant, l'air confiné, l'air plus ou moins chaud, plus ou moins pur de nos appartements se trouvera en plus ou moins convenable harmonie avec les besoins *normaux* de ces organes.

Nous savons tous que plus un travail est long, pénible, soutenu, plus celui qui exécute ce travail se fatigue, s'épuise, use vite ses organes, plus il lui devient nécessaire de demander sans cesse à des agents réparateurs les nouvelles forces qui lui sont indispensables pour pouvoir continuer ce travail. Nous savons aussi que nos corps ont une tendance continuelle à se mettre en équilibre de température avec le milieu au sein duquel ils se trouvent. Dans les saisons froides, ils tendent donc incessamment à se refroidir. Si la civilisation, messieurs, cette reine puissante qui sème partout sur les immenses routes qu'elle parcourt, et tant de bien et tant de mal, enseigne à l'homme une foule d'excellentes choses qui lui permettent de vivre au mieux dans des climats entr'eux si différents, la nature, cette grande et sublime mère de tout ce qui respire et de tout ce qui existe, a constamment pris les devants... Déjà elle avait pourvu aux besoins particuliers de ses innombrables enfants; et, quel que soit le milieu, la contrée, la partie du globe où ils se trouvent...

Dans les saisons froides, les fonctions respiratoires sont beaucoup plus actives que dans les autres saisons. C'est dans les poumons que le sang retrouve incessamment le principe de vie qu'il transmet à nos organes, c'est dans les poumons, admirable *foyer*, admirable *calorifère*, que brûlent sans cesse les produits alimentaires destinés à la formation, à l'entretien de la chaleur sans laquelle aucun de nous ne pourrait exister; feu sacré que la main de l'Eternel alluma en nous, et que la nature a été chargée d'entretenir intact, jusqu'au moment suprême où cet élément doit s'éteindre au souffle glacé de la mort... Or, si nos organes respiratoires sont forcés de travailler beaucoup plus en hiver que dans les autres parties de l'année, cette circonstance ne nous explique-t-elle donc pas pourquoi les maladies de ces organes sont aussi plus fréquentes à cette époque, et pourquoi les individus atteints d'affections pulmonaires chroniques retrouvent, dans les climats plus tempérés, une prolongation de vie, une guérison, souvent, dont ils n'auraient certainement pas joui sans cette heureuse émigration... La conséquence à tirer de ce fait, c'est qu'il est absolument nécessaire d'amoindrir, autant que cela est en nous, cette activité respiratoire, qui, bien qu'indispensable, devient ainsi une cause puissante de maladies. Nous

nous entretiendrons demain de ce qu'il convient de faire pour cela...

CHAPITRE DEUXIÈME

Les poumons et les reins ne sont pas les seuls organes, messieurs, dont la puissance d'action soit plus énergique dans les saisons froides. Les organes digestifs, les organes du mouvement, participent également pour une bonne part dans cet accroissement d'activité. Nos corps, dans les temps froids, sont forcés de dépenser une plus grande quantité de calorique, afin de pouvoir se conserver en équilibre de température avec l'air ambiant. Il est donc indispensable qu'une alimentation plus abondante et mieux choisie fournisse aux poumons un sang plus riche en matières combustibles, et que des mouvements, des exercices plus soutenus viennent apporter leur quote-part dans la production de chaleur nécessaire au maintien de la santé. Ces quelques détails ne vous donnent-ils pas raison de suite, messieurs, du besoin plus grand d'aliments, de mouvements, de la nécessité de vêtements plus chauds, du développement autour de nous d'un calorique artificiel, etc., toutes choses auxquelles force nous est de recourir actuellement, et qui nous seraient nuisibles dans toute autre saison.

En nous couvrant de vêtements chauds, vêtements que nous appelons *mauvais conducteurs* du calorique, nous contrebalançons cette tendance incessante de nos corps à s'équilibrer de température avec le froid qui nous environne, nous conservons à notre profit la caloricité qui nous est propre, nous facilitons l'issue, par les pores de la peau, de la transpiration qui incessamment s'en échappe, et qui, bien que toujours moins abondante à cause de l'influence répercussive du froid, n'en continue pas moins pour cela de s'opérer. Nos poumons ne se trouvent pas forcés à un développement d'activité aussi fatigant; il en est de même de nos autres organes, et il ne nous devient pas aussi nécessaire de demander au chauffage artificiel une aussi grande quantité de calorique, ce qui est toujours beaucoup plus avantageux pour la santé.

Tout cela m'amène naturellement à vous parler, messieurs, et avec plus d'étendue, des vêtements, du chauffage et de l'éclairage artificiels, et aussi d'une infinité de petites choses auxquelles il nous convient plus particulièrement d'avoir recours dans les temps froids... Vous ne comprenez pas bien, dites-vous, ce que l'on entend par des vêtements mauvais conducteurs du calorique. Je vais vous expliquer cela.

On entend, par bon conducteur, celui qui conduit bien, n'est-ce pas? et par mauvais conducteur, celui qui conduit mal. Vous souriez de la naïveté de mon explication; mais suivez-la donc un instant. Si vous faites rougir au feu un morceau de fer, et que vous preniez ce morceau de fer avec la main, vous savez ce qui vous arrive... Vous vous brûlez, n'est-ce pas? Eh bien! si vous subissez ce petit accident, c'est parce que le morceau de fer a parfaitement conduit jusqu'à vous le calorique dont il était pénétré... Le fer est donc un *bon conducteur* du calorique. Pas si bon, dites-vous; c'est vrai, il vous a fait mal... Mais c'est précisément parce qu'il est un *excellent conducteur*... Prenez maintenant un des morceaux du bois qui vient de servir à faire rougir le fer dont nous parlons; vous ne vous brûlez pas. Vous voyez de suite que, bien que brûlant à flammes par l'extrémité qui est au sein du foyer, ce morceau de fagot n'est pas même chaud à l'endroit que vous avez dans la main. C'est que le bois est un *mauvais conducteur* du calorique. Il en est absolument de même d'une infinité d'autres corps dont il ne me paraît pas nécessaire de vous entretenir, et parmi lesquels il faut placer les vêtements dont nous faisons usage. De ces derniers, les uns retiennent à la surface de nos corps le calorique incessant qui incessamment s'en échappe, les autres laissent une plus ou moins libre issue, un passage plus ou moins facile à cette caloricité. Mais nous ne devons nous occuper en ce moment, messieurs, que des vêtements auxquels le froid qui nous frappe nous commande de recourir.

Les vêtements qui, en nous abritant davantage contre l'action réfrigérante de l'air, retiendront le mieux à la surface extérieure de nos corps le calorique naturel qui nous est propre, sont donc les vêtements auxquels nous devons recourir dans la saison froide que nous avons à traverser... Mais quelles sont les matières, les tissus auxquels nous devons donner la préférence pour la confection de ces vêtements?... Vous prévenez ma réponse... C'est très-bien... Vous avez parfaitement compris...

Oui, messieurs, il faut que nous choisissions les tissus qui se comportent à notre égard à l'inverse du fer d'il y a un instant.., La laine, la soie, l'ouate, les fourrures, les peaux parées, le cuir, le liége, le bois, etc., étant de très-mauvais conducteurs du calorique, c'est aux vêtements confectionnés avec de ces objets que nous devons avoir recours, et vous savez, messieurs, que c'est aussi ce que généralement nous faisons.

Ce n'est pas sans intention que j'ai placé la laine en première ligne des matières mauvaises conductrices du calorique; j'ai donné à ce produit la place véritable qui lui est due. C'est donc aux tissus de laine que nous devons accorder la préférence, dans nos climats, dans nos habitudes surtout... Laissons la soie ouatée, les fines fourrures aux dames, aux personnes auxquelles, par des nécessités particulières ou par les besoins du luxe, ces objets sont plus spécialement commandés. Ne les leur envions même point... Je vous assure qu'avec de bons tissus de laine, doux, souples, moëlleux, appropriés à nos usages, suivant notre sexe et nos diverses occupations, nous nous trouverons parfaitement bien. Nous n'aurons plus qu'un regret alors, et puisse ce regret être bien amer et porter ses fruits : je veux parler de la douloureuse étreinte du cœur à laquelle il n'est pas possible de se soustraire, au souvenir, à la vue de tant d'infortunés qu'abritent seulement quelques misérables haillons...

N'allez pas croire cependant, messieurs, qu'il soit absolument indispensable à l'entretien de la santé de tous que chacun soit couvert de ces vêtements chauds, moëlleux, dont nous parlions dans l'instant, et qui plus d'une fois ont excité de si fâcheuses convoitises. Non, messieurs, non. Jetons les yeux autour de nous, et observons... Est-ce que ce sont toujours les hommes le plus dans l'aisance, les hommes le mieux vêtus, qui jouissent de la plus brillante santé ?.. L'homme des champs, le travailleur exposé aux vicissitudes de l'atmosphère, aux intempéries des saisons, aux influences plus ou moins nuisibles de la profession qu'il exerce, ne brave-t-il pas le plus ordinairement toutes ces causes morbifères ? Ne se porte-t-il pas à merveille ? Pour lui, l'habitude, cette seconde nature, supplée au confortable qui lui manque... Cette tendre mère le couvre sans cesse de sa puissante égide, le cuirasse, si je puis ainsi m'exprimer, contre la foule d'agents divers qui l'assaillent, qui pourraient lui être funestes... Ce n'est pas à dire, pourtant, que l'ouvrier puisse braver impunément les sages préceptes de l'hygiène relatifs aux choix des vêtements dont il doit faire usage. Ce n'est pas à dire que l'infortune n'ait que faire d'habits plus convenablement appropriés... Ah ! non, ma pensée est loin d'être telle... J'ai voulu consoler le malheureux dans sa misère, adoucir quelque peu l'amertume de regrets qui plus d'une fois retentirent à mes oreilles, et rappelant l'homme à la nécessité des conditions différentes établies par le grand tout, le faire convenir lui-même de l'injustice de certaines imprécations qui frisent la plus coupable de toutes les ingratitudes... Je n'aurais jamais pu prétendre qu'une partie de l'humanité dût rester sous l'habillement symbolique de la misère !...... dût grelotter sous des tissus en loques ; qui font gémir la charité de tous !... Mais poursuivons.

L'observation a démontré que la couleur des étoffes qui servent à la confection des vêtements est un point qu'il n'est pas sans importance de fixer... Cela vous paraît sans doute bien extraordinaire, messieurs ; rien n'est plus vrai cependant, et je vais vous le démontrer.

Prenez ces deux petits instruments, qui, comme vous le voyez, sont deux thermomètres, entourez la boule de l'un avec le morceau de drap noir qui est tout à côté, enveloppez en même temps la boule de l'autre avec le morceau de drap blanc que je vous présente ; approchez du feu ces deux instruments, et les y maintenez un instant et à la même distance, vous me direz dans lequel des deux le liquide indicateur monte le plus vite et le plus haut.

C'est dans le thermomètre dont la boule est recouverte de laine noire, dites-vous... Il doit effectivement en être ainsi, et si vous répétiez l'expérience avec des étoffes du moins au plus foncé, vous verriez toujours le liquide ou la matière thermométrique monter d'autant plus vite, s'élever d'autant plus haut que la couleur tirerait davantage sur le noir.,.

Maintenant, messieurs, si vous chauffiez les boules des deux thermomètres avant de les recouvrir des morceaux d'étoffes dont vous venez de faire usage, vous verriez que celui dont la boule serait entourée de laine noire descendrait sensiblement plus vite que celui qui se trouverait enveloppé de laine blanche. Et si, au lieu de vous servir de tissus de laine, vous vous serviez de tissus de fil, de coton ou de soie, et qu'à l'aide d'une montre, vous constatiez le temps différentiel des variations thermométriques, vous reconnaîtriez que la laine est le plus mauvais conducteur parmi ces tissus, et en poursuivant vos recherches, vous verriez également que, dans l'ordre de leur bonne conductibilité, viennent ensuite la soie, le coton et le fil.

Il est à peine nécessaire d'ajouter, n'est-ce pas, que la laine noire se laissant plus facilement traverser par le calorique que la laine blanche, ce sont les tissus de nuances claires qui constamment seront les plus chauds.

Je pourrais renchérir encore sur ce point, en vous parlant de la *réflexion* et du *rayonnement* du calorique, en même temps que je vous parle de son absorption et de sa conductibilité; mais ce que je viens de vous expliquer vous suffira pour la pratique. J'ajouterai pourtant, par anticipation, que si la couleur blanche est préférable dans cette saison, c'est encore cette couleur qu'il faudra préférer dans les saisons chaudes; vous savez actuellement pourquoi.

Un autre fait de conductibilité non moins indubitablement démontré, et nous devons en faire aussi notre profit, c'est que l'air atmosphérique se trouvant de sa nature un des plus mauvais conducteurs du calorique, les tissus de laine épais, légers, moëlleux, à mailles larges, lâches, dans les interstices desquels une certaine quantité d'air sec se trouve renfermée, entretiendront beaucoup mieux la chaleur que tous les autres tissus, et surtout encore, ainsi que vous venez de le voir, quand ces tissus seront de couleur blanche ou de teintes très-claires. Et puisque nous voilà de nouveau revenus sur la couleur blanche, je dois vous dire que cette couleur jouit aussi de l'heureuse propriété de repousser les odeurs, les effluves, les miasmes; tandis que la couleur noire s'en laisse facilement pénétrer.

Les vêtements blancs ou de couleurs claires nous mettront donc constamment plus à l'abri des miasmes, des maladies épidémiques ou contagieuses, que les vêtements de teintes foncées. Seulement, les habits de soie nous préserveront moins bien que les habits de laine, et ces derniers que les habits de coton ou de fil... Il est donc évident que les vêtements dont la texture absorbe et retient davantage les principes contagieux, sont ceux aussi qui sont les plus susceptibles, en transmettant les miasmes, d'étendre davantage les épidémies.

Ces faits, messieurs, amènent tout naturellement, quand cela se peut, au choix de vêtements appropriés à la situation, et commandent impérieusement de purifier plus soigneusement, plus fréquemment que jamais, ces vêtements, au moyen du battage, de l'aération, des fumigations, etc... J'ai connu des personnes qui, pour s'être revêtues d'habillements achetés chez des brocanteurs, ou bien pour avoir fait usage de couvertures de laine provenant soit d'un hôpital, soit d'une maison où ces couvertures avaient servi à des malades atteints de maladies contagieuses, ont été frappées elles-mêmes d'affections morbides extrêmement graves.

Vous êtes très-satisfaits, dites-vous, de tout ce que vous venez d'apprendre, et revenant à la conductibilité du calorique, vous voudriez étendre davantage vos connaissances sur ce sujet. Je suis charmé, messieurs, de vous voir si désireux de vous instruire, mais comme il nous faut être avares d'un temps que nous pouvons plus utilement employer, je remets à un autre moment les explications que vous désirez, et en attendant, je vous renvoie à vos ménagères pour un fait de conductibilité assez curieux. Demandez-leur donc dans lequel des deux, d'un vase de couleur blanche ou d'un vase de couleur noire, l'eau entre le plus vite en ébullition. Toutes vous répondront : C'est dans le vase de couleur noire... Vous reconnaîtrez de suite la justesse de la réponse qu'elles vous auront faite, et alors vous leur ferez vous-mêmes connaître le pourquoi...

Je pourrais, messieurs, vous entretenir de la propriété qu'ont certaines étoffes de permettre à l'électricité de nos corps de se mettre en plus ou moins facile communication avec l'électricité de l'atmosphère. Mais cela nous entraînerait trop loin. Je me bornerai à vous dire que les habits de soie, de poils, etc., conviennent mieux dans les constitutions atmosphériques humides, et que les habits de laine doivent être préférés dans les constitutions sèches. La propriété *isolatrice* des premiers retient à notre profit le fluide électrique animal que les vapeurs aqueuses de l'atmosphère tendent à nous soutirer, et la propriété *conductrice* des seconds permet à nos corps de se débarrasser d'un excédant de ce fluide qui pourrait nous devenir nuisible...

Admirables choses que tout cela! Mais je doute fort qu'il en soit souvent tiré parti. Ici, messieurs, force est encore à tous de s'incliner profondément sous la main qui fréquemment écarte ainsi d'elle-même de notre pauvre humanité une foule de modificateurs puissants dont nous pourrions devenir les victimes...

En général, messieurs, la tête doit être peu couverte, et la coiffure très-légère.

On ne doit jamais trop serrer sa cravate. Une cravate qui

étreint trop le cou, donne des vertiges, des maux de tête, des maux d'yeux, des saignements de nez, des congestions cérébrales. Chez les vieillards et les personnes obèses, cette cravate trop serrée peut déterminer l'apoplexie. L'habitude de peu se couvrir le cou est une excellente chose. C'est à cette habitude que les femmes doivent d'être moins sujettes aux maux de gorge et à différentes autres affections morbides.

Les gilets jamais ne doivent être trop serrés; il est indispensable que les organes d'une si grande importance que ceux que renferme la poitrine se trouvent constamment en toute liberté de développement et d'action.

Les pantalons, généralement sont trop montants, et trop étroits de la ceinture. La compression qu'ils exercent alors sur la région de l'estomac devient pour ce dernier une cause fréquente de mauvaises digestions et de maladies... Peut-être bien, que la compression que je vous signale n'est pas étrangère au développement de ces affections du pylore si communes chez l'homme, et qui sont si dépopulatrices!...

Les gants préservent du froid, des crevasses, des engelures, etc.

Les jarretières trop serrées, et surtout quand elles sont placées au-dessous du genou, ce qui ne vaut rien, déterminent fréquemment des varices, s'opposent au libre développement des membres inférieurs.

Les chaussures trop étroites, outre plusieurs autres de leurs inconvénients, tiennent beaucoup moins chaud que quand elles sont un peu plus amples. Une semelle de feutre ou de liége que l'on rechangerait chaque jour, serait un excellent préservatif contre le froid et contre l'humidité.

Tous, dans cette saison, vous faites usage de sabots ou de chaussures à semelles de bois, et vous savez maintenant que c'est à la mauvaise conductibilité du bois que vous devez d'avoir plus chaud avec ces sortes de chaussures.

Il est bien entendu dans tout cela, du reste, que chacun de vous, messieurs, s'arrangera pour ses vêtements de la manière qui lui paraîtra la plus convenablement appropriée à son impressionnabilité, à ses besoins particuliers, etc. Seulement, je crois devoir vous conseiller de ne point contracter l'habitude de vous couvrir outre mesure. Cette habitude est d'autant plus mauvaise que, et chacun de vous a pu en faire la remarque, plus on se couvre, et plus on veut se couvrir, et bien certainement sans qu'il en résulte le moindre avantage... Je sais des personnes qui, ayant contracté l'habitude contre laquelle je m'élève, frissonnent en plein cœur d'été sous de moëlleux vêtements de laine ou de soie. Je dois vous dire cependant que, comme le pouvoir calorifique est beaucoup moindre aux deux extrémités de la vie, qu'il est moins développé chez la femme que chez l'homme, et qu'avec les progrès de l'âge, ce pouvoir s'élève graduellement du moins au plus, pour décroître ensuite progressivement; les très-jeunes enfants doivent être vêtus plus chaudement que les jeunes gens et les adultes, et qu'il doit en être de même des vieillards et des personnes d'un autre sexe. Je vous engage, en finissant, à reporter à ces dernières que la forme de leurs vêtements est généralement très-mauvaise; que l'habitude des jupes, à laquelle les astreint un antique usage, entre pour beaucoup dans la production de certaines de leurs maladies, et qu'elles arriveront assurément à se préserver de ces maladies, qui trop fréquemment les déciment, en adoptant, toutes l'emploi du caleçon, surtout en hiver, et surtout aujourd'hui qu'une reine toujours si puissamment despote, bien que par fois très-ridiculement capricieuse, la mode, a su faire adapter partout ces ballons cerclés de fer que l'on est convenu, je ne sais trop pourquoi, d'appeler crinolines, et qui, en faisant perdre aux dames quelques-uns de leurs plus gracieux avantages, apportent une nouvelle cause à la production de plusieurs des affections morbides qui leur sont propres... ajoutent considérablement aux dangers qu'elles courent lorsque le feu vient à prendre à leurs vêtements...

Puisque nous sommes amenés à nous occuper pour un instant de l'habillement des femmes, dites donc encore aux vôtres de ne point laisser prendre trop tôt l'usage des corsets à vos filles, de veiller avec soin à ce que la poitrine de ces jeunes personnes ne se trouve jamais trop comprimée... Sachez, messieurs, que bien des difformités de la taille n'ont pas reconnu d'autre cause que l'adoption trop prématurée du corset, ou la constriction trop grande qu'il exerce; sachez qu'une foule de maladies peuvent résulter de cet obstacle au libre développement de la poitrine et au jeu régulier des organes renfermés dans cette cavité; sachez qu'il n'est peut-être pas de cause plus fréquente de la maladie si dépopulatrice connue sous le nom de phthisie pulmonaire. Vous désignez généralement sous la dénomination de *poitrinaires* les infortunées victimes de cette cruelle maladie.

Nous en resterons là pour aujourd'hui.

A la fin de notre causerie d'hier, messieurs, je vous recommandais fortement de conseiller aux dames l'adoption générale du caleçon. J'engage aussi tous les individus du sexe masculin à l'emploi de cet objet de vêtement. Les tissus de laine à notre usage ne sont guère susceptibles d'être lavés. Ces tissus s'imprègnent facilement du produit de la transpiration et des différents miasmes qui s'échappent du corps. On parera à ces graves inconvénients en adoptant le caleçon, et l'on aura soin de faire laver celui-ci aussi souvent que cela sera nécessaire. Il ne faut jamais perdre de vue, messieurs, que la propreté en toutes choses, la propreté la plus minutieuse, la plus absolue est une grande condition, une condition indispensable de bonne santé.

Il est une autre partie de nos vêtements qui, à cet égard, mérite également de fixer toute notre attention : je veux parler des bas de laine, que, dans les saisons rigoureuses, chacun de nous adopte généralement. Nous savons tous que la marche augmente la transpiration cutanée des membres inférieurs, des pieds principalement. Il n'est personne d'entre nous qui ne connaisse l'odeur toujours beaucoup moins qu'agréable qu'exhale cette partie de nos corps. Eh bien! d'après la propriété que vous savez propre aux tissus de laine de s'imprégner plus facilement que les autres tissus, et de mieux conserver dans leur texture tous les miasmes qui les touchent ou qui s'en approchent, tous, vous jugerez donc immédiatement de l'impérieuse nécessité qu'il y a de changer de bas le plus fréquemment que la position de chacun le permet. Et cette position, quelque précaire même qu'on la puisse supposer, jamais ne doit apporter obstacle à l'adoption de cette sage mesure. Une bonne ménagère saura toujours trouver le moyen de s'opposer à l'insalubrité que je signale.

Je ne vous dirai qu'un mot rapide aujourd'hui sur la nécessité de changer fréquemment aussi de linge de corps. Une autre saison nous viendra, qui nous amènera tout naturellement à nous étendre davantage sur cette nécessité. Mais je ne quitterai pas mes conseils sur les vêtements, sans vous entretenir encore à leur occasion d'une cause de maladie beaucoup plus fréquente que généralement on ne le suppose. Je veux parler de l'imprudence qu'ont la plupart des ouvriers, de laisser sécher sur eux leurs habits imbibés par la bruine ou trempés par une ondée: « Dieu nous a mouillés, disent-ils, Dieu nous sèchera. » Ou bien, arrivés chez eux, ils se placent devant leur feu ou près de leur poêle, et réparent ainsi le désordre causé par l'intempérie de l'atmosphère. Eh bien! messieurs, en agissant ainsi, ces ouvriers ne songent guère à quoi ils s'exposent...

Il n'est personne d'entre vous qui ne sache parfaitement que le commerce produit une infinité d'étoffes qu'on appelle *petit teint,* pour ne pas se servir d'une expression plus exacte, mais qui sonnerait moins bien à l'oreille de l'acheteur. Il n'est personne d'entre vous qui ne sache également que ces sortes d'étoffes, et pour des raisons que chacun connaît, sont précisément celles qui, trop fréquemment, constituent l'habillement du travailleur. Quand cet habit est d'un mauvais teint donc, la matière colorante, en abandonnant l'étoffe, vient se fixer sur la peau, en obstruer les pores, et par conséquent apporter obstacle à la libre issue de la matière de la transpiration, matière dont la suppression, ainsi que vous le savez maintenant, peut être suivie des plus fâcheuses conséquences. Et puis, quand cette matière colorante renferme quelque principe délétère, vous concevez que ce poison, qu'absorbent et qu'apportent dans le sang les innombrables et microscopiques vaisseaux qui fourmillent dans le réseau du tissu cellulaire sous-cutané, peut devenir la source des plus terribles accidents.

Ajoutez à cela l'impression froide, continue de ces habits sur une peau souvent alors couverte de sueur et vous aurez vous-mêmes la mesure de la gravité du fait que je vous signale.

Des pleurésies, des pneumonies, — *fluxions de poitrine*, — et d'autres maladies également graves, sont les résultats à peu près constants des refroidissements de peau, subits ou prolongés, dont je parle; refroidissements qui ont pour conséquences de refouler le sang à l'intérieur, et de donner naissance à ces sortes d'affections.

Je suis convaincu qu'à l'avenir, connaissant mieux les dangers que l'on court en s'opposant ainsi à la suppression de la transpiration, vous ne négligerez plus de vous revêtir après tout labeur pénible; qu'à l'avenir aussi, aucun de ceux qui m'entendent ne laissera plus sécher ses vêtements sur soi. Tous vous vous souviendrez, messieurs, tous vous apprendrez à ceux de vos amis qui l'ignorent que cette habitude est des plus pernicieuses!...

Il me serait facile de m'étendre bien davantage sur le chapitre des vêtements; mais les limites dans lesquelles je me suis imposé de circonscrire ces causeries ne me le permettent point. Et puis, à l'aide des généralités que je viens de vous soumettre, et confiant dans la parfaite intelligence dont est doué chacun de vous, je ne doute pas un instant que désormais vous vous tracerez à vous-mêmes, sur ce point comme sur tant d'autres, du reste, une foule de règles particulières à votre profit... Passons actuellement à l'étude succinte du chauffage artificiel.

CHAPITRE TROISIÈME

Ainsi que je vous l'ai dit dans une de nos précédentes causeries, nos corps tendent incessamment à se mettre en rapport de température avec l'air qui nous entoure. C'est pourquoi, dans cette saison, il nous devient si nécessairement indispensable d'échauffer l'atmosphère de nos appartements. Vous savez, messieurs, qu'en approchant du feu une partie quelconque de notre personne, le sang afflue davantage vers cette partie, qu'elle rougit tout aussitôt, et que nous avons plus chaud. Mais est-ce à dire pour cela qu'il y aurait avantage à séjourner au milieu d'une atmosphère fortement échauffée, et ce, dans la supposition que l'action de la peau se trouvant ainsi moins entravée, les poumons auraient beaucoup moins d'activité supplétive à déployer, et partant, se trouveraient moins exposés aux affections morbides que cette suractivité détermine? Ce serait une grave erreur que d'avoir une pareille pensée!...

— Cependant, vous nous avez dit, docteur.....

— Parlez, parlez, mon cher..... c'est vrai : en vous entretenant des dangers qu'il y a d'entraver l'issue *de ce grand tiers*, du produit alimentaire qui doit s'échapper par la peau, je vous ai dit qu'une bonne partie de ce produit est portée au dehors par l'exhalation pulmonaire, et que cette activité plus grande dans l'acte respiratoire peut devenir une cause puissante de maladie. J'ajouterai même aujourd'hui que si, pour les individus d'une parfaite santé, ce redoublement d'activité dans les fonctions des poumons n'amène le plus ordinairement qu'une impressionnabilité plus grande de ces organes, une prédisposition à plusieurs des maladies qui leur sont propres, il est loin d'en être ainsi pour les personnes qui se trouvent prédisposées aux affections particulières de cet appareil. Pour ces personnes, cette activité plus grande dans l'acte respiratoire devient le point de départ d'une foule de maladies, qui, quand elles ne tuent point, peuvent devenir extrêmement graves, peuvent se prolonger jusqu'à la venue d'une saison plus douce, et même ne cesser alors que pour reparaître encore aux approches de l'hiver suivant. Mais croiriez-vous, messieurs, que les poumons des personnes ainsi prédisposées, croiriez-vous que les poumons les plus robustes même se trouveraient au mieux dans une atmosphère ainsi échauffée? Croiriez-vous que ce ne serait pas au contraire un moyen de plus de congestionner davantage un organe qu'il convient tant de ménager?

Tout à l'heure, nous avons vu qu'en rapprochant du feu une partie de notre corps, cette partie s'échauffait, rougissait, se congestionnait sous l'impression stimulante de la chaleur. Eh bien! cette expérience ne nous fournit-elle pas une explication positive de ce qui se passerait dans nos poumons, s'ils avaient à supporter le contact prolongé d'un calorique trop élevé? Et encore, ne devons-nous point penser aussi aux dangers incontestables des transitions brusques qu'auraient à subir ces organes, quand il nous faudrait sortir d'appartements échauffés ainsi outre mesure, et venir respirer l'air glacé du dehors? Tout cela, messieurs, ne vous fait-il donc pas actuellement formuler vous-mêmes la règle générale que je vais tracer, et que nous devons adopter tous dans le chauffage artificiel de nos appartements : venir en aide à cet autre foyer qui brûle en nos organes respiratoires pour l'entretien de la chaleur qui nous est nécessaire, mais ne l'entraver, ne le suppléer jamais?

Les cheminées, les poêles, les calorifères, les réchauds, les chaufferettes, et cet autre petit récipient que les femmes de certains pays appellent le *gueux*, le *secrétaire*... sont les principaux appareils de chauffage artificiel les plus généralement usités. Mais tous ces appareils n'étant point exempts de plus ou moins d'inconvénients, je dois arrêter un instant votre attention sur les plus sérieux de ces inconvénients.

Les inconvénients les plus notables de la cheminée sont : la perte considérable du calorique qui se produit pendant la combustion, et qui s'échappe par le tuyau conducteur (environ les neuf dixièmes de la chaleur produite se perdent pour nous par cette partie), la fumée à laquelle il est si difficile de se soustraire, et qui ne brave que trop fréquemment les belles combinaisons, les combinaisons plus ou moins scientifiques de plus d'un fumiste, et cette circonstance que le calorique n'échauffant que la portion d'air qui se trouve tout à côté du foyer, les autres parties de l'appartement restant froides, il arrive ce que nous disons tous : que nous rôtissons par-devant, et que nous gelons par-derrière. Je me hâte de vous dire, cependant, qu'à part ces inconvénients, que l'art, du reste, fait aujourd'hui en partie disparaître, et par la confection mieux entendue, et par l'établissement de bouches de chaleur, la cheminée est un moyen de chauffage des plus salubres. C'est un excellent ventilateur, qui renouvelle parfaitement l'air des appartements.

Il n'est personne d'entre nous qui, assis au coin d'un bon feu, n'ait remarqué un petit bruit continu et monotone, une sorte de musique éolienne, dont la voix se fait d'autant plus fortement entendre que la flamme pétille davantage, est plus ardente à s'élever. Eh bien ! ce petit bruit, qui a quelque chose aussi du mugissement des vents, est dû à ce que la masse d'air que contient la pièce éprouvant un vide par l'absence forcée des colonnes rapides qu'entraîne le *tirage de la cheminée*, ce vide se trouve comblé tout aussitôt par l'air extérieur, qui se précipite à travers les fissures, les interstices que peuvent laisser les portes et les fenêtres.

Je dois ajouter ici, messieurs, qu'il est extrêmement dangereux, pour certaines personnes surtout, de se placer juste au beau milieu du feu, afin de mieux se chauffer. Ainsi que vous le savez tous, la chaleur, en stimulant fortement la circulation, fait rougir immédiatement les parties que l'on soumet à son influence. Voyez donc tout le danger qu'il y a pour les individus sujets aux maux de tête, aux maux d'yeux, ou qui se trouvent prédisposés aux congestions cérébrales, à l'apoplexie, etc., de se chauffer ainsi de trop près, et de se placer tout vis-à-vis l'âtre de la cheminée !....

Une autre habitude non moins nuisible encore, c'est celle qu'ont une infinité de personnes, *les penseurs* surtout, de fixer longtemps, quelquefois des heures entières, leurs regards sur des charbons incandescents qui éblouissent. Quel est celui d'entre nous qui, inoccupé, en proie à quelque sombre idée, à quelque profonde méditation, n'ait ainsi, et à son insu même, attaché son regard fixe et prolongé sur la flamme ou sur les tisons de son feu ?... Sachez, messieurs, que rien n'est plus dangereux pour la vue qu'une pareille habitude. Fouillez dans vos souvenirs, recherchez dans vos connaissances vous verrez que les ouvriers dont la profession nécessite l'action, sur l'organe visuel, d'une vive et à peu près continuelle lumière, les forgerons, les verriers, les cuisiniers, les fourbisseurs, etc., sont fréquemment atteints d'affections oculaires, perdent la vue de bonne heure, ou tout au moins se trouvent forcés de porter des lunettes bien que très-jeunes encore.

A l'appui de mes paroles, je vais, messieurs, vous citer un fait historique que vous n'oublierez jamais, j'en suis sûr, et qui vous prouvera toute la justesse de mes observations. Dans des temps de barbarie dont le souvenir fait frisonner, glace le cœur, un châtiment affreux était subi par certains condamnés, on leur enlevait les paupières et on les exposait ensuite en plein soleil. Ces malheureux, après des souffrances inouïes, devenaient aveugles! Mais détournons bien vite notre pensée de pareils souvenirs, d'aussi abominables tortures; cela fait trop de mal.

Le poêle est un moyen de chauffage qui se généralise de plus en plus, surtout depuis que le bois, devenu moins commun, on a davantage apprécié les qualités de la houille. Ce moyen est très-bon, sans doute, mais il présente aussi d'assez notables inconvénients. Si le poêle est en fonte, comme c'est le plus ordinaire, cette matière, ainsi que vous le savez, étant un excellent conducteur du calorique, l'appareil rougit bientôt, chauffe trop vite et trop fort... l'atmosphère de la pièce se dessèche, devient lourde et extrêmement nuisible à la santé. Si l'appartement dans lequel est placé le poêle se trouve trop hermétiquement fermé, si l'air indispensable à la combustion n'est pas suffisant pour l'alimenter, c'est aux dépens de l'oxygène contenu dans cette pièce, que la combustion s'effectue; un gaz délétère qu'on appelle *acide carbonique*, se dégage, prend la place de *l'air* vital, et l'on court risque d'être asphyxié. Vous voyez, messieurs, combien il est important qu'un vasistas soit établi, que quelque prise d'air extérieur soit convenablement ménagée; combien il est nécessaire de donner soi-même et de temps en temps, accès à cet air, en ouvrant la porte de la pièce, et cela surtout quand il n'a été pris aucune des précautions précitées...

En Allemagne, on établit les poêles dans l'épaisseur des murs et de manière que l'ouverture du foyer se trouve en dehors; en agissant ainsi, l'air de l'appartement ne contribue pour rien à la combustion; mais un inconvénient sérieux ne résulte pas moins de cette combinaison, c'est la concentration, le non renouvellement de cet air. Toutes les fois que l'on fait usage du poêle, il faut soigneusement éviter de chauffer trop vite et trop fort, et ne jamais omettre de placer sur cet appareil, un vase contenant de l'eau pure, qu'il est nécessaire de renouveler chaque jour; de cette manière, les vapeurs aqueuses qui se dégagent, se mêlent à l'air de la pièce, communiquent à celui-ci une douce chaleur, obvient à sa trop grande sécheresse et, en se précipitant, entraînent avec elles l'acide carbonique qui s'était formé pendant la combustion. Les poêles de terre ou de faïence, composés de matières mauvaises conductrices, offrent moins d'inconvénients: ils s'échauffent moins vite, donnent une calorification moins inégale, et après qu'on n'y alimente plus le feu ils conservent assez longtemps encore leur chaleur, et par conséquent celle des appartements aussi. Vous savez, messieurs, que les corps *mauvais conducteurs* retiennent plus longtemps le calorique qui les a pénétrés. Les poêles de terre ou de faïence sont donc préférables aux poêles de fonte, ce qui n'exclue point cependant les précautions hygiéniques auxquelles je vous ai conseillé d'avoir recours, en vous parlant de ces derniers. Mais un fait que jamais je ne pourrais trop recommander à votre attention, c'est de vous garder religieusement de fermer la clef de votre poêle au moment de vous mettre au lit, et cela dans la vue d'entretenir plus longtemps la chaleur de votre chambre. Déjà nombre de fois les accidents les plus déplorables ont été la triste conséquence d'une pareille pratique; des familles entières ont péri, axphyxiées dans leur lit!... et, chaque hiver les journaux retentissent de malheurs semblables, mais qui ne sont point encore assez généralement connus. En agissant ainsi, on empêche la colonne d'air qui a servi à la combustion de s'échapper par le tuyau du poêle, et par conséquent d'être renouvelée par une autre portion d'air venant du dehors. Peu à peu tout l'oxygène contenu dans l'atmosphère de la pièce se trouve brûlé dans la combustion. De l'acide carbonique, et souvent un autre gaz plus pernicieux encore, de l'oxyde de carbone se dégagent en masse, occupent les vides occasionnés par la perte de l'oxygène, il ne reste plus assez d'air respirable, et l'on peut périr asphyxié, absolument de la même manière que les individus qui demandent la mort aux vapeurs qui s'échappent du charbon que vient d'allumer leur main égarée ou coupable... Vous voyez, messieurs, combien il importe de ne jamais commettre une imprudence qui expose à de pareils malheurs.

Dans nos campagnes, ce sont les poêles de fonte qui prédominent à peu près partout. Je dois vous dire qu'il est très-dangereux de faire rougir ces poêles, ainsi que trop souvent on le fait; et principalement encore quand ils sont neufs, et cela, à cause de la quantité de carbone (3 pour 100) que contient généralement la fonte qui n'a pas servi; il en résulte une production notable de cet oxyde de carbone dont je viens de vous parler : d'où action profonde sur le système nerveux, congestions graves, pesanteur de tête, assoupissement, insensibilité générale : état dangereux qui peut aller jusqu'à l'asphyxie. Vous vous garderez donc bien de pousser vos poêles jusqu'à la chaleur rouge, et surtout quand votre pièce d'habitation sera peu spacieuse et qu'un renouvellement fréquent de l'air ne sera pas susceptible d'y avoir lieu...

Toutes les semaines, les ménagères soigneuses ont généralement l'habitude de remettre à neuf leurs poêles de fonte au moyen de la mine de plomb; je ne dois pas vous laisser ignorer que la mine de plomb contient 35 pour 100 de carbone sur 5 de fer, et que ce carbone en brûlant produit beaucoup de cet oxyde précité, qui est un véritable poison... je ne viens pas vous dire cependant qu'il faille abandonner absolument ce genre de nettoyage; il faut seulement prendre les précautions voulues, il faut, après le nettoyage, et en allumant le poêle, ouvrir les portes, ventiler la pièce pendant quelques instants, et jusqu'à ce que la chaleur du feu ait fait disparaître toute odeur de mine de plomb, et qu'une atmosphère convenablement oxygénée soit venue remplacer l'atmosphère délétère au sein de laquelle il serait si dangereux de séjourner.

Vous ne comprenez pas, dites-vous, le mot oxygène dont plusieurs fois déjà je me suis servi, et vous me demandez ce que signifie ce mot? Si je voulais vous entretenir, messieurs, de tout ce que ce mot renferme de choses utiles à connaître, plusieurs soirées me seraient assurément insuffisantes pour cela. Forcé de me renfermer dans un certain cercle, je me bornerai à la courte explication que voici: l'oxygène est un des principes constituants de l'air atmosphérique, et ce principe, qui forme un peu plus du cinquième de cet air, est absolument indispensable à la vie, à la respiration, à toute autre espèce de combustion. Là où il n'y a point assez d'oxygène la respiration s'arrête, l'homme meurt! Là où il n'y a point assez d'oxygène la combustion cesse, le feu s'éteint. Vous avez souvent ouï dire que des individus ont péri subitement en pénétrant dans quelques trous souterrains, ou en entrant dans des lieux depuis longtemps inhabités ou dans lesquels se trouvent différents produits que l'on soumet à la fermentation.. Eh bien, c'est à l'absence de l'oxygène que de pareils malheurs sont dûs. Quand je dis à l'absence de l'oxygène, il faut entendre à l'absence de la portion nécessaire de ce principe; portion alors beaucoup au-dessous de ce qu'elle doit être et à laquelle se trouve mêlé quelque gaz délétère; souvent le gaz acide carbonique. Si l'on avait la sage précaution d'essayer *la vitalité* de l'atmosphère de ces sortes de lieux, en y faisant pénétrer une chandelle allumée, par exemple, on éviterait de bien déplorables accidents. Toutes les fois que la combustion continuerait de s'opérer, il n'y aurait aucun danger à courir, toutes les fois au contraire que la chandelle s'éteindrait, on serait sûr d'avance que la vie s'y éteindrait également, et l'on prendrait alors les précautions nécessaires avant de s'aventurer dans de pareils gouffres. Je dois ajouter cependant que dans certains cloaques, dans certains trous souterrains renfermant des matières animales en putréfaction, la chandelle pourrait ne pas s'éteindre, et néanmoins les individus qui y descendraient se trouver asphyxiés. Quand le méphitisme paraîtra dû à cette dernière cause; il ne faudra se hasarder dans de semblables lieux, qu'après y avoir jeté un chien, un chat, ou quelqu'autre petit animal dont l'existence n'aura rien eu à souffrir dans cette épreuve. Je dois ajouter encore, que constamment l'expérience de la chandelle doit être faite avec de grandes précautions. Si l'endroit où l'on descend contenait un gaz inflammable, au lieu de contenir un autre gaz irrespirable, une détonation plus ou moins violente, susceptible de déterminer un incendie, pourrait aussi gravement compromettre la vie de l'expérimentateur. Mais toutes les fois que l'épreuve de la chandelle paraît nécessaire, pourquoi donc la tenir soi-même? Pourquoi plutôt ne pas la mettre dans une lanterne et la descendre avec une corde ?. Du moins ainsi on n'aurait rien à redouter pour soi.

Puisque nous en sommes venus, messieurs, à nous occuper pour un instant des endroits renfermant des gaz délétères, des endroits dans lesquels il serait si dangereux de s'aventurer, je dois fixer votre attention sur plusieurs moyens simples à mettre en usage pour déméphitiser de pareils lieux.

Si l'endroit dans lequel il est nécessaire de pénétrer présente des ouvertures, il faut, en ouvrant toutes ces ouvertures, et même en y en pratiquant de nouvelles, si celles qui existent ne sont pas les unes aux autres opposées, établir dans cet endroit un courant d'air qui en chasse le méphitisme. On aura recours à des aspersions d'eau de chaux, si l'on a des raisons de croire que l'on a affaire à de l'acide carbonique, et surtout encore si la ventilation se trouve impossible. La chaux en poudre, la bouillie de chaux, jetée dans cet endroit, produirait encore le même effet. On préfèrera, au contraire, les chlorures, les fumigations guytonniennes, si les lieux à purifier sont infectés par des matières animales en putréfaction.

Je ne vous donne pas, messieurs, la formule des fumigations guytonniennes. Le sel marin, le bioxyde de manganèse et l'acide sulfurique, nécessaires pour ces fumigations, devant le plus ordinairement être pris chez un pharmacien, celui-ci se fera un plaisir d'indiquer le *modus faciendi* en délivrant ces substances; il s'empresserait, du reste, d'accourir lui-même déméphitiser l'endroit dangereux, si quelque grave nécessité commandait sa présence.

Si c'était un puits que l'on eût à purifier, il faudrait raréfier l'air du haut de ce puits, en allumant autour de celui-ci un grand feu, ou bien en plaçant au centre de la partie supérieure de ce puits des réchauds remplis de braise ardente, en même temps qu'on y ferait pénétrer un long tuyau quelconque, ouvert à ses deux extrémités. La partie inférieure de ce tuyau descendrait presque jusqu'au fond du puits, et la partie supérieure serait maintenue à deux mètres au-dessus de la surface. De cette manière, un courant d'air balayerait les miasmes, purifierait le puits...

On assainirait encore ce puits, en y jetant soit de l'eau de chaux, soit de la chaux en poudre, soit de la bouillie de chaux, si le méphitisme était dû à de l'acide carbonique. Mais déjà je vous avais parlé de ce moyen, et si je vous en parle de nouveau, c'est parce qu'il me paraît devoir être mis au nombre des choses qu'il importe de ne jamais oublier...

Au moment, messieurs, où je dispose pour le prote ces causeries, dont vous avez réclamé l'impression, un affreux malheur retentit à mes oreilles. Je vais vous dire ici ce malheur... et, puisse-t-il donc clore désormais la trop longue série de tous les malheurs semblables!...

On creusait un puits dans une des cours du château de*** Déjà on était parvenu à cent mètres de profondeur dans le tuf *calcaire* de cet endroit, et l'on n'avait pas d'eau encore. Obligé que l'on fut de suspendre cet ouvrage pour s'occuper de travaux plus pressants, le forage du puits était abandonné depuis huit jours quand un des ouvriers eut besoin d'y descendre pour aller chercher des outils qu'il devait remettre à un camarade qui les lui avait prêtés.

Ce fut en vain que les personnes qui devaient aider à cet ouvrier dans cette descente avaient insisté pour qu'il s'attachât à la corde, ainsi que cela se fait souvent; l'inexpérience, l'imprévoyance, l'ardeur, la fougue de la jeunesse, malheureusement, a prévalu... A peine cet ouvrier se trouvait-il à la partie moyenne du tiers inférieur du puits, qu'il perdit connaissance... lâcha la corde... et que ceux qui le descendaient ne purent méconnaître le malheur qui venait d'arriver. Le père de cet infortuné jeune homme, brave et excellent père, se fit attacher à la corde, s'élança dans le gouffre pour voler au secours de son fils... Mais parvenu à une certaine profondeur, un cri se fit entendre... On se hâta de remonter le malheureux père. Un instant de plus... et il partageait le sort de son fils!..

Je n'essaierai point de vous rapporter la scène déchirante qui alors se passa. La langue humaine n'a pas d'expressions pour rendre de pareilles choses... Un gouffre dans lequel est un excellent jeune homme, un père au désespoir qui s'arrache les cheveux! des amis qui se lamentent, qui se désolent autour du précipice au fond duquel la mort attend indubitablement encore celui qui essaierait d'y pénétrer!... et, pour comble de regrets, à côté de ce puits un énorme *flan* de chaux, le moyen de salut peut-être pour le jeune homme, le moyen infaillible du moins d'y pénétrer sans courir le moindre danger. Mais hélas! ce moyen était ignoré de toutes les personnes présentes.... Il aurait suffi pourtant, ainsi que vous le savez tous, vous messieurs, de jeter dans ce puits de cette bouillie de chaux qu'on avait sous la main...

Le cadavre était resté dans le gouffre; un homme dévoué résolut d'aller le chercher. On prit toutes les mesures de prudence nécessaires, et l'individu se fit descendre. Il avait été convenu d'avance qu'on irait très-doucement, et qu'on se parlerait de temps à autre. Mais tout à coup, silence absolu de la part de l'homme qu'on descendait... On l'appela plusieurs fois, mais en vain. On le remonta bien vite... et il était temps... Il avait perdu connaissance, mais il respirait encore, et les soins qui lui furent prodigués le rappelèrent bientôt à la vie. La tête de cet homme courageux est contusionnée en bien des endroits; heureusement, ses blessures ne sont pas graves.

Le lendemain, à l'aide d'une sorte de tenaille-crochet, confectionnée tout exprès, on parvint, non sans beaucoup de peine, à retirer le cadavre du malheureux ouvrier, et aujourd'hui, sur les indications qui ont été fournies, on va déméphitiser ce puits avec de l'eau de chaux et de la chaux en poudre. Ces deux moyens seront concurremment employés, et pour s'assurer du résultat de l'expérimentation, on descendra dans le puits une chandelle allumée, puis un petit animal vivant, et l'on appréciera ainsi la valeur du moyen employé. On peut annoncer d'avance que le résultat sera le succès. Mais, poursuivons.

Nous en étions restés juste, messieurs, à la demande de plusieurs de nos amis, qui me priaient de vous faire connaître les principaux moyens à mettre en usage quand une personne se trouve asphyxiée, soit par le gaz acide carbonique, soit par la chaleur, soit par le défaut d'air respirable. Mais ceci va nous écarter un peu de notre hygiène, nous faire entrer dans le champ de la thérapeutique. D'un autre côté pourtant, appréciant tout ce que peut renfermer d'utile la réponse que je dois faire à votre question, puis-je donc, au risque même d'un peu de critique, m'obstiner au silence, m'opiniâtrer à ne pas vouloir m'écarter un instant de la voie tracée, surtout quand ce que je dois dire ne peut que tourner au profit de la cause pour laquelle je plaide?... Et puis, ne vous ai-je pas promis, messieurs, de répondre à toutes les questions que vous croiriez devoir m'adresser?...

Une personne se trouve asphyxiée par le gaz acide carbonique se dégageant soit de la combustion du charbon, soit d'un four à chaux, soit de quelque liqueur vineuse en fermentation, etc., ou bien l'asphyxie de cette personne reconnaît pour cause l'action d'une chaleur excessive, ou le manque d'air respirable.

On s'empressera d'ouvrir les portes et les fenêtres de l'appartement où se trouve cette personne.

Plus l'air sera pur et frais, plus il sera favorable. On se hâtera de déshabiller le malade, on le placera sur un lit, en ayant soin de lui soutenir la tête dans une position élevée; on lui projettera à la face, et avec une certaine force, un grand verre d'eau froide: ce moyen est un des meilleurs que l'on puisse employer; on y retournera au bout de quelques minutes. En même temps, par des pressions méthodiques exercées avec les deux mains, l'une sur la partie supérieure de l'abdomen (le ventre), et l'autre sur la poitrine, on cherchera à simuler les mouvements naturels de la respiration. Une autre personne reviendra aux affusions froides. Elle étendra ces affusions à toute la surface du corps, les répétant de préférence pourtant sur la poitrine et sur la face. L'addition du vinaigre, de l'eau-de-vie pure ou camphrée, de l'eau de mélisse ou de Cologne, ou de toute autre liqueur spiritueuse, à l'eau des affusions, rendra celles-ci plus efficaces encore. Des frictions sur toute la surface du corps, avec des flanelles imbibées d'eau aromatique ou vinaigrée, seront aussi très-avantageuses... Mais pour que ces frictions aient toute l'efficacité qui leur est propre, il faut qu'elles soient énergiques, et, qu'en même temps qu'elles tendent à réveiller la sensibilité de la peau, elles poussent, si je puis ainsi dire, le sang des veines, des extrémités vers le cœur... Des pressions exercées sur les membres avec les mains, et faites dans le sens et dans le but que je viens d'indiquer ne devront point être négligées non plus.

Après quelques minutes de l'emploi des affusions ou des frictions précitées, on essuiera le malade avec des serviettes chaudes, et l'on recourra à de nouvelles frictions pratiquées avec une brosse un peu raide. On alternera ces dernières frictions avec les affusions, qu'on laisserait définitivement, tout aussitôt que la respiration se rétablirait, et que le malade serait pris du frisson qui ordinairement accompagne le rétablissement de l'acte respiratoire.

En même temps que les moyens précités seraient mis en usage, si le malade avait peine à reprendre vie, il faudrait lui insuffler de l'air dans les poumons, soit en appliquant sa bouche sur la sienne, soit en introduisant un soufflet dans une de ses narines, et en faisant jouer cet instrument. Il serait encore mieux de se servir d'un tube à ce particulièrement destiné; mais il faut être médecin, ou tout au moins fort habitué à ce genre d'opération, pour pouvoir faire usage de cet instrument.

Quand on aura recours à l'un des deux autres moyens d'insufflation sus-indiqués, constamment, en même temps que l'on cherchera à faire pénétrer de l'air dans les poumons, il faudra fermer la narine restée libre quand on se servira du soufflet, et les deux narines quand l'insufflation se fera *bouche à bouche*. Sans cette précaution, les efforts que l'on ferait resteraient infructueux. Cette indication sera remplie, soit à l'aide des doigts, soit avec une pince faite d'un morceau de bois fendu, ou confectionnée avec du fil de fer, ou un métal quelconque.

La plante des pieds, la paume des mains, toute l'étendue de la colonne vertébrale, seront irritées au moyen d'une brosse rude.

Il est très-avantageux de promener, le long de l'échine préalablement recouverte d'un morceau de flanelle imbibée d'eau-de-vie, d'eau de Cologne ou d'essence de térébenthine, des fers à repasser convenablement chauds.

Pendant que plusieurs personnes prodigueront au malade les soins sus-mentionnés, d'autres s'occuperont de passer, de temps à autre, sous ses narines, soit de l'amadou, soit des allumettes bien soufrées, préalablement allumées, soit de l'alcali volatil, etc. Seulement, quand on fera usage de ce dernier, il faudra bien se garder de laisser longtemps le flacon sous le nez du malade; il pourrait en résulter de sérieux accidents. Des lavements d'eau salée ou vinaigrée seront administrés. Les pieds seront entourés de cataplasmes chauds, additionnés de farine de moutarde; ou, tout au moins, on cherchera à les réchauffer, s'ils sont froids, soit avec une bouteille d'eau bouillante, soit avec des flanelles fortement chauffées.

Quand le malade est entièrement revenu à la vie, il faut le

placer dans un lit bien chaud, en ayant soin de tenir ouvertes les fenêtres de son appartement, et, quelle que soit la saison dans laquelle on se trouve. On lui administrera alors de petites doses d'eau sucrée bien chaude, additionnée soit d'eau de fleurs d'orangers, soit d'un vin généreux quelconque. Le vin pur me paraît nuisible, à cause de la congestion intérieure qu'il peut déterminer ou entretenir vers les centres nerveux.

Mais convient-il d'abandonner alors ce malade au repos, au sommeil dont sa paupière toujours si fortement allourdie semble indiquer le pressant, l'irrésistible besoin ? Il faut bien s'en garder messieurs... Cette torpeur, ce profond assoupissement dont le malheureux a tant de peine à sortir, et dans lequel forcément il retombe, ce n'est pas autre chose que de la congestion, et c'est une congestion des plus graves dont il faut triompher à tout prix...On a vu nombre d'asphyxiés que l'on pensait avoir rendus à la vie, succomber ensuite à cause du repos dans lequel on avait cru pouvoir les laisser... Il faut absolument les exciter, les tourmenter sans cesse, les contraindre aux mouvements, dût-on même, ainsi qu'on l'a fait avec un plein succès dans ces derniers temps, recourir jusqu'aux flagellations avec des orties, des lanières de cuir, des baguettes de bois, etc. ; moyens extrêmes sans doute, que vous vous déciderez difficilement à mettre en usage en l'absence du médecin, mais que pourtant je ne devais point vous laisser ignorer...

Je ne devais pas vous laisser ignorer non plus, que dans l'asphyxie, l'insensibilité du sujet commence toujours aux extrémités, pour s'étendre ensuite de proche en proche jusqu'à la partie supérieure de la poitrine, où s'éteint le dernier reste de sensibilité. Cette circonstance, qu'il est très-important de connaître, a permis d'ajouter un moyen précieux de plus à tous ceux que l'on employait déjà pour combattre l'asphyxie : la cautérisation de l'endroit où la vie n'est point encore tout-à-fait morte, de la partie supérieure et antérieure du tronc.

Cette cautérisation, qui toujours doit être légère, de peu d'étendue, et, autant que possible, ne pas dépasser l'épiderme, peut être pratiquée avec un petit morceau de fer rougi au feu, la taille d'un marteau plongé dans l'eau bouillante, les gouttes enflammées d'un bâton de cire à cacheter, etc.; et il importe de la répéter un plus ou moins grand nombre de fois suivant les besoins..

Aussitôt que l'on aura obtenu des cautérisations le réveil de la sensibilité, il faudra rapidement les étendre, même à toute la surface du corps si cela est nécessaire, de manière à forcer le malade à s'agiter, à crier, à revenir à la vie...

Au commencement de cette causerie, je vous ai dit, messieurs, de placer l'asphyxié sur un lit, la tête élevée, etc. Un praticien des plus distingués vient, tout récemment, de conseiller, — lui, — de mettre le malade sur la face, un de ses bras sous le front, de manière à laisser la bouche libre, en dessous, pour que celle-ci livre un passage facile aux liquides, à la salive, aux mucosités venant de l'estomac ; et pour que la langue, forcée de la sorte de tomber en avant, laisse la glotte libre, d'obstruée qu'elle était avant cette position, ce qui, nécessairement, s'opposait à toute entrée d'air dans les poumons, puisque la petite fente par laquelle celui-ci devait y pénétrer, se trouvait à peu près complètement fermée... Après avoir usé alors, et avec une grande rapidité, des premiers moyens que vous connaissez pour exciter la respiration, réveiller la sensibilité, ce médecin se hâte d'appuyer fortement les deux mains sur le dos du sujet, afin de rendre *l'expiration* plus complète ; cessant de suite cette compression, une *inspiration* commence, qui continue de s'effectuer en imprimant au corps entier une sorte de mouvement de rotation qui l'amène sur le côté et un peu au delà ; il répète cette manœuvre dix ou quinze fois par minute... Cette façon d'opérer, que je n'ai pas eu encore l'occasion d'expérimenter, me paraît excellente, elle est peut-être un peu plus difficile à mettre en pratique que celle que d'abord je vous avais enseignée ; mais la nécessité rend aptes à une foule de choses les hommes qui n'y avaient jamais songé. Il en sera de même pour vous de ce nouveau moyen que j'ai décidé de vous faire connaître, et qui complètera du reste la longue série de ceux sur lesquels j'ai voulu fixer votre philanthropique attention.

Je ne vous parlerai pas, messieurs, de la saignée, des applications de sangsues, ni de différents autres moyens thérapeutiques, dont le médecin seul doit apprécier l'opportunité. Seulement je vous recommande, et avec la plus religieuse insistance, de ne point vous décourager dans l'emploi des moyens dont je viens de vous entretenir. On a vu des personnes asphyxiées ne revenir à la vie qu'après plusieurs heures de ces soins persévérants et bien coordonnés... Mais revenons à notre sujet, et reprenons nos considérations sur les moyens de chauffage...

Ce que je vous ai dit des poêles, messieurs, pouvant, en quelque sorte, s'appliquer au chauffage par les calorifères, je ne vous dirai rien de particulier touchant ces appareils. Personne de vous, du reste, n'en fait usage. Les calorifères sont, d'ailleurs, d'excellentes inventions, pour chauffer de grandes pièces surtout. Seulement, l'emploi de ces appareils nécessite de fréquentes ventilations.

J'arrive à vous entretenir d'un autre moyen de chauffage généralement employé dans plusieurs de nos communes rurales, et qui présente les plus graves inconvénients. Je veux parler du chauffage par ce que l'on appelle la *pinte*, le *gueux*, ou le *secrétaire*, suivant l'idiome de chaque localité. Ce genre de chauffage est exclusif aux personnes du sexe, et il leur devient nuisible de plus d'une manière. Ne vous attendez pas, cependant, messieurs, que je vous détaille ici la foule d'inconvénients plus ou moins *secrets* qui sont attachés à cette manière de se chauffer. Il est des choses qu'on ne doit dire qu'à l'oreille, et celles dont je m'abstiens de vous entretenir sont de ce nombre. Mais ce que je dois vous dire, et que je vous dirais bien haut même, si je pensais que toutes les femmes pussent l'entendre, c'est que l'acide carbonique qui s'élève de la braise contenue dans leurs *couvets* se répand dans l'atmosphère de la pièce qu'elles habitent, augmente encore l'irrespirabilité de l'air qui déjà nombre de fois, en traversant leurs poumons, a laissé dans ces organes une grande partie de sa vitalité, ce qui devient pour elles une cause puissante de maladies. Ces fâcheux résultats sont aggravés encore, quand, comme cela est assez ordinaire dans nos pays, les femmes, les jeunes filles se réunissent pour travailler dans des endroits bas, humides, relativement trop étroits, peu aérés et éclairés à peine. Quand vient le soir à la veillée, ces réunions, déjà généralement trop grandes, deviennent plus nombreuses encore par l'arrivée des voisins et d'une infinité de jeunes gens de l'endroit. Il y a peut-être de l'oxygène pour cinq ou six personnes, et les poumons de quinze individus se le disputent !...

En rendant compte, il y a plusieurs années, d'une épidémie de fièvre thyphoïde qui venait de sévir dans une de nos communes limitrophes, je combattais l'habitude contre laquelle ici je m'élève encore, et je répétais avec l'immortel Rousseau « que l'haleine de l'homme est mortelle pour l'homme, au physique comme au moral. » Jugez donc de ce que doit être cette haleine, quand il s'y ajoute encore et de l'acide carbonique autre que celui provenant de la respiration de l'homme, et de plus d'une de ces choses... Mais vous me comprenez... Heureux encore quand la fumée de tabac ne se met point de la partie.

La chaufferette présente assurément de moins sérieux inconvénients que les autres appareils dont nous venons de parler ; mais l'acide carbonique est toujours là. On ferait bien d'adopter d'une manière générale les petits appareils à eau bouillante que l'on a décorés du nom pompeux de chancelière, qui remplissent parfaitement le but, et sans présenter le moindre des inconvénients précités.

Aux réchauds de certains artisans est absolument applicable tout ce que je viens de dire du *couvet* et des chaufferettes, relativement aux gaz nuisibles qui incessamment s'échappent de ces appareils. Inutile donc de nous arrêter sur cet objet.

Il n'est peut-être pas sans utilité que j'appelle ici votre attention, messieurs, sur un accident assez fréquent dans la saison d'hiver. Il n'est personne d'entre vous qui n'ait ouï raconter quelque terrible catastrophe dont aient été victimes principalement des femmes, aux vêtements desquelles le feu avait été communiqué par une chaufferette ou *par un couvet*. Eh bien ! qu'arrive-t-il alors le plus ordinairement ? La personne dont les vêtements sont en feu s'agite, court éperdue, ouvre une porte ou une fenêtre afin d'appeler à l'aide, et cette infortunée donne ainsi une activité plus grande à la combustion !... Elle devrait, au contraire, si elle n'a pas d'eau à sa disposition, s'empresser de se coucher par terre, de s'enrouler dans une couverture de laine, ou un grand morceau d'étoffe, de se fourrer dans un lit, etc., afin de s'opposer le plus qu'il lui est possible à l'alimentation du feu par l'oxygène de l'air. Vous savez, en effet, messieurs, que là où l'oxygène fait défaut, la combustion demeure impossible.

Quand on se réunit en grand nombre dans un même appartement, il est de toute indispensabilité de renouveler d'autant plus fréquemment l'air de cette pièce que la réunion est plus nombreuse, et que la pièce est plus petite. Il est d'une bonne hygiène de ne jamais négliger cette précaution.

Je ne terminerai pas les considérations relatives au chauffage artificiel sans vous recommander fortement, messieurs, de bien vous garder de contracter la mauvaise habitude de vous chauffer de trop près, ou d'une manière trop continue. Plus on se chauffe, plus on veut se chauffer, et plus on se refroidit vite quand on n'est plus au feu. Déjà je vous ai dit cela, et si je vous le répète encore, c'est parce que cette recommandation me paraît d'une extrême importance pour la conservation de la santé.

Vous parlerai-je de l'imprudence de ceux qui, afin d'avoir moins froid la nuit, placent dans leur chambre à coucher une terrine, quelque grand vase rempli de ce qu'ils appellent de la *braisette* allumée (menue braise)? Vous raconterai-je d'horribles accidents d'asphyxie qui furent dus à cette cause? Mais vous êtes, messieurs, suffisamment éclairés sur ce point, et au besoin, vous prémunirez les autres contre les dangers d'une telle manière de faire. Un mot maintenant sur le combustible.

Le bois, le charbon de bois, la houille, la tourbe, sont les principales matières usitées parmi nous pour nous procurer du calorique. Vous savez tous, messieurs, que le bois bien sec, le bois dur, la bûche d'orme, de pommier, de poirier ou de charme, fournit beaucoup de chaleur et produit peu de fumée; tandis que le bois vert, le bois léger, chauffe beaucoup moins bien, et qu'il fume davantage. Je ne vous parlerai pas du charbon végétal; ce dernier ne nous sert guère que pour les besoin de la cuisine. La houille chauffe bien, et à part l'huile empyreumatique, assez désagréable, et l'épaisse fumée qui s'en dégagent pendant la combustion, c'est un excellent combustible. La tourbe chauffe mieux que le bois, mais l'odeur nauséeuse qui s'en échappe ôte bien vite à cette matière la préférence que son pouvoir calorique semblerait devoir lui faire accorder. La combustion de la tourbe fournit aussi beaucoup d'acide carbonique, ce qui doit faire redoubler encore de précautions quand on fait usage de ce combustible. Demain, messieurs, je vous parlerai de l'éclairage artificiel.

Hier, messieurs, à peine venions-nous de nous séparer, que je me suis aperçu d'une omission que je me hâte de réparer en commençant notre entretien de ce soir.... Il est des choses surtout qu'il ne faut point omettre.... des idées neuves qu'il est très-important de populariser.

Une nouvelle industrie fait de la tourbe un combustible excellent, sans odeur aucune, et d'un extrême bon marché. Il suffit, pour arriver à ce précieux résultat, de comprimer les mottes ou briques de tourbe, au moment de leur extraction, et de réduire leur volume d'au moins un tiers. De cette manière, on débarrasse la tourbe de l'eau noire, infecte et chargée de sels qu'elle renferme ; et après l'avoir convenablement fait sécher, elle fournit une matière qui brûle avec flamme, donne beaucoup de chaleur, se consume lentement, une matière qui ne le cède guère à la bûche d'orme ou de chêne.

La France est si riche en tourbières, notre département et notre arrondissement en possèdent tant, que dans l'intérêt de tous, il est bien à désirer que la compression de la tourbe se répande rapidement, se généralise.

Maintenant, l'éclairage artificiel...

CHAPITRE QUATRIÈME

Ils sont bien loin de nous, messieurs, ces temps où la flamme du foyer domestique était le seul moyen d'éclairage que l'on connût. Peu à peu, à mesure que les progrès de la civilisation élargirent le cercle des besoins de tous, aux vases remplis d'huile et plus ou moins élégants, dans lesquels les Grecs et les Romains plongeaient une mèche qu'ils allumaient afin de s'éclairer, succédèrent la chandelle, la bougie, et auparavant, sans doute, les vieilles lampes de fer avec ce que vous appelez un *lumeron*, et dont beaucoup se servent encore aujourd'hui. Apparut ensuite cette infinité d'autres lampes plus ingénieuses, plus perfectionnées, plus riches les unes que les autres, depuis les lampes à huile ordinaire, à gaz liquide, à huile essentielle de schiste, à gaz oxygène, dont chacune remplit généralement bien toutes les conditions d'un bel éclairage, jusqu'aux lampes électriques, invention toute contemporaine, d'où s'échappent des flots d'une lumière blanche de l'éclat le plus éblouissant, et qui viennent disputer à l'éclairage au gaz la haute prééminence justement accordée à celui-ci sur les divers autres modes usités jusqu'à lui.

Je n'entreprendrai pas de vous entretenir des avantages et des inconvénients qui sont attachés à chacun des appareils d'éclairage dont je viens de vous parler. Au point de vue de l'hygiène, je dois surtout appeler votre attention sur les inconvénients auxquels sont plus directement exposés un certain nombre d'entre vous, par les moyens à l'aide desquels ils se procurent la lumière artificielle qui leur est nécessaire.

Beaucoup d'entre vous, beaucoup de vos femmes et de vos filles ont l'habitude de se réunir le soir, et de travailler ensemble, éclairés par quelque lampe fumeuse ou par de mauvaises chandelles. Si ces réunions s'opéraient dans des endroits spacieux, convenablement chauffés et ventilés, il y aurait peu de chose à dire. Mais bien souvent, au contraire, on se case, on s'entasse dans des pièces relativement trop étroites, dépourvues de cheminées, où le chauffage s'opère de la manière si gravement insalubre que j'ai combattue précédemment, et dont, par un surcroît de précaution qui ajoute encore à l'insalubrité de ces lieux, on a calfeutré les fenêtres, et bouché avec un grand soin toutes les fissures qui pouvaient donner accès à l'air extérieur que l'on redoute à cause du froid qu'il introduirait nécessairement avec lui.

Déjà vous connaissez les graves inconvénients qui sont attachés aux réunions nombreuses qui ont lieu dans des appartements non assez spacieux ; jugez donc quel surcroît d'insalubrité doivent venir ajouter encore les vapeurs malsaines qui s'échappent incessamment du mode d'éclairage contre lequel je m'élève, et auquel, je le sais, force est pourtant à beaucoup d'entre vous de recourir.

Les maux de tête, les maux d'yeux, les toux, les inflammations de la gorge, différentes affections de la poitrine, etc., qui atteignent fréquemment les personnes qui se trouvent dans les conditions précitées, attestent assez l'exactitude des observations que je vous soumets, pour qu'il ne me soit pas nécessaire d'entrer à cette occasion dans de plus grands développements. Les appartements dont je parle seraient bien plus dangereux encore, si, de temps à autre, les nouveaux venus qui se succèdent ou les visiteurs qui s'en vont ne permettaient un facile accès à l'air extérieur, à chaque ouverture de porte qui nécessairement doit avoir lieu. De cette manière, l'air se renouvelle tout aussitôt, et il retrouve des qualités respirables en remplacement de celles qu'il n'avait plus.

Si les mauvaises lampes, si les mauvaises chandelles présentent tout le danger que je signale, les lampes à double courant d'air, les meilleures Carcel même seraient presque aussi dangereuses dans des conditions pareilles à celles dont je viens de parler. Toute combustion, vous le savez, messieurs, toute combustion, soit du bois, soit de la houille, soit de la tourbe, soit de la cire, du suif ou de l'huile, etc., ne peut s'effectuer qu'aux dépens de l'oxygène, cette partie vitale de l'air atmosphérique. Si, à mesure qu'une portion d'oxygène est brûlée, une autre portion d'oxygène vient remplacer celle qui fait défaut, tout va pour le mieux. Mais si la combustion s'opère dans un endroit tellement clos, que tout accès à l'air extérieur se trouve impossible, vous concevez que, quand l'air de la pièce ne contient presque plus d'oxygène, les poumons, le sang ne peuvent plus s'accommoder d'un pareil milieu, et que la santé est très-sérieusement compromise.

Joignez à cela le gaz acide carbonique, et les autres gaz qui s'échappent pendant la combustion de la chandelle ou de la lampe, etc., joignez à cela encore la quantité plus ou moins grande des particules microscopiques de charbon qui se mélangent à l'air que vous respirez, qui vous font fréquemment expectorer des matières noires dont l'aspect vous inquiète, particules charbonneuses dont la présence ne pourrait être mise en doute, puisque chacun sait qu'il est extrêmement facile de les recueillir sur une plaque de verre, de métal, etc., et vous aurez immédiatement la mesure des dangers incontestables dont je vous entretiens, dangers qu'il est si facile cependant d'éviter, et auxquels, à l'avenir, vos connaissances hygiéniques vous permettront mieux de vous soustraire.

Vous ne vous réunirez donc plus, pour travailler, que dans des appartements spacieux, et dans lesquels le renouvellement de l'air s'opérera d'une manière convenable. Quand force sera pourtant que le contraire ait lieu, vous aurez soin de pourvoir par vous-mêmes à cette ventilation si salutaire, et vous n'omettrez jamais de créer un petit appareil en tôle, en zinc, etc., placé au-dessus de votre système d'éclairage, et qui transmettra au dehors tous les produits gazeux qui se forment constamment pendant la combustion.

Je dois vous dire actuellement, messieurs, qu'une lumière artificielle, soit trop vive, soit trop faible, est chose extrêmement dangereuse pour la vue, et que la lumière *vacillante* d'une lampe ou d'une chandelle fatigue on ne peut davantage les organes visuels, les affaiblit beaucoup, et les prédispose à diverses affections très-graves. Vous voyez de suite combien s'exposent les personnes qui *se crèvent les yeux* à la lumière ombreuse d'une flamme qui tremblotte sans cesse, ou qui ont l'imprudence, en travaillant, en lisant, etc., soit de placer directement la lumière entre elles et l'objet sur lequel elles fixent leurs regards, soit de mettre cet objet à plomb sous la lumière que réfléchit un abat-jour. Il faut en général, travailler le moins longtemps qu'il est possible à la lumière artificielle, et constamment placer celle-ci en arrière ou de côté, de manière à n'en jamais recevoir directement les rayons... Il faut aussi, afin de parer à plusieurs inconvénients qu'il importe d'éviter, que l'abat-jour de la lampe dont on fait usage soit demi transparent, et de couleur bleuâtre ou verdâtre.

Il en est plusieurs d'entre vous qui, afin de mieux éclairer l'objet de leur travail, se servent d'un globe de verre rempli d'eau, derrière lequel ils placent la flamme de leur éclairage. La lumière qu'ils se procurent ainsi est très-vive, et parfois très-fatigante. Si l'objet sur lequel tombe cette lumière est de teinte sombre, il n'y a pas d'inconvénient; mais si cet objet est de couleur claire, de teinte à pouvoir réfléchir la lumière, alors la vue se fatigue beaucoup, et à la longue, il pourrait survenir de sérieux accidents. On atténuerait en grande partie les inconvénients de ce genre d'éclairage, en donnant une légère teinte bleue ou verte à l'eau de la boule.

Il est à peine nécessaire de vous parler des dangers qu'il y aurait de fixer trop longtemps la lumière de la lampe, surtout quand cette lumière est intense, éblouissante; je vous ai dit un mot de ces dangers, en vous parlant de ceux que courent les personnes qui ont la mauvaise habitude d'attacher leurs regards sur la flamme ou les charbons incandescents du foyer domestique... Et puisque nous en sommes revenus sur ce sujet, je crois devoir vous dire encore que je connais une personne qui s'est trouvée atteinte d'une cataracte subite de l'œil droit, pour avoir passé le plein midi à fourcher des gerbes de blé sur une meule, et cela, étant placée tout à fait en face d'un ardent soleil d'août; que j'ai connu une autre personne qui a perdu la vue très-jeune, et qui, pendant les orages, se donnait le dangereux plaisir de suivre dans l'espace le tracé si rapidement sinueux et si perfidement éblouissant des éclairs; et qu'il me serait bien facile de vous citer une foule de faits d'accidents oculaires, déterminés par la réverbération de la lumière solaire sur la neige, sur un sol calcaire, etc., mais c'est bien assez sur ce point.

D'après ce que je viens de vous dire touchant l'éclairage artificiel, vous déduirez facilement, messieurs, les meilleures règles à suivre, et vous verrez de suite combien l'éclairage au moyen de bonnes lampes est en tout préférable à la lumière donnée par les bougies, les chandelles ou les lampes anciennes, dont la flamme aussi brûle à nu. Il n'entre point dans mes vues, néanmoins, de vous recommander ici une lampe plutôt qu'une autre lampe. Chacun de vous choisira le système qu'il trouvera le mieux approprié à sa position particulière, à ses besoins, etc...

Vous me parlez, Charles? — Je n'ai pas entendu ce que vous m'avez dit.

Si je sais, me demandez-vous, quelle est la lampe que vous choisirez?...

Ma foi! mon cher, je vous avoue que je n'en sais absolument rien.

Vous choisirez la lampe de notre bon et illustre Antoine Galland, la lampe merveilleuse... Très-bien!... Votre choix serait heureux, mon plaisant ami; avec cette lampe, vous n'auriez, sans contredit, que faire de toutes les autres... Eh bien! tâchez de rencontrer l'enchanteur africain; qu'il vous conduise dans le mystérieux jardin des *Mille et une nuits*, et que, nouvel Aladin, vous deveniez possesseur aussi d'un pareil trésor!...

Que je vous pardonne cette échappée! dites-vous... mais, mon cher, rien peut il donc m'être plus agréable que quelque bon souvenir, que quelque belle allusion à l'adresse du savant compatriote qu'après passé deux siècles, une heureuse initiative, dont vous connaissez l'auteur, vient de faire revivre au milieu de nous!...

Mais vous le voulez bien, n'est-ce pas, messieurs, nous ne ferons plus d'hygiène aujourd'hui. Comme moi, vous aimerez à vous endormir ce soir sur le plaisant à-propos qui vient de réveiller en nous tant et de si douces émotions!... et, si le Dieu du sommeil, compatissant au regret que nous éprouvons de n'avoir pu arriver pour notre compatriote à la glorification grandiose qui lui était si légitimement due, vient, dans les douceurs d'un songe, remplacer à nos yeux notre modeste buste par une belle statue; au réveil, mes chers amis, faisons des vœux bien ardents pour que notre songe, du moins, ne soit point un rêve inutile, pour que nos descendants plus heureux que nous, réalisent un jour la bonne pensée que nous avions osé concevoir, mais qu'il ne nous a pas été donné de plus complètement remplir...

CHAPITRE CINQUIÈME

En nous séparant hier, messieurs, plusieurs d'entre vous m'ont adressé différentes questions qui se rattachent à des points très-importants de l'hygiène oculaire. Je dois répondre à ces questions, et, bien que ce dont je vais vous entretenir ne puisse guère profiter actuellement qu'à ces quelques amis, je n'en réclame pas moins votre plus grande attention à tous. Ce qui paraît inutile aujourd'hui peut être indispensable demain, et puis, quoi de plus précieux que la vue? et quoi de plus important que les données à l'aide desquelles on peut espérer se conserver, le plus longtemps qu'il est possible, sinon ses yeux de quinze ans, comme on le dit, du moins une vue aussi bonne que le comportent les progrès de l'âge, ou bien les modifications plus particulières qu'a pu subir un organe sans l'intégrité duquel on doit être bien profondément malheureux?...

Vous me demandiez hier, Eugène, pourquoi, vous qui auriez aperçu et qui apercevriez encore un moucheron sur le coq doré de l'église de La Villette, vous qui aviez la plus excellente vue que l'on pût imaginer, vous ne pouvez plus lire maintenant sans que presque aussitôt toutes les lettres vous apparaissent comme ombrées, comme se confondant les unes avec les autres, comme si elles étaient dans une demi-obscurité, etc., et pourquoi vous vous trouvez obligé d'interrompre fréquemment vos lectures, et de placer constamment ce que vous voulez lire, et à une plus vive lumière et à une beaucoup plus grande distance de vos yeux.

— C'est parce que vous avez quarante-huit ans, mon ami... Et ne vous offensez donc pas... Soyez satisfait, tout au contraire ; beaucoup éprouvent plus jeunes ce dont vous vous plaignez aujourd'hui.

Vous, Adolphe, vous êtes malheureux de ne bien voir les objets d'une petite dimension que de très-près, qu'en ayant, comme vous le dites, les yeux dessus. Et vous, Alphonse, à peine travaillez-vous à la clarté d'une lampe, à peine avez-vous à supporter quelque vive lumière, que vos paupières se contractent à vous obstruer les yeux, que ceux-ci sont très-douloureusement impressionnés, que fréquemment ils deviennent rouges, etc., ce qui vous incommode on ne peut davantage. Tout cela m'amène nécessairement à vous parler, messieurs, et lunettes et conserves, et à vous donner, à cette occasion, tous les avis qui me paraîtront les mieux appropriés aux situations particulières dans lesquelles chacun de vous se trouve. Sans aucun doute, l'hygiène que je vais tracer se trouvera quelque peu mélangée de thérapeutique; mais de mes auditeurs, il en est trois, du moins, qui n'ont pas le droit de s'en plaindre...

Vous vous dites sans doute déjà, messieurs : S'il ne s'agit que de se procurer des lunettes ou des conserves, tant mieux; ce sera bientôt fait. Jeudi, nous nous rendrons sur la *Place Galland*, il y vient toujours des marchands de lunettes, nous achèterons celles qui nous iront le mieux, et nous serons débarrassés enfin d'incommodités qui tant nous gênent, qui tant nous importunent... Mais un instant, amis, c'est là que je vous attendais. Dites-moi donc un peu, que penseriez-vous d'un individu qui, sous prétexte de faire voir clair à un autre individu, lui crèverait les yeux?... Vous vous récrieriez peut-être contre une pareille proposition ; elle est parfaitement applicable, pourtant, à la seule différence près, néanmoins, que celui auquel on crèverait les yeux serait aveugle de suite, et que celui qui se sert de mauvaises lunettes, qui fait abus de ces instruments, ou qui les emploie en temps inopportun ou d'une manière intempestive, s'il ne devient pas aveugle tout aussitôt, s'il ne devient pas aveugle d'une manière aussi absolue, il devient aveugle, du moins, à l'égard d'une infinité de choses... Il ne peut plus lire, il ne peut plus écrire, il ne peut plus s'occuper d'une foule de travaux qui nécessitent l'application sur de très-petits objets, etc. Un moment arrive vite où il ne lui est plus possible de trouver des lunettes à sa vue. Combien de fois, messieurs, n'avons-nous pas entendu dire cela dans nos familles ou bien autour de nous!...

Quand vous êtes pris d'une maladie quelconque, vous ne confiez jamais au premier venu le soin de rétablir votre santé. Quand votre vue s'affaiblit, quand votre vue n'est pas la vue normale, quand vos organes visuels sont très-impressionnables, qu'ils ne peuvent s'accommoder d'une lumière vive et qu'ils deviennent malades sous l'influence de cette lumière, ce n'est donc point au premier venu non plus qu'il faut vous adresser.... Il faut réclamer les conseils des hommes dont la vie entière est un labeur incessant de méditations ayant pour but le soulagement de leurs semblables... il faut vous adresser aux médecins.

Si le médecin trouve que le temps est venu pour vous d'avoir recours aux lunettes, il vous donnera les conseils nécessaires pour cela; s'il trouve au contraire qu'il est utile d'attendre encore, il vous fournira ses raisons et vous les suivrez : en général, on ne lutte point assez avant l'adoption des lunettes; on les prend toujours trop tôt... avec un peu plus de patience et d'application, on retarderait de beaucoup ce moment, et l'on y gagnerait considérablement. Il ne faudrait point par trop outrer la chose cependant.

Médecin moi-même des amis dans l'intérêt desquels je disserte plus particulièrement ce soir, je leur dois les conseils que voici:

A vous, Eugène, je vous dirai que vous êtes atteint de ce que l'on appelle la presbytie, c'est-à-dire que votre vue est longue, que vous distinguez mieux les objets placés à une plus grande distance de vos yeux que ceux qui s'en trouvent trop rapprochés. Peu à peu, avec les progrès de l'âge, votre cristallin, votre cornée transparente se sont aplatis, et il devient indispensable aujourd'hui, pour l'accommodation de votre point de vue habituel, de rendre à ce cristallin, à cette cornée, toute la courbure qui constituait jadis leur état normal. Mais comment faire pour cela? me demandez-vous. Rien de plus simple, mon ami; il faut vous adresser à un bon opticien, et lui demander des verres dont la convexité soit telle, que votre cristallin, que votre cornée retrouvent, au moyen de la courbure de ces verres, le degré de convexité qu'ils ont perdu.

Mais qu'est-ce que cristallin et cornée transparente? demandez-vous. Le cristallin, c'est une des humeurs de l'œil, qui a la forme d'une lentille et la transparence du cristal; et la cornée transparente, c'est la membrane translucide arrondie qui forme la partie antérieure de l'œil, et à travers laquelle passent d'abord les rayons lumineux.

L'état dans lequel vous vous trouvez, Eugène, et que je crois pouvoir vous expliquer de la manière que je le fais, tient fréquemment aussi à la densité diminuée des humeurs de l'œil, de l'humeur cristalline principalement, et à diverses autres causes encore dont il me paraît à peu près inutile de vous entretenir. Il vous suffira de savoir que dans la presbytie, la réfraction des milieux oculaires étant devenue trop faible, les rayons lumineux arrivent non encore réunis sur la membrane destinée à les recevoir, d'où image confuse ou nulle. Il faut donc rassembler ces rayons, les concentrer en un foyer normal, les faire converger, afin que leur image se peigne sur la membrane dont je viens de parler, membrane dont la mission est de transmettre au cerveau toutes les impressions qui s'y peignent : d'où l'admirable phénomène de la vision...

Revenant à votre position, je vous dirai que si vous m'aviez parlé plus tôt de votre vue, je ne vous aurais pas donné tout d'abord le conseil que je vous donne aujourd'hui. Mais au point où vous en êtes, maintenant que les petits objets deviennent de plus en plus troubles, de plus en plus confus, même quand ils sont parfaitement éclairés, et qu'ils se trouvent placés à la première distance d'éloignement qui d'abord vous avait réussi, maintenant que la lecture, que la fixation d'objets de petite dimension vous fatigue de plus en plus, et cela tout au commencement de cette lecture ou de cette fixation, maintenant donc qu'il ne vous est plus possible de lire ni d'écrire, malgré tous les efforts auxquels vous vous livrez, et toute la patience que vous mettez à ces essais réitérés, mais infructueux, il devient indispensable que vous recourriez aux lunettes. Attendre davantage, ce serait vous exposer à d'amers regrets... Mais écoutez-moi bien ; le choix que vous allez faire est de la dernière importance.

Une chose d'abord à laquelle généralement on ne fait point attention, c'est qu'il est de toute indispensabilité que le centre de chaque verre de lunette corresponde parfaitement avec le centre de chaque prunelle, que l'axe de ces verres et l'axe des organes visuels ne forment absolument qu'un même centre... Vous devez concevoir de suite que quand il en est autrement, le but est manqué. En effet, lorsque les verres se trouvent relativement ou trop rapprochés ou trop éloignés, un seul œil peut bien encore y voir assez convenablement, mais il est évident que l'autre œil, forcé de s'accommoder à une déviation gênante, s'affaiblit bien davantage encore par la fatigue à laquelle il se trouve astreint. Ne faites jamais usage de verres communs; les nombreuses défectuosités de ces sortes de verres tuent rapidement la vue. Demandez que les verres de vos lunettes soient de bon verre anglais ou Crownglass... de cristal de roche du Brésil ou de Bohême, ils seraient préférables sans aucun doute, mais ces verres sont d'un prix très-élevé. Le cristal de roche, doué de la double réfraction, fournirait une image double s'il n'était pas taillé perpendiculairement à son axe : ce qui exige de la part de l'opticien un talent et un travail qu'il faut nécessairement payer. Mais quel que soit le choix auquel vous vous arrêterez, ayez grand soin que ces verres soient d'une eau pure, qu'ils ne présentent ni la plus petite bulle, ni la plus fine rayure, ni le moindre filament. De la pureté des verres dépend la pureté de la vision...

On a inventé des verres qui ont l'immense avantage d'augmenter de beaucoup le champ de la vision, et de donner des objets des images extrêmement nettes; ces verres, à cause de leurs propriétés, ont été désignés sous le nom de périscopiques, voir autour, ils ont une grande supériorité sur les autres verres, et par conséquent ils doivent leur être préférés...

Dans ces derniers temps, on a préconisé des verres d'un tout autre genre : des verres absolument inverses de ceux du stéréoscope, des verres à régions prismatiques externes qui ont pour but de remédier à un travail très-fatigant et très-dangereux pour les yeux dans la vision binoculaire armée de verres ordinaires, convexes ou concaves, centre pour centre ; travail qui consiste à corriger les deux images virtuelles et croisées qui se produisent constamment dans ce genre de vision.

Si la pratique répond à ce que la théorie permet d'espérer, il en résultera une révolution complète dans la fabrication des lunettes, et l'humanité leur sera redevable d'un immense service de plus.

Mais, je suis tout disposé à croire que cette révolution n'est point encore là...

Approchez, Charles, et vous, Antoine, qui depuis longtemps déjà avez l'habitude des lunettes ; tenez, voilà des verres que, d'après le système que je viens de vous faire connaître, j'ai fait confectionner par un des opticiens les plus en renom de Paris... Vous le voyez, la partie de ces verres qui correspond aux angles internes des yeux est très-épaisse, tandis que celle qui est à l'opposé, est beaucoup plus mince. Ces verres portent le nº 20, précisément le même que celui des verres qui vous servent aujourd'hui... essayez-donc ces verres, Charles. — Vous voyez bien avec. — Fixez pendant un instant les rayures de ce papier de tenture. — Mais comme ces rayures semblent venir ; on dirait que le vent les souffle par derrière, les pousse en avant, leur fait faire le ventre... Essayez à votre tour, Antoine... vous trouvez absolument ce que Charles avait dit... on conçoit de suite que de pareils verres laisseraient bien loin le but ; qu'ils feraient même beaucoup de mal... maintenant, sont-ils mal exécutés? ou bien la théorie soumise à l'Académie des sciences est-elle fausse?... je laisse au temps et à de nouvelles expérimentations à nous le dire...

En attendant, mes amis, il faut en rester aux verres périscopiques dont vous vous servez.

Avant de laisser ce sujet, démontons donc ces verres, et remontons-les dans un sens inverse, c'est-à-dire la partie la plus mince en dedans ; ils doivent nous donner en creux ce qu'ils nous donnaient en saillie. — En effet, c'est exactement ce qui a lieu aussi...

Que vous dirai-je maintenant de la monture des lunettes? Toutes les montures sont généralement bien aujourd'hui. Les montures d'acier ténu, soit doré, soit bronzé, sont très-bien. Les montures d'écaille légère, matière mauvaise conductrice du calorique, sont très-bien aussi ; il en est de même des différentes autres montures. Vous pourrez donc ici ne consulter que votre goût.

Les lunettes de nos aïeux étaient par trop grandes ; celles que l'on fabrique aujourd'hui donnent dans un excès contraire. Vous demanderez donc des verres qui soient confectionnés entre ces deux extrêmes.

Vous savez, mon cher Eugène, que vous avez un œil beaucoup plus faible que l'autre, ce qui a lieu, du reste, à l'égard d'un assez grand nombre d'individus. Il faudra donc que les verres de vos lunettes soient de foyer différent. Vous choisirez séparément ces verres, et en commençant toujours par l'œil qui est le plus fort. Votre choix fait, vous essaierez les verres ensemble, puis vous les ferez monter.

Nous arrivons au point le plus important : nous arrivons au numéro qu'il faut adopter. Si l'on vous abandonnait à votre propre impulsion, à celle de votre opticien, peut-être, comme tant d'autres, sans doute, vous porteriez vos prédilections sur les lunettes avec lesquelles vous verriez le mieux, et sans vous soucier aucunement si les objets sur lesquels vous fixeriez vos regards se trouvent plus ou moins grossis, du moment que vous retrouveriez la netteté en place de la confusion, que votre point de vue habituel se trouverait à peu près rétabli, que, quand vous liriez, il ne vous faudraït plus mettre le livre à une lieue de vous, comme vous le dites, vous ne demanderiez point autre chose. Peu vous importerait que l'heureux numéro fût 36, 48 ou 72... Vous vous mettriez bien en peine de tout cela!... Eh bien! mon ami, vous auriez le plus grand tort, et avec une infinité d'autres personnes, vous reconnaîtriez, mais il serait trop tard, que vous aviez fait un très-mauvais choix. A peine arriveriez-vous à la soixantaine, que vous auriez successivement usé de tous les numéros, et... il n'y en aurait plus pour vous!...

Il ne faut pas vous faire illusion, mon cher, votre vue jamais ne redeviendra ce qu'elle était. Ne cherchez donc qu'à lui venir en aide, qu'à la soutenir, et ne demandez aux lunettes que la faculté de pouvoir travailler à une distance plus commode et plus longtemps qu'à l'œil nu.

Le numéro des verres, sons aucun doute, ne peut être irrévocablement fixé pour tous les âges et pour tous les yeux. Cela est un point d'accommodation et d'expérimentation. Mais ce que l'on peut dire à cet égard, c'est que plus le premier numéro sera élevé, plus longtemps on pourra compter sur sa vue. Ce que l'on peut dire encore, c'est qu'une fois adopté, le numéro dont on se sert doit être gardé le plus longtemps qu'il est possible de le faire, et que quand force est absolument d'en adopter un autre, il est de la plus haute importance de ne jamais descendre de plus de six pouces, ou de six numéros à la fois. J'ai dit six pouces, parce que messieurs les opticiens marquent ainsi leurs verres, ne s'étant point encore conformés à la loi de 1837 sur le système métrique... Quand le presbyte sera arrivé au n° 20, et le myope au n° 14, ils feront même très-bien de ne descendre que de deux n°s à la fois.

Une grande attention que constamment il faut avoir en se choisissant des lunettes, c'est de ne les prendre ni trop faibles, ni trop fortes. On sait que l'on a réussi, quand on n'en éprouve ni malaise, ni trouble, ni tiraillement, et que celles que l'on vient d'adopter reposent la vue, loin de la fatiguer aucunement.

Si vous étiez plus jeune, mon cher Eugène, si, par exemple, vous n'aviez pas la quarantaine, je vous conseillerais d'adopter soit un n° 96, soit un n° 80. Aujourd'hui, je vous engage à prendre le n° 72 ou le n° 66, et je vous recommande bien de ne pas descendre plus bas... Vous suivrez, pour l'avenir, l'indication graduellement descendante que je vous ai tracée, et j'espère que, dans votre soixantaine même, vous ne serez pas obligé de descendre au-dessous des nos 24 à 20; si toutefois force vous est même d'aller jusque-là.

Si, au lieu de suivre la marche que je vous indique, vous débutiez par le n° 48, ainsi que le font faire la plupart des marchands de lunettes, quand même ils ne donnent pas un numéro beaucoup plus bas encore, vous ne pouvez douter de suite de ce qui vous arriverait. Du 48 vous passeriez bientôt au 36, du 36 au 24, etc., et en moins de dix années, vous en seriez aux nos de 12 à 5, et alors, votre vue tombant, déclinant de jour en jour, vous seriez comme tant d'autres... vous n'y verriez plus, et il vous faudrait vous priver aussi de lire, d'écrire... de tout ce qui vous plaisait le plus.

Mais plus heureux, mon cher, vous possédez d'excellentes lunettes, des verres qui ne grossissent nullement les objets, des lunettes qui remplissent parfaitement toutes les conditions voulues. Allez-vous constamment travailler, lire, écrire, regarder avec ces lunettes? Gardez-vous bien de tout cela, mon ami. D'abord, ne vous servez de vos lunettes que le soir, à la lampe, à une lampe qui éclaire bien, car rien ne fatigue plus la vue des presbytes, ne l'affaiblit davantage que la lecture, le travail minutieux à une lumière trop faible; à la lumière vacillante de la chandelle ou de la bougie, par exemple, et, dans la journée, lorsqu'il vous devient nécessaire de faire usage de vos lunettes, n'y recourez d'abord que quand la lumière n'est point assez vive pour que vous puissiez vous en passer. Il est bien entendu que jamais vous ne vous servirez de lunettes pour regarder de loin, les réservant toujours pour les objets de petites dimensions et qu'il faut voir de près. Surtout, ne gardez vos lunettes que le moins longtemps qu'il vous sera possible. Suspendez fréquemment votre lecture, votre travail, et portez alors vos regards sur des objets de dimensions différentes, et qui soient placés tantôt très-près de vous, tantôt situés à de très-grandes distances. De cette manière, vous conserverez le pouvoir d'accommodation, le foyer de votre vue, et par cette gymnastique répétée, vous la fortifierez, au lieu de la laisser s'affaiblir.

Un conseil que je dois vous donner encore, et qu'à cause de son importance pour la conservation de la vue, je vous engage fortement à ne point négliger, c'est de vous procurer de suite deux paires de lunettes; des lunettes pour le jour, et des lunettes pour le soir. La lecture, le travail à la lumière artificielle, nécessitent des verres d'un foyer un peu plus court que ceux dont on se sert dàns la journée. Seulement, il vous faudra bien prendre garde de ne pas vous servir dans le jour de vos lunettes du soir; vous appréciez d'avance, n'est-ce pas, tout l'inconvénient qu'il y aurait à cela ?... Ces lunettes, dites du soir, vous seront très-utiles encore dans les temps sombres, les endroits peu éclairés, et alors qu'il vous faudra fixer de très-petits objets.

Enfin, quand vous n'aurez plus besoin de garder vos lunettes, vous aurez, chaque fois, la petite précaution de fermer les yeux pendant quelques instants avant de les ôter. Il y a toujours du danger à passer trop subitement de la vue armée à la vue ordinaire.

J'arrive à vous, mon cher Adolphe; vous vous ennuyez, n'est-ce pas? Vous, mon ami, vous êtes atteint de myopie; vous vous trouvez dans un état absolument inverse de celui d'Eugène. Vous ne pouvez bien voir que de très-près; vous avez la vue basse... Tout ce que je viens de dire de généralités sur les lunettes et sur les précautions à prendre quand on fait usage de ces instruments, vous en ferez aussi votre profit. Mais vous êtes bien jeune encore; vous pourriez, ce me semble, éloigner le moment de prendre lunettes. Essayez donc, dès demain, à vous imposer une foule d'exercices oculaires, dont le but soit de fixer vos regards sur des objets d'un certain volume, et placés peu à peu de plus en plus loin de la portée actuelle de votre vue. Votre champ visuel, je l'espère, finira par s'agrandir ainsi. Je vous parle de corps assez volumineux et distants, car rien n'est fatigant pour votre vue comme la fixation d'objets de petites dimensions et placés très-près de vos yeux. Mais si la petite gymnastique que je vous conseille ne vous réussit point, et vous comprenez qu'il ne faudrait pas vous décourager dès les premiers jours, alors force vous sera bien d'en arriver aux lunettes. Seulement, les vôtres, à vous, jamais ne devront diminuer sous vos regards les dimensions des objets, elles ne devront les rapprocher aucunement, et, soit peu après vous en être servi, soit après un plus long usage, vous ne devrez éprouver dans les yeux ni fatigue, ni trouble, ni douleur.

Entre vos lunettes et celles d'Eugène, il y aura cette différence, que les siennes, à lui, présentent une courbure, un léger renflement, là où les vôtres doivent présenter un creux. Vos yeux, vos cristallins ont une convexité plus grande qu'elle ne doit être; vos milieux oculaires ont trop de densité, leur pouvoir réfringent est trop fort, et l'image des objets se forme en avant du miroir qui doit en transmettre l'impression au cerveau. Il vous faut donc des verres concaves, des verres dont le pouvoir dispersif s'oppose à la trop grande convergence des rayons lumineux.

Il est d'autres myopes dont les organes visuels n'ont aucun des caractères de ceux qui sont propres aux vôtres; ils sont myopes, parceque, très-jeunes, ils ont contracté la funeste habitude de regarder de trop près. Cela, messieurs, est à l'adresse de tous les pères de famille qui m'écoutent...

Dans la myopie donc, l'image se formant en avant de la membrane qui doit la transmettre au cerveau, vous comprenez, Adolphe, qu'en rapprochant de vos yeux les objets, ainsi que vous le faites, vous forcez leur image à se peindre directement sur le miroir dont je viens de vous parler; vous poussez, en quelque sorte, cette image sur ce miroir... tandis qu'Eugène, qui est atteint de presbytie, en éloignant, comme il le fait, les objets de petites dimensions qu'il veut voir, il attire à lui, il ramène sur la membrane qui doit la transmettre, l'image qui, sans cette manière de faire, ne pourrait se former qu'assez loin même derrière cette membrane.

Mais revenons à vos lunettes.

Croyez en mes conseils, Adolphe; soyez très-minutieux dans le choix que vous allez faire. Surtout, prenez les verres dont le numéro soit le plus élevé qu'il vous sera possible, et ne vous laissez point aller à la tentation; les verres qui vous fourniraient les objets ou trop nets ou trop éclairés, vous seraient pour l'avenir on ne peut plus funestes... Si un nº 36 ne vous va pas, prenez entre les nºs 24, 16 et 14. Seulement, quand on en est à ce dernier numéro, il faut descendre très-lentement jusqu'au nº 10; et le plus souvent, on ferait bien de s'arrêter à ce numéro. Vous l'entendez, mon cher, vous en ferez donc pour le mieux. Mais écoutez encore ceci :

Il est d'observation que quand on se trouve réduit à faire usage de verres concaves nºs 9 à 7, et que l'on se sert presque continuellement de ses lunettes, un moment arrive où des accidents graves vous forcent de recourir à des numéros plus faibles; et tant mieux alors si l'on n'a pas été trop loin!... Adolphe, j'en resterai là pour vous...

Vous, Alphonse, vous avez des yeux très-irritables, très-impressionnables, des yeux qui se révoltent contre toute impression d'une lumière trop vive, une prunelle trop tendre, qui vous refuse tout travail d'application quelque peu prolongé... A vous, mon cher, tout en vous engageant à continuer tous les autres soins que vous prenez de vos yeux, je vous conseille de recourir à la protection d'un autre genre de lunettes dites conserves, lunettes sans foyer, qui ne grossissent, ne rapetissent, ne rapprochent ni n'éloignent les objets, qui seulement ont le pouvoir de diminuer l'intensité d'une lumière qui fatigue.

On fait des conserves en verres de couleur bleue, verte, gris ombre et gris bleuâtre très-léger. Je vous conseille de choisir dans les deux dernières teintes. Des verres très-foncés trompent trop, ombragent outre mesure la vue, ils la tiennent dans une trop grande obscurité, l'exposent à des transitions de lumière toujours très-dangereuses, la fatiguent au lieu de la rafraîchir; ils l'affaiblissent, ils l'usent, ils la tuent...

Je ne dis pas trop, messieurs. On connaît le danger qu'il y

a de passer subitement de l'obscurité à une vive lumière, et chacun peut admirer avec quelle prévoyance la nature nous fait passer chaque jour d'une lumière crépusculaire à une lumière vive, et d'une lumière vive à une lumière crépusculaire...

Mais je suis parfaitement compris, n'est-ce pas? Un mot encore, et ce sera fini. Vous ferez, Alphonse, comme vos deux autres amis : vous ne vous servirez de vos conserves qu'alors qu'il vous sera nécessaire de vous en servir; vous ne les garderez point continuellement, et toutes les fois qu'en présence d'une lumière très-vive, il vous faudra les ôter de vos yeux, vous aurez grand soin aussi de rapprocher auparavant vos paupières, afin d'éviter un contraste brusque qui assurément exposerait votre vue...

Les progrès de l'industrie et les caprices de la mode nous ont fourni des monocles, des binocles, des pince-nez.

Le monocle, dont un grand nombre de myopes se servent, et que beaucoup ont l'adresse de faire tenir à l'entrée de leur orbite, et sans le secours de la main, a le grave inconvénient, en ne permettant l'exercice que d'un œil, de devenir pour l'œil inactif une grande cause d'affaiblissement.

Le binocle, qui permet d'exercer les deux yeux en même temps, est bien préférable sans doute au monocle, mais il faut le maintenir avec la main, ce qui finit par devenir fatigant.

Le pince-nez, celui qui a plusieurs ressorts surtout, mérite la préférence sur les deux autres instruments. Il s'enfourche généralement bien sur le nez ; il s'y maintient à merveille, mais il imprime constamment sur les deux côtés de cet organe une sorte de sillon, qui bien que s'effaçant assez rapidement après l'usage, n'en est pas moins toujours quelque chose de désagréable. Aussi n'adopte-t-on généralement le pince-nez que pour les occupations de courte durée.

Voilà, messieurs, ce que je puis vous conseiller pour vos yeux... Nous allons maintenant revenir à notre hygiène de l'hiver.

CHAPITRE SIXIÈME

Ainsi que je vous l'ai dit déjà, messieurs, une véritable combustion s'opère continuellement dans nos organes respiratoires, et qui constitue pour chacun de nous un excellent foyer de calorification. Si c'est à la participation de l'oxygène atmosphérique que nous devons la combustibilité des matières qui nous chauffent ou qui nous éclairent, c'est à la participation de ce même principe que nous devons la combustion, dans nos poumons, des éléments hydrocarbonés qu'y apporte incessamment notre sang, et dont celui-ci est plus ou moins riche, suivant le genre d'alimentation auquel chacun a pu ou dû recourir. Aussi, dans la saison que nous avons à traverser, éprouve-t-on généralement un plus grand appétit, les digestions se font-elles plus vite, et l'appétence porte-t-elle plus particulièrement sur celles des substances alimentaires dans lesquelles le carbone abonde davantage: sur les chairs animales, les viandes grasses, le lard, les huiles végétales ou animales, les poissons salés, les fromages fermentés, les boissons alcooliques, etc., etc.

Il est de ces substances, le lard et les huiles de poissons, par exemple, dans lesquelles le carbone existe dans les proportions de 70 à 80 pour cent!...

Vous comprenez tous, messieurs, que puisque la nature du combustible dégage une quantité plus ou moins grande de calorique dans les foyers de nos habitations, notre caloricité sera aussi d'autant mieux maintenue, deviendra d'autant plus grande que le *calorifère* d'un autre genre que la nature a placé en nous se trouvera pourvu d'une plus grande quantité du combustible particulier approprié à la combustion respiratoire et à la *combustion intersticielle*...

Encore un nouveau foyer de combustion ! me direz-vous...

Oui, messieurs, encore un nouveau foyer de combustion ; et si je ne vous en ai point parlé déjà, c'est afin de moins compliquer mes explications... Vous saurez donc que l'oxygène, qui de nos poumons passe avec notre sang dans tous nos organes, consume, sur son passage, une quantité de carbone plus ou moins grande, d'où un dégagement de caloricité plus ou moins grand aussi... En règle générale, tout ce qui augmente la fréquence de la respiration et de la circulation augmente également la production de la caloricité.

Mais quelque chose encore qui, tout d'abord, va vous surprendre peut-être, c'est que si, du charbon enflammé, il se dégage un acide que vous connaissez déjà, un acide, qui peut donner la mort, l'acide carbonique ; le même acide, provenant de la combustion du carbone du sang par l'oxygène que nous *inspirons*, vient, à chacune de nos *expirations*, se mêler à l'air qui nous entoure, et le vicier d'une manière d'autant plus dangereuse qu'il s'y est répandu en quantité plus grande...

Vous expliquez-vous actuellement, messieurs, pourquoi l'air est si pesant, si lourd, si péniblement irrespirable dans tout endroit trop hermétiquement clos, et où il se trouve soit un grand nombre d'individus, soit une grande quantité d'animaux domestiques?...

Un mot actuellement sur la nécessité et sur les avantages de l'exercice dans les temps froids. Tout le monde sait que, quand on n'a pas chaud, un excellent moyen de s'échauffer, c'est de se donner du mouvement, de marcher, de se livrer à quelque travail qui nécessite beaucoup d'activité musculaire. Aucun de vous n'ignore cela, messieurs. Eh bien ! en agissant ainsi, nous usons d'un nouveau moyen qui nous est donné de fournir encore une quantité plus considérable de carbone à la combustion du foyer qui brûle en nous. De là la caloricité plus grande dont alors nous jouissons. Cela est si vrai, que l'exercice, les grands mouvements, au milieu d'une atmosphère glacée, qui figerait notre sang, anéantirait nos propriétés vitales, nous ferait indubitablement mourir, cela est si vrai, dis-je, que les grands mouvements seuls peuvent s'opposer à un tel malheur!... Le froid engourdit l'existence de l'homme. A la torpeur qu'il détermine succède bientôt un véritable sommeil, un sommeil doux, auquel aisément on s'abandonne, un sommeil qui ne tarde point à devenir pressant, irrésistible, léthargique, un sommeil qui sera le sommeil de la mort, si la lutte la plus incessante, la plus énergique, la plus acharnée, la plus désespérée même, ne parvient à triompher d'un tel agent de destruction...

Qui de nous ne se rappelle la fin si déplorable de pauvres enfants, qui venaient demander à notre mère patrie le morceau de pain que leur désolée famille n'avait plus à leur procurer, de pauvres petits Savoyards dont l'existence s'est éteinte de la sorte, soit sur le bord d'un chemin, soit auprès de quelque meule, pendant une nuit d'excessive gelée?... Pauvres enfants... Pauvres mères!... Qui de nous dont le cœur ne saigne encore au souvenir de tant de braves Français que le froid de Moscou a plongés dans le sommeil de l'éternité?... Bien davantage encore auraient péri dans cette désastreuse retraite, si, confiants dans la voix de chefs plus expérimentés, ils ne s'étaient mis à courir de toutes leurs forces, au lieu de s'asseoir, quand ils se sentaient la terrible propension au repos, au sommeil. Tous ceux qui s'asseyaient ne tardaient point à s'endormir... et, les infortunés! ils ne se réveillaient plus... Ils étaient asphyxiés... Ils venaient de cesser de vivre...

Sans doute, messieurs, dans nos climats tempérés, de pareils malheurs ne sont que de bien rares exceptions; mais quand ces cruelles exceptions ont lieu, en sont-elles moins déchirantes?... Mourir gelé au milieu des champs!... Ah! quand nous voyons de pauvres petits ramoneurs de cheminée, à peine vêtus, resserrés sur eux-mêmes, transis, grelottant de froid, mourant de faim, rappelons-nous donc de suite le tableau saisissant des deux infortunés trouvés morts près d'une meule, il y a quelques années, et à bien peu de distance de nous. Ces deux petits martyrs étaient frères. De leurs membres crispés, ils se tenaient étroitement embrassés... Ils avaient pensé se réchauffer, même de leurs haleines; ils s'étaient donné le dernier baiser d'amour! Ils avaient voulu, sans doute, rester inséparables, prononcer encore une fois le nom chéri de leur mère, et s'endormir ensemble dans le sein de Dieu!... Ah! donnons du pain, donnons quelques vêtements, donnons asile, donnons ce que nous pouvons à ces pauvres, à ces excellents enfants de la Savoie. Ils sont si dignes de la pitié, de la commisération, de la charité de tous!... Aujourd'hui plus encore que jamais, messieurs, nous devons les aimer comme des frères... Leur patrie est la nôtre; notre patrie est devenue la leur; nous sommes tous les enfants d'un seul et même pays...

— Ah ! docteur ! docteur ! dites-nous donc ce qu'il faudrait faire pour arracher au trépas les victimes de l'action du froid, si l'on était assez heureux pour se trouver à même de rendre un pareil service...

— Excellents cœurs !... je me hâte de vous satisfaire.

Vous croiriez peut-être, messieurs, qu'une personne que l'on trouverait asphyxiée par le froid devrait être tout aussitôt transportée auprès d'un bon feu, ou placée dans un lit bien bassiné... Agir d'une telle façon, ce serait assurément arracher à cette personne le dernier souffle de vie qui peut lui rester encore... ce serait achever de la tuer.

Il faudrait, au contraire, se hâter de la déshabiller, de la plonger dans la neige, si l'on en avait à sa disposition, de la frictionner légèrement avec cette substance, en ayant soin de diriger les frictions du centre vers les extrémités ; et dans le cas où il n'y aurait pas de neige, d'agir de la même manière avec des linges imbibés d'eau froide, ou bien encore, de placer cette personne dans une baignoire remplie d'eau à la glace, et d'exercer sur toutes les parties du corps les frictions sus-indiquées. On promènerait sous le nez, soit, de l'amadou, soit des allumettes enflammées, soit un flacon d'alcali ; on chatouillerait les lèvres et l'intérieur des narines avec une plume, un petit rouleau de papier ou quelque corps analogue, et l'on insufflerait de l'air dans les poumons par l'un des procédés que vous connaissez déjà.

Si les frictions sus-mentionnées avaient été faites avec de la neige, on les remplacerait graduellement par des frictions pratiquées avec des linges imbibés d'eau froide d'abord, puis d'eau de plus en plus chaude. Si l'on s'était servi d'eau froide au lieu de neige, on suivrait la même progression pour la température du liquide à employer pour les frictions subséquentes ; et si l'on avait plongé le sujet dans une baignoire pleine d'eau froide, on réchaufferait cette eau petit à petit, et avec la plus extrême précaution.

Tout aussitôt qu'un peu de chaleur se ferait sentir à la surface du corps, et que les membres perdraient de leur rigidité, il conviendrait de placer le malade dans un lit *non bassiné*, de le frictionner alors avec une brosse sèche, ou des morceaux de flanelle, et de lui administrer soit de l'eau vinaigrée, soit de l'eau de tilleul, soit de l'eau de menthe, soit du bouillon, soit de l'eau rougie. Quand il est bien réchauffé, il est sauvé, et quelques heures de repos suffisent le plus souvent pour le remettre.

Je ne vous ai point parlé des lavements irritants qu'on peut administrer, ni de quelques autres moyens thérapeutiques qu'on doit également mettre en usage. Je suppose toujours que vous; n'agirez ainsi vous-mêmes qu'en attendant l'arrivée du médecin et que, du reste, vous n'aurez pas négligé ceux des autres moyens que je vous ai appris à mettre en usage dans les autres cas d'asphyxie dont nous avons eu l'occasion de nous occuper...

Je ne m'étendrai pas davantage sur ce point, messieurs, et je reviens à notre hygiène.

Si les privations, la faim, la misère contribuent puissamment aux accidents déterminés par l'action d'un froid rigoureux, une autre cause, sur laquelle je veux appeler votre attention, n'est pas moins puissante à la détermination de semblables accidents. Je veux parler de l'abus des boissons alcooliques. Vous le savez, messieurs, il ne se passe guère d'hiver sans que les journaux n'enregistrent à cette occasion de bien déplorables récits. Que d'individus pris de boisson, que le froid saisit, engourdit, glace, tue!...

Si vous vous rappelez que je vous ai cité l'alcool comme un moyen de calorification, vous me direz peut-être : Mais comment se fait-il que ces individus périssent? Ils semblaient, au contraire, s'être assurés d'un moyen de plus pour résister à l'action du froid... Les faits sont là, messieurs, et l'explication y est aussi. Sans aucun doute, l'alcool, pris à doses modérées, est un excellent moyen d'entretenir et d'augmenter la caloricité. Son usage même, dans de certaines limites, supplée en quelque sorte aux vêtements moins chauds, à l'alimentation insuffisante du pauvre; il le réchauffe. L'alcool contient beaucoup d'éléments combustibles. Absorbé avec l'oxygène, et transporté dans le torrent de la circulation, il ne tarde point à communiquer au sang des propriétés toutes particulières, à déterminer même une véritable intoxication, quand il est pris à dose trop élevée.

Le sang ainsi alcoolisé stimule puissamment d'abord tous les organes. La chaleur est plus considérable, le pouls devient plus fort, plus large, plus plein et plus fréquent. Une véritable fièvre s'allume, le cerveau se prend, il subit l'exaltation générale, une sorte de délire survient, et quand l'intoxication alcoolique est trop considérable pour que les efforts de l'organisme puissent en triompher par une prompte élimination, alors l'organe cérébral s'engorge, se congestionne de plus en plus, l'économie entière est bouleversée, comme anéantie, et le sujet meurt, soit asphyxié, soit apoplectique...

Rapprochez maintenant l'action stupéfiante d'un froid excessif et la torpeur de l'ivresse, et vous vous expliquerez facilement combien il est dangereux de rester soumis à cette action, quand on s'est laissé entraîner à des excès alcooliques.

Je reviendrai bientôt et sur les boissons et sur les aliments ; les généralités rapides que je vous en ai tracées me paraissent par trop insuffisantes.

Pour compléter la série des principales règles hygiéniques qu'il importe d'observer dans les saisons froides, il me reste à vous entretenir de précautions particulières très-importantes, et qui sont relatives à certaines de vos habitudes, à vos habitations, à la durée de votre sommeil, et à la couche sur laquelle celui-ci s'effectue. Il est vrai, messieurs, que plusieurs des conseils que je vais vous donner ne sont point exclusivement applicables à la saison d'hiver. Mais votre bon sens, votre excellente intelligence saura mettre à profit ces conseils, et, dans quelque circonstance que vous puissiez vous trouver.

Quand vous rentrez chez vous, transis, grelottants, gelés, vous vous empressez, pour l'ordinaire, d'approcher vos doigts, soit de la flamme de votre feu, soit du tuyau de votre poêle. Eh bien ! que vous arrive-t-il alors ? Vous avez à endurer la petite torture, la douleur bien cuisante de ce que vous appelez la *piquette*, l'onglée, et, bien que des hommes, vous êtes plus d'une fois poussés presque au pleurer, auquel manquent rarement de se livrer vos jeunes enfants, quand, comme vous, ils approchent ainsi leurs petites mains de l'appareil de caléfaction en usage chez vous. Vous vous exposez par là aux crevasses, et vos enfants y gagnent des engelures.

Penseriez-vous donc qu'une pratique qui devient parfois si préjudiciable aux parties dont je parle pourrait être utile au reste de notre économie ? Ce serait donner dans une grave erreur que de faire une telle supposition. Sachez, messieurs, que la nature ne s'accommode jamais des transitions soudaines et trop brusques, d'une température très-basse à une température diamétralement opposée, *et vice versâ*, c'est-à-dire qu'elle ne s'accommoderait pas mieux du passage subit d'une température très-élevée à une température beaucoup plus basse. Vous devez voir de suite combien vous êtes imprudents, quand vous avez excessivement froid, de vous presser d'entrer dans un appartement, ou dans tout autre endroit fortement échauffé, combien vous vous exposez lorsque, venant de vous livrer à quelque travail violent qui fait ruisseler la sueur de tous les pores de votre enveloppe tégumentaire, vous négligez de vous revêtir pendant les instants que vous devez consacrer à vos repas ou bien au repos. La plupart des maladies graves qui déciment les ouvriers, ne reconnaissent point d'autres causes... Vous devez voir également combien il peut être dangereux de sortir brusquement d'un endroit très-chaud, pour immédiatement s'exposer au froid glacial du dehors. Quelques instants de séjour dans une pièce dont la température serait plus douce pareraient néanmoins si sûrement aux accidents qui peuvent résulter d'une telle manière de faire. On ne devrait point négliger cette précaution non plus, quand, ayant très-froid, on doit s'exposer à l'action d'une vive chaleur...

Il n'est personne d'entre vous, messieurs, qui, au sortir d'un appartement bien chaud, n'ait senti le froid de la rue lui tomber sur les bras, le glacer. Il me paraît tout au moins inutile de vous recommander à cette occasion le vêtement supplémentaire et de circonstance, dont généralement chacun a soin de se munir, le pardessus : vous connaissez tous le vieil et prudent proverbe : Quand il fait beau, prends ton manteau, etc... Le manteau, du reste, est le meilleur moyen que l'on puisse opposer au rayonnement du calorique, qui tend incessamment à s'échapper de nos corps.

Il est une habitude des villes qui commence à se répandre dans nos campagnes : je veux parler des bals de la saison d'hiver. Je ne saurais trop m'élever à cette occasion contre l'imprudence qu'ont bien des jeunes personnes, de s'exposer au froid glacial du dehors ou à la température très-basse d'une pièce voisine, alors qu'elles sont dans cette toilette si coquettement téméraire, voulue par la circonstance... Nombre de fois, messieurs, retenez bien ceci, pour, au besoin, le redire : nombre de fois, au sortir de semblables réunions, ou pendant l'intimité d'une de ces charmantes petites causeries de la pièce voisine, la mort a imprimé son souffle glacé sur les épaules nues de ces jeunes imprudentes !...

Je ne saurais trop m'élever encore contre les boissons froides, les glaces à la crême, aux fruits, etc., dont, dans ces sortes de soirées, on fait généralement un si profus usage.... Des pleurésies, des pneumonies, des affections extrêmement graves des voies digestives, en sont le plus ordinairement les déplorables résultats....

Si l'impression froide du dehors, alors que le corps est couvert de sueur, peut devenir la cause de maladies si meurtrières, et cela, par le refoulement brusque de la suractivité vitale qui existait à la surface du corps, les boissons froides, les glaces ingérées dans le même état, produisent absolument de semblables effets : la température de la peau s'abaisse ; la sueur s'arrête ; le sang est refoulé à l'intérieur ; l'organe le plus prédisposé se congestionne, et la maladie surgit....

Pour éviter de pareils malheurs, il suffirait cependant de bien petites précautions : il faudrait boire à très-petites gorgées ; garder un instant dans la bouche le liquide froid avant de l'avaler ; avoir soin avant de boire, de manger une friandise, un biscuit, etc., afin d'atténuer l'impression réfrigérante sur l'estomac ; et, constamment, donner la préférence aux légers stimulants, tels que les sorbets au rhum, le thé, le punch, etc., toutes les fois que l'on a excessivement chaud....

CHAPITRE SEPTIÈME

Vous vous le rappelez tous, messieurs, comme membres du conseil d'hygiène publique et de salubrité de l'arrondissement de Montdidier, un de mes honorés collègues et moi, nous avons plusieurs fois visité vos demeures, et nous nous sommes fait un devoir de donner, au besoin, tous les conseils qui nous paraissaient devoir contribuer au bien particulier comme au bien-être sanitaire de tous. Partout nos conseils ont été accueillis avec la plus extrême bienveillance, ce qui nous a très-largement payés de démarches et de travaux subséquents demandés par une administration sage et qui veut faire pénétrer partout, partout jusque dans les plus humbles chaumières, avec les conseils qu'une bonne hygiène permet et commande, toutes les autres améliorations que peu à peu les ressources qu'elle sollicite du Gouvernement la mettront à même de convenablement réaliser.

Dans un certain nombre d'habitations, nous avons trouvé de véritables encombrements : des meubles les uns sur les autres, du bois, des mottes ou de la houille, des poules, des lapins ou des cobayes (cochons d'Inde), des futailles pleines de cidre, le linge sale de la famille, etc., et, tout ce pêle-mêle, dans la seule pièce habitée qui sert à tous les besoins domestiques, et qui, parfois, contient encore deux ou trois lits, dont chacun doit recevoir au moins deux individus...

Avec les quelques notions d'hygiène que vous possédez déjà, messieurs, vous concevez combien un pareil état de choses est insalubre.

Des animaux qui, indépendamment de toutes les émanations nuisibles dont ils remplissent l'air de cette pièce, dépensent pour eux-mêmes une certaine partie de l'oxygène que contient cet air; des futailles pleines de cidre, qui, indépendamment de l'humidité générale qu'elles entretiennent, ont laissé échapper, pendant tout le temps de la fermentation, des gaz, de l'acide carbonique, qui, s'il n'a point asphyxié personne, c'est parce qu'il ne se sera pas trouvé plus abondant; le linge sale, imprégné de toutes les émanations qu'il renferme; tout l'autre fouillis qui dispose d'une place que l'air ne peut plus occuper, et plusieurs personnes respirant pendant des journées, des nuits entières une atmosphère pareille... ce serait vraiment à n'y pas croire, s'il n'était impossible de se refuser à l'évidence.

Heureusement, messieurs, que de tels faits ne constituent que d'assez rares exceptions. Mais une cause d'insalubrité beaucoup plus générale, et sur laquelle je dois d'autant plus fortement fixer votre attention que cette cause agit d'une manière plus permanente, et qu'elle est des plus pernicieuses, c'est la déplorable habitude de placer les fumiers tout près, le plus généralement en face même de la porte principale des habitations. Ces fumiers reçoivent peu à peu les épluchures, les déchets de légumes, certains débris animaux, les eaux ménagères, les balayures, les cendres du foyer, les urines... tout, jusqu'aux matières les plus..... mais vous me devinez.

Voyez donc que de gaz délétères doivent se dégager quand

tout cela tombe en putréfaction !... Voyez combien il devient dangereux de respirer de pareils miasmes !...

Qu'un tel état de choses disparaisse donc pour jamais de partout où il peut exister encore. Assez d'autres causes morbifiques atteignent notre pauvre humanité, mettent encore trop souvent en défaut nos précautions, toute notre sollicitude. Eloignons, bannissons donc toutes celles dont la fâcheuse influence est si matériellement établie, et qu'il est si facile d'ailleurs d'éviter.

Que la propreté la plus minutieuse règne constamment au dedans comme autour de toutes les habitations; que celles-ci soient larges, hautes, spacieuses, bien éclairées, très-fréquemment aérées au moyen de courants d'air qu'il est si simple, du reste, d'établir, soit en ouvrant les portes et les fenêtres qui se trouvent opposées, soit en usant des moyens particuliers de ventilation auxquels on aura eu soin de pourvoir; que la brume, l'humidité de l'air extérieur soient les seuls entraves à l'accomplissement de ce conseil ; que la pièce qu'on habite, que celle dans laquelle on couche ne soient jamais encombrées d'objets inutiles ; que l'humidité, cet agent de tant de maux, et de tant de maux incurables, en soit bannie le plus qu'il est possible : on aura fait beaucoup pour la santé.

Si je voulais, messieurs, je vous citerais un certain nombre d'habitations dont la continuelle humidité vicie l'atmosphère, et qui recèlent de pauvres enfants atteints de scrofules, de caries articulaires, etc. Mais vous connaissez ces habitations et ces malheureux enfants.

Un mot actuellement sur le meuble le plus utile, le plus précieux, le plus indispensable : le lit sur lequel, chaque matin à son réveil, l'homme renaît avec de nouvelles forces, et sur lequel il vient chaque soir déposer ses fatigues, ses peines, ses désirs et ses espérances. C'est dans le lit que chaque individu passe la moitié au moins de son existence.

Il n'est pas dans mes vues, messieurs, de vous entretenir, une à une, des matières qui entrent dans la composition des lits ; ces matières sont généralement connues de tous. Que la couchette soit de bois, le fer vaudrait mieux ; que les matelas soient faits de laine, de crins, de plumes, de zostères, de paille longue ou courte, de mousse, de grattures de cornes ou de baleines, etc., tout cela tient à des conditions de positions particulières dans lesquelles je ne dois point entrer. Quelles que soient les matières composant les objets de literie, il est de toute indispensabilité de recourir à une aération très-fréquente de ces objets qui s'imprègnent si vite de toutes les émanations humaines avec lesquelles ils se trouvent si intimement et pendant si longtemps en contact. Que les matelas soient souvent rebattus, la paille, la mousse, etc., souvent renouvelées, les couvertures souvent aérées, les draps souvent rechangés, et que toujours ces derniers soient bien secs. Qu'une bonne ménagère, quand elle a défait son lit, ne se presse point de le refaire. Qu'elle lui laisse prendre l'air, qu'elle ouvre les fenêtres de sa chambre à coucher, et quand la saison le lui permet, qu'elle expose aux rayons du soleil tous les objets de literie. Qu'elle change avec soin, chaque jour, la disposition des matelas, de manière que le matelas sur lequel le corps reposait directement se retrouve sur le sommier, et ainsi des autres, chacun à son tour.

Que le décubitus ait lieu, sur l'un des côtés, principalement sur le côté droit; sur le dos, il devient la source d'inconvénients forts graves, qu'il importe d'éviter. Que ce coucher n'ait jamais lieu directement sur la plume, que le plan du lit soit incliné de la tête aux pieds, que celle-ci nue, ou peu couverte, repose sur un oreiller qui n'y concentre jamais trop de chaleur, que le nombre des couvertures soit suffisant pour entretenir la caloricité, mais qu'il ne l'augmente pas trop pourtant. Une chaleur trop forte, trop concentrée, agite, trouble le sommeil, le prolonge outre mesure, fatigue, excède, énerve : ce qui prédispose singulièrement aux maladies... Dans cette saison, sept à huit heures de sommeil sont généralement nécessaires, et dormir plus longtemps deviendrait nuisible. A dater d'aujourd'hui, suivez tous ces préceptes, messieurs. Bonsoir, bonne nuit et à demain.

Mais attendez : j'ai besoin de vous tracer encore ici les quelques règles suivantes :

Si vous voulez éviter de troubler vos digestions, si vous ne voulez point avoir de digestions incomplètes et partant moins réparatrices, ne vous mettez au lit que deux ou trois heures au moins après votre dernier repas. Peut-être ainsi serez-vous quelque peu moins portés au sommeil! mais celui-ci n'en sera constamment que beaucoup plus calme, que plus sûrement réparateur.

Les femmes doivent dormir plus que les hommes, les faibles plus que les forts, les travailleurs plus que les oisifs.

Les enfants doivent se livrer au sommeil plus longtemps que les jeunes gens, ceux-ci plus que les adultes, les adultes plus que les hommes mûrs, et ces derniers plus que les vieillards.

Les personnes qui ont beaucoup d'embonpoint doivent dormir moins que toutes les autres. L'imprudence d'un sommeil trop prolongé ajoute encore à la prédisposition apoplectique de ces personnes, hâte fréquemment le coup de foudre qui les frappe... Mais comme je suis en verve ce soir!... Il faut en rester là pourtant... A demain donc, encore une fois.

Hier, messieurs, en vous faisant la conduite de politesse, un d'entre vous me demandait ce qu'il faut penser de l'habitude assez généralement répandue de bassiner les lits. J'aperçois cet ami et je m'empresse de le satisfaire.

Différents moyens sont employés pour échauffer un lit. Depuis la brique chaude, le fer à repasser, les moines de différentes sortes, la bouteille d'eau bouillante, etc., jusqu'à la classique bassinoire et nos bassinoires plus modernes, tous ces appareils, plus ou moins commodes, remplissent, et plus ou moins vite et plus ou moins confortablement au gré des individus, le petit office que réclame de leur intervention la peau frileuse et qui fait chair de poule à la seule pensée d'un lit froid. La pratique de bassiner un lit ne me paraît, du reste, présenter aucun inconvénient; mais cette pratique me semble absolument inutile, à moins pourtant que l'on ne soit malade, convalescent, faible, chétif, souffreteux...

Que les individus forts, robustes, vigoureux, d'une bonne santé ne craignent pas de se glisser rapidement dans un lit froid. La petite impression passée, il n'y paraît plus, et ils ont certainement plus chaud que ceux qui agissent autrement. Vous lavez-vous les mains, la figure, avec de l'eau froide, avec de la neige même, n'avez-vous pas très-chaud ensuite? La petite réaction qui survient vous dédommage amplement de l'impression réfrigérante que vous avez ressentie. Jamais, en état de santé, je n'ai fait bassiner mon lit, et certes, vous ne trouvez pas que je me porte moins bien que ceux d'entre vous qui agissent autrement...

Mais quelque chose qui est relatif aux lits, et qu'il n'est pas à beaucoup près aussi indifférent d'observer ou de laisser de côté, chacun suivant ses goûts ou ses habitudes, c'est d'emprisonner ces lits dans des alcoves ou entre d'épais rideaux. Un mot, un seul mot va vous suffire pour vous faire apprécier tout ce qu'il y a de dangereux dans une telle manière de procéder...

Il est absolument indispensable à l'entretien de la santé de respirer un air pur, un air qui contienne la quantité d'oxygène nécessaire à la modification, à la combustion sanguine qui s'opère dans l'appareil respiratoire. Si vos alcoves, si vos rideaux se trouvent par trop hermétiquement fermés, qu'arrivera-t-il donc quand vous aurez consumé la majeure partie de l'atmosphère confinée dans laquelle vous vous trouvez?.. et puis, l'acide carbonique de chacune de vos expirations... et puis, toutes les émanations qui s'échappent de votre couche... Vous voyez combien il est important de ne pas s'emprisonner ainsi dans une sorte de boîte, de ne pas s'opposer, par la disposition des rideaux, au renouvellement salutaire de l'air qui nous entoure. L'habitude que je vous signale, messieurs, est des plus insalubres; on ne saurait l'éviter avec trop de soin.

Inutile de vous dire quels sont les tissus, quelle est la couleur qu'il faut préférer pour les rideaux. Vous n'avez point oublié que les tissus de substances animales absorbent les odeurs, les miasmes, bien plus que ceux de matières végétales, et que la couleur blanche s'en laisse moins facilement imprégner que les autres couleurs...

Dans les différentes causeries qui viennent de se succéder, nous avons rapidement passé en revue les principales règles hygiéniques qu'il convient d'observer dans les saisons froides.

Alimentation, vêtements, chauffage, éclairage, coucher; un mot de tout cela vous a été dit, mot bien insuffisant, sans doute, aux yeux de la science, elle est si vaste sur ce point... mot qui vous sera bien utile pourtant, et qui, en fixant votre attention, toute votre intelligence sur un sujet jusqu'ici à peu près neuf pour vous, vous fera pénétrer vous-mêmes, et presque à votre insu, dans les secrets les plus intimes d'une science qui a pour but le plus grand bien de tous... Mais avant de nous occuper d'une infinité d'autres objets non moins importants que ceux qui viennent de faire le sujet de nos entretiens, permettez-moi donc encore une nouvelle digression, et ce ne sera certainement pas la dernière; permettez-moi de dire un mot, de faire un appel à vos excellents cœurs...

Tous, tant que nous sommes ici, messieurs, sans être riches, nous nous trouvons généralement au-dessus de ce qu'on appelle le besoin: personne d'entre nous n'a ressenti les cruelles étreintes de la misère... Quand nous avons pris nos repas, que nous nous sommes vêtus, chauffés, éclairés de la manière qui nous a paru la plus convenable, que nous nous étendons sur une couche bien molle, entre des draps bien blancs et sous des couvertures moelleuses ou suffisamment épaisses, nous endormirons-nous donc sans songer un instant à tant d'autres hommes pétris de la même boue dont on nous a faits, nos frères pourtant, et qui, recouverts de quelques misérables haillons sous lesquels ils grelottent de froid, ont à peine un malheureux morceau de pain bis pour repas, heureux encore quand ils le possèdent, se pressent autour d'un âtre dans lequel fument quelques ramassis de bois recouverts de feuilles humides, et déposent chaque soir leurs privations, leurs peines, leurs fatigues.... leurs membres à moitié glacés, sur un affreux grabat de planches, sur une poignée de paille qu'ils appellent leur lit, et dont un dégoûtant amas de loques constitue et les draps et les couvertures!!!...

Je le vois, messieurs, je vous fais frissonner... votre sang se refroidit... votre cœur se serre... vous étouffez!... une larme de douloureuse commisération voile votre regard, perle votre paupière; tout votre être est bouleversé... Rien n'est plus vrai, pourtant, et loin d'exagérer, je reste encore bien au-dessous de la triste réalité... Vous savez que beaucoup même n'ont point ce gîte qui vous fait horreur; que beaucoup le demandent aux étables de quelque honnête fermier, qui jamais ne le leur refuse; que certains de ceux qui ne le peuvent atteindre ou qui s'égarent...... Vous vous rappelez l'horrible catastrophe des pauvres petits Auvergnats!...

Pourquoi, dans les villes, pourquoi, dans nos campagnes surtout, des sociétés de prévoyance, de secours mutuels, de charité, plus nombreuses encore ne s'organiseraient-elles point? les unes trouveraient dans leur réserve, dans leur mutualité, le remède efficace aux maux qu'il s'agirait de conjurer; les autres suivraient aussi leur voie, qui, également les conduirait au but;

ces dernières feraient à domicile des quêtes, établiraient des souscriptions volontaires, etc., au moyen desquelles elles se procureraient, d'occasion, de rencontre, au meilleur marché possible, tous les objets de vêtements et de literie qui leur seraient nécessaires dans l'accomplissement de la mission tout évangélique qu'elles se seraient donnée à remplir... Elles distribueraient aux indigents des aliments, des habits, leur prêteraient au moins les linges du vestiaire quand ils seraient malades, leur procureraient les médicaments qui leur seraient prescrits, etc., etc... Elles leur viendraient en aide, aujourd'hui, demain, sans cesse, toujours !... Nous voudrions tous, tous, n'est-ce pas, messieurs, contribuer à la cicatrisation d'une pareille plaie sociale...

Ah ! qu'il est doux, qu'il est heureux de sentir son front s'incliner sous la vivifiante bénédiction du pauvre ! Qu'il est doux, qu'il est heureux d'avoir émoussé le terrible aiguillon de la misère, d'avoir enlevé à celle-ci ses privations, toute sa hideur!... Qu'il est doux, qu'il est heureux de sentir vibrer au dedans de soi le sublime murmure d'un cœur qui vient d'accomplir une bonne œuvre !... une œuvre de présent et d'avenir.... une œuvre qui vient d'arracher au besoin... à quelque chose de bien pire, peut-être, des infortunés qui mouraient de froid et de faim... qui manquaient de teut !!!...

La charité, messieurs, la plus incommensurable charité ! tel est le cri qui toujours, qui, aujourd'hui plus que jamais, doit s'échapper de toutes les poitrines... Ce cri, qu'en ce moment je pousse au milieu de vous, je le voudrais voir, s'échappant de cette enceinte, pénétrer aussi dans les cœurs de tous... et les faire vibrer à mon désir !... Que la philanthropie, cette fille du ciel, porte donc à la connaissance de tous, les services infinis qui naissent chaque jour de l'assistance réciproque... Rien n'est utile, rien n'est beau, rien n'est admirable, rien n'est si profondément civilisateur que le principe réellement divin de ces sortes d'associations..... Qu'à leur tour, d'autres mains secourables viennent fréquemment nous tendre la bourse de la bienfaisance, tous nous nous empresserons d'y déposer religieusement notre obole, et tous, ces jours-là, messieurs, tous nous jouirons de ce for intérieur qui fait tant de bien, tous, nous nous endormirons ensuite dans la douce quiétude que procure constamment la conscience d'une bonne action !......

Après cet appel de mon cœur sur des œuvres qu'il serait si précieusement utile de voir se multiplier de plus en plus, se répandre partout, s'universaliser ; permettez-moi, mes amis, de vous redire une fois encore toute mon admiration, toute ma vénération, tout mon culte pour le fondateur, le promoteur, le préconisateur de deux de ces institutions dont, aujourd'hui, chacune de vos localités respectives est à même d'apprécier les immenses, les incessants bienfaits..... Bénissons, ah ! bénissons tous l'auguste Monarque, le si paternel Empereur des Français...

bénissons Napoléon III, dont le grand, l'illustre nom ne durera pas moins que le monde ; pas moins que celui des peuples auxquels il a fait tant de bien.... bénissons-le, nous tout particulièrement, pour les sociétés de secours mutuels et le service médical de charité, ces deux organisations qui rendent désormais la misère impossible, qui seront une des plus belles gloires de son règne, et l'immortel honneur de son magnanime, de son sublime cœur.....

Mais revenons ; messieurs, à l'objet de nos réunions journalières, et occupons-nous, plus particulièrement que nous ne l'avons fait, des substances alimentaires, ce moteur, ce poids de remonte, cet admirable réparateur de la machine humaine... Quand je dis de la machine humaine, vous comprenez que c'est parce qu'ici je ne dois vous entretenir que de ce qui a trait à nous. Nul d'entre vous n'ignore que tout ce qui respire, tout ce qui vit, rentrerait bientôt dans le rien du néant, si des aliments appropriés ne venaient impulsionner, entretenir et réparer les ressorts, tous les engrenages de la miraculeuse machine de la vie... Ne vous attendez pas cependant à me voir dérouler devant vous et les avantages et les inconvénients qui sont attachés à chacune des substances alibiles affectées à l'alimentation de l'homme. Une pareille tâche nécessiterait un temps beaucoup plus long que celui dont nous pouvons disposer. D'ailleurs, quand je vous aurai plus spécialement parlé de ce qui constitue votre nourriture habituelle, n'aurai-je donc pas atteint le but ? N'aurai-je pas fixé votre attention sur ce qu'il vous importe le plus de connaître ?...

CHAPITRE HUITIÈME

Le règne végétal et le règne animal, ces deux immenses familles si profusément répandues sur toute la surface et jusque dans les entrailles même du globe, fournissent à l'homme toutes les substances à l'aide desquelles un travail intérieur, qu'on ne saurait trop admirer, répare incessamment les pertes incessantes qui résultent de l'exercice de la vie. Le règne minéral, et si l'on ne peut pas dire que ce règne nous fournisse quelque chose de réellement alimentaire, n'en vient pas moins contribuer puissamment aussi aux nécessités de notre animalisation ; il nous fournit un condiment précieux, une substance dont plusieurs des éléments font partie de nos liquides organiques[1], et qui joue un rôle immense dans l'exercice de plusieurs des principales fonctions de notre économie, un assaisonnement qui nous est devenu tout à fait indispensable.

Les trois règnes de la nature, que l'homme domine de toute

son immense perfectibilité, viennent donc, pour ainsi dire, se courbant sous la volonté du maître, déposer à ses pieds jusqu'à leur propre vie, afin que celui-ci en entretienne, en adoucisse, en charme la sienne...

Dans les premiers temps de la création, la nourriture de l'homme a été des plus simples. Mais à mesure que les progrès de la civilisation sont venus lui apporter des besoins qui jusque-là ne s'étaient pas révélés, cette nourriture s'est peu à peu modifiée, a subi, comme tant d'autres choses, la puissante influence des caprices de la mode et des nécessités des siècles... est devenue telle enfin que nous la connaissons aujourd'hui.

Du pain, des viandes, du poisson, différents produits animalisés, des racines, des fruits, des herbes, des graines légumineuses, des poudres féculentes, des préparations tirées de graines et de fruits exotiques, des condiments indispensables, des assaisonnements purement de goût, de l'eau ou bien des boissons fermentées ; telles sont les principales substances dans lesquelles nos organes trouvent chaque jour, avec la satisfaction demandée par nos habitudes, tous les éléments nécessaires au jeu régulier, à l'entretien normal des fonctions qui constituent notre existence... Un mot sur chacune de ces choses.

Le Pain. — Vous savez tous, messieurs, que c'est avec de la farine, de l'eau, du levain additionné quelquefois d'un peu de levure de bière, que l'on fabrique le pain. Mais il est sur ce point quelques petits détails dont il me paraît nécessaire de vous entretenir, afin que chacun de vous puisse, au besoin, les faire connaître à sa ménagère.

Autant que faire se peut, il ne faut pas convertir en pain la farine trop récemment faite. Un mois de repos la rend bien plus profitable. Tout le monde sait que, trop vieille, la farine ne donne plus qu'un mauvais pain. Constamment il faut se garder avec un grand soin de placer les sacs contenant de la farine soit en des lieux humides, soit en des endroits, dans l'intérieur, ou auprès desquels s'exhale quelque miasme, quelque mauvaise odeur : cette farine s'imprégnerait bientôt de ces miasmes et fournirait un pain insalubre. Quand les sacs de farine doivent toucher, soit le dallage, soit un mur, il faut s'opposer à ce contact par l'interposition de planches à ce destinées, et dans le second cas même, retourner ces sacs de temps en temps, afin de permettre l'aération de la partie qui se trouvait le plus rapprochée de la muraille.

Quand la pâte est faite et tournée en pains, on place généralement cette pâte dans un lit duquel on vient de sortir, et souvent même, afin que ce lit se refroidisse moins pendant la confection du pain, on y apporte plusieurs des enfants de la famille qui avaient dormi dans un lit voisin. Cette pratique n'est pas bonne. Le pain, en absorbant certaines émanations, peut contracter un mauvais goût et devenir nuisible. Quand c'est dans un lit, cependant, que la fermentation panaire doit s'opérer, il est infiniment mieux de laisser préalablement refroidir et aérer ce lit, sauf à le bassiner ensuite si besoin est.

Dans le chauffage du four, il ne faut jamais se servir de bois peints... de quelque vieux treillage peinturé de blanc ou de vert, et dont, en se débarrassant, on veut encore ainsi tirer parti. Des accidents extrêmement graves ont été plusieurs fois le résultat de l'imprudence que je signale. Vous savez, messieurs, que le blanc de plomb (la céruse), que le vert de gris, dont ordinairement ces bois sont enduits, sont de véritables poisons. Eh bien! le pain que l'on ferait cuire dans les conditions précitées absorberait ces poisons, il les introduirait dans l'économie, et pourrait ainsi donner la mort... De véritables empoisonnements ont eu lieu de la sorte... et sans la sagacité que donne la science, dont, plus d'une fois, le précieux flambeau, en faisant luire la vérité jusque dans le sanctuaire même de la justice fit découvrir la source d'où provenait l'agent toxique recélé dans le pain, on eût pu avoir à déplorer quelque horrible malheur, quelque condamnation infâme qui eût fatalement frappé des innocents!!...

Quelque chose de bien grave encore, et sur quoi je dois appeler toute votre attention, c'est la déplorable fraude à laquelle recourent certains industriels pour écouler de vieilles farines, des farines avariées, des farines contenant des myriades d'insectes microscopiques, la fraude de mélanger à ces farines, soit avant soit pendant la manutention qui doit les convertir en pain, différentes substances qui ont la propriété de permettre leur panification, mais qui, en même temps, portent atteinte à la santé. Si les accidents que détermine le pain fait avec ces sortes de farines ne se manifestent le plus ordinairement qu'après un certain temps de l'usage qu'on fait de ce pain, ces accidents n'en sont souvent alors que plus redoutables encore, à cause de la perturbation profonde qu'une telle nourriture a fini par imprimer à toute l'économie.

Les farines sophistiquées dont je parle, et dont la coupable industrie contre laquelle je m'élève permet seule l'écoulement, ne pouvant fournir qu'un mauvais pain, un pain de dernière qualité, c'est encore le malheureux, privé déjà de tant d'autres choses utiles, qui se trouve forcé de faire usage d'un pareil pain... Cela est bien déplorable, messieurs!...

L'alun, le borax, le sel ordinaire, d'autres sels encore que l'on appelle phosphate, carbonate, sulfate de chaux, sulfate de cuivre, etc., sont les produits qui constituent le plus ordinairement la falsification que je vous signale. Les carbonates de potasse, de soude et d'ammoniaque, sont encore quelquefois ajoutés à la pâte, afin que, par leur déliquescence, la dessication du pain soit plus lente à s'opérer.

Toutes ces additions sont nuisibles, celle même qui pourrait paraître la plus innocente, celle du sel dont nous faisons un usage journalier. L'ingestion d'une trop grande quantité de sel détermine une irritation parfois très-intense de la membrane muqueuse de l'estomac et des intestins, et l'absorption à trop fortes doses, de ce produit, en altérant le sang, prédispose à différentes maladies, au scorbut principalement...

On sait que les marins, dont les viandes salées constituent la plus notable partie de la nourriture, sont fréquemment atteints de cette dernière maladie. Seulement, à l'influence morbide d'une trop grande quantité de sel, il faut ajouter ici l'influence des circonstances toutes particulières au milieu desquelles vivent ces individus.

Un autre genre de mélange non moins blâmable, s'il n'est pas aussi nuisible, et qu'opère souvent encore une cupide industrie, c'est le mélange de différentes farines végétales, de la farine de féverolles surtout, aux farines ordinaires. Cette farine de féverolles fait considérablement renfler le pain, permet l'emploi d'une plus grande quantité d'eau; mais le pain qui en est additionné est moins digestible, nourrit beaucoup moins et fatigue les organes on ne peut davantage.

L'an dernier, après l'août si fatalement pluvieux de l'année précédente, force fut à peu près à tous de se nourrir de pain provenant de blés mouillés de cette récolte, pain qui, en général, était de bien médiocre qualité. Vous savez que beaucoup de vos ménagères, messieurs, se plaignaient de ne pouvoir faire de bouillie avec les farines provenant de ces blés, et vous vous rappelez combien de fois vous vous êtes récriés contre le meunier ou contre le boulanger. Je dois vous rapporter ici des faits que j'ai observés pendant le cours de cette année, et qui me semblent d'autant plus dignes de fixer l'attention qu'il est dans les choses tout à fait possibles d'en voir reparaître de semblables.

Dans plusieurs des localités où m'appelle l'exercice de la médecine, je fus très-fréquemment consulté pour des phénomènes morbides ayant leur siége principal dans les voies digestives d'individus des deux sexes, et qui se manifestaient assez fréquemment aussi sur l'organe générateur de la femme. Je n'avais pas l'habitude, dans ma pratique, de rencontrer ces phénomènes morbides. Ils se montraient du reste extrêmement tenaces, et d'une recrudescence extraordinairement facile. J'ai dû nécessairement diriger mes investigations sur le nouveau sujet d'études qui se présentait à mon observation.

Il est résulté des recherches auxquelles je me suis livré, que la cause qui agissait ainsi sur un aussi grand nombre de personnes à la fois, et qui les rendait malades de la même manière, c'était l'usage journalier d'un pain falsifié... Je me suis assuré, par l'analyse chimique, que le pain auquel étaient dus les accidents pathologiques que j'étais appelé à combattre, contenait soit du borate de soude (borax), soit de l'alun, soit du sel ordinaire. Ces substances étaient-elles ajoutées lors de la panification, ou bien se trouvaient-elles préalablement mélangées aux farines employées? C'est ce qu'il ne m'a pas toujours été possible de déterminer. La présence, dans le pain, du borax, de l'alun ou du sel une fois reconnue, il ne me fut pas difficile de me rendre raison des phénomènes morbides pour lesquels mes conseils étaient réclamés, et de trouver de suite l'infaillible remède à leur opposer...

En effet, en m'adressant directement aux industriels qui faisaient ces dangereuses additions, je tranchai le mal dans sa racine... Bientôt tout fut fini... Les moyens thérapeutiques que je dirigeai ensuite contre les accidents qu'avait déterminés le pain recélant les produits précités, les firent disparaître promptement et sans retour. Je me hâte d'ajouter que personne cependant n'était à incriminer dans tout cela. Les boulangers, auteurs de la falsification dont je parle, m'ont assuré ignorer absolument qu'en agissant de la sorte, ils exposassent, le moins du monde, la santé de leurs clients...

Dans la pensée que ce que j'observais dans nos localités pouvait bien être plus général, je me suis empressé de porter ces faits à la connaissance de M. le ministre de l'agriculture et du commerce, et d'appeler fructueusement la bienveillante attention de cet éminent fonctionnaire sur un état de choses qui pouvait porter une atteinte grave à la santé publique... Je me suis permis de demander à M. le ministre s'il ne lui paraîtrait pas utile d'investir les conseils d'hygiène et de salubrité de l'importante mission de s'assurer si le pain en usage dans leurs arrondissements respectifs ne recèlerait pas quelque substance étrangère; s'il ne croirait pas devoir appeler toute la vigilance de l'autorité compétente sur un sujet si digne de sa plus constante attention; s'il ne jugerait pas utile encore de faire rechercher quels seraient les moyens les meilleurs à mettre en usage pour rendre plus facile, en même temps que plus salubre, l'emploi, pour la panification des farines qui, comme celles provenant des grains de la dernière récolte, semblent aux boulangers qui les emploient, ou aux fariniers qui les exploitent, nécessiter les mélanges nuisibles dont je lui signalais l'existence... Une réponse toute bienveillante de M. le ministre m'est venue donner une nouvelle preuve de la sollicitude entière du gouvernement pour tout ce qui se rattache au bien-être de tous...

Si je vous entretiens aujourd'hui de ces faits, messieurs, c'est à cause de l'habitude généralement prise, depuis plusieurs années, dans nos campagnes, de vivre, comme on le dit, au boulanger, et afin que chacun de vous sache, ce que beaucoup ignoraient sans doute, que le pain, lui aussi, peut être falsifié...

Il est un autre genre d'adultération qu'il est bon encore de ne point ignorer, adultération qui, bien que n'introduisant dans le pain aucune substance qui puisse directement nuire, n'en mérite pas moins la plus sérieuse attention, et des autorités et des consommateurs. Il s'agit de la fraude qui consiste à introduire dans le pain une quantité d'eau plus grande que cela ne doit être, et à retenir ensuite cette eau, *pour faire poids*, au moyen d'une cuisson incomplète ou trop précipitée. On conçoit aisément combien une pareille fraude est blâmable et mérite une prompte répression. D'abord on est exposé à l'insalubrité d'un pain mal cuit, et puis se trouve ainsi fortement réduite la quantité du principe nutritif du pain dont on fait usage.

Vous parlerai-je maintenant du pain qui n'a pas le poids voulu? Ceci, à la vérité, messieurs, n'est pas de l'hygiène; mais c'est encore un de ces faits extrêmement graves, et des plus nuisibles aux populations, et qu'il est bien à désirer aussi de voir à tout jamais disparaître.

Il est d'observation que le pain bien levé et bien cuit se digère mieux que le pain qui se trouve dans des conditions différentes. Il est d'observation que le pain chaud, le pain au sortir du four, se digère plus difficilement que le pain rassis. Il est d'observation également que le pain trop vieux cuit et trop sec a beaucoup perdu de ses qualités, que fréquemment il est indigeste. Il est d'observation, enfin, que le pain moisi peut déterminer des accidents extrêmement graves, voire même parfois de véritables empoisonnements... Que chacun de vous, messieurs, mette donc à profit tous ces faits.

Le bon pain est un aliment par excellence, un aliment qui, en même temps qu'il fournit à nos organes tous les éléments nécessaires à la réparation incessante des pertes continuelles qu'ils éprouvent, apporte dans le sang une dose de carbone suffisante à la combustion pulmonaire. Le pain est donc à la fois un aliment réparateur et respirateur.

Suit-il de là cependant, messieurs, que le pain puisse, sans inconvénients, devenir l'unique nourriture de l'homme?... Ce serait donner dans une erreur bien grande que de répondre par l'affirmative à une pareille question... D'abord, il ne faudrait pas moins de deux kilogrammes de pain par jour pour fournir à notre organisme les 310 *grammes* de principe *calorifique*, et les 130 grammes du principe *réparateur* qui lui sont indispensables... Quantité de pain inmense à digérer; et puis, il est d'expérience que l'estomac se fatigue considérablement de l'uniformité des substances alimentaires que l'on ingère, et que cette fatigue, incessamment répétée, finit par porter une atteinte profonde à toute la machine, et en diminue de beaucoup la durée; ce qui nous a valu, de par la science, l'excellent conseil de varier nos aliments... et la science ne se fût-elle pas prononcée sur ce point, que déjà l'instinct, cette autre science intérieure qui vient de Dieu, avait appris à l'homme l'utilité d'associer à son pain, les viandes, les végétants, cette masse de substances diverses que la nature s'est complue à lui faire rencontrer partout, et dans lesquelles elle a si sagement réparti les principes tant nécessaires à l'intégrité du rouage qui donne et qui entretient la vie...

Objets de première, d'indispensable nécessité, le pain doit être l'incessant sujet des attentions, des soins, de la sollicitude de tous... et l'œil vigilant de l'autorité doit être continuellement ouvert sur les manœuvres coupables à l'aide desquelles l'égoïsme du lucre peut enfanter tant de maux...

La marche incessamment croissante de l'esprit humain est parvenue à nous donner des farines d'un blanc éblouissant dans lesquelles il reste à peine une très-petite quantité de son, et qui se trouvent privées encore d'un principe tout particulier, extrêmement précieux, qui sert à la fluidification et à l'assimilation du gluten... avons-nous gagné au progrès dont je parle? — assurément non. — En effet, le son et le principe que je viens de citer sont indispensables dans le pain, ils rendent ce dernier plus savoureux et plus nourrissant; ils retiennent plus longtemps dans le tube digestif les matières alimentaires qui le parcourent, et qui, par cela même, cèdent forcément à ces organes une plus grande quantité des principes assimilables qui les constituent, et ils ont l'immense avantage de prévenir la constipation qui, de nos jours, se montre de plus en plus fréquente, suivant en cela la perfectibilité du blutage, dont je viens de vous dire un mot... Le pain bis, ce bon pain de ménage remplacé presque partout par un pain blanc, léger, poreux, plus agréable à la vue sans doute, ne méritait donc pas une pareille exclusion... Ce pain, ainsi que vous en pouvez juger par vous-mêmes, était assurément plus nutritif, et mieux approprié à nos besoins que celui par lequel on le remplace aujourd'hui; — on ferait donc bien d'y revenir. — Vous savez tous que, ainsi que vous le disiez, il tenait beaucoup plus longtemps au corps...

Un mot actuellement sur plusieurs autres préparations alimentaires dont les farines de céréales forment la base.

Vous connaissez tous, messieurs, le vermicelle, la semoule, et les différents autres produits analogues que le commerce nous fournit. Ces produits sont tout simplement des pâtes desséchées, faites avec de la farine délayée dans de l'eau, et passées ensuite à travers des filières, des cribles fins à ce destinés, ou bien que l'on a taillées à l'aide de procédés que, du reste, il vous importerait peu de connaître. Vous savez tous aussi qu'avec de la farine et du lait, on obtient, par l'ébullition, une sorte de colle qu'on appelle bouillie, que trop généralement *on ne fait pas assez cuire*, et dont on constitue la nourriture première des jeunes enfants, alors que le lait se trouve insuffisant. Eh bien! messieurs, sachez que toutes ces pâtes, sachez que cette bouillie, sont de mauvais aliments, des aliments lourds, indigestes, des aliments qui produisent souvent des aigreurs, des coliques, des flatuosités, des diarrhées, etc. Vous voyez combien on s'éloigne du but quand on soumet à l'usage de tels aliments les très-jeunes enfants, les sujets faibles, les valétudinaires et les convalescents. Les individus forts, vigoureux, énergiques, qui ont besoin de déployer de grandes forces digestives, seuls se trouvent bien d'une pareille alimentation.

Il faut, en effet, être pourvus d'excellents estomacs, pour digérer aisément ces produits, auxquels la fermentation préalable et la cuisson n'ont point imprimé les modifications importantes dont le pain ordinaire leur est redevable. Si les vermicelles, les semoules, les pâtes dites d'Italie, etc., étaient prises en quantités plus grandes qu'ordinairement on le fait, il est plus que probable que, depuis longtemps déjà, toutes ces substances seraient à peu près généralement abandonnées.

Est-il besoin d'ajouter maintenant que les galettes, les croûtes de pâté, toutes les pâtes qui n'ont point subi la fermentation panaire, sont lourdes, flatulentes, extrêmement indigestes?...

Il est un petit enseignement d'économie domestique par lequel je crois devoir terminer, messieurs, ce que j'avais à vous dire sur le pain. Aucun de vous n'ignore que, dans la conversion du grain en farine, l'opération de la mouture actuelle donne deux produits, la farine proprement dite, et le son, avec lequel se trouve éliminé le principe fluidificateur dont je vous ai parlé. Il résulte, de l'élimination de ces derniers, que l'on perd ainsi 15, 20 à 25 pour 100 de matières alimentaires, et que l'on prive sa nourriture de plusieurs éléments essentiellement précieux. En attendant que les progrès de l'industrie aient perfectionné dans ce sens les procédés de mouture usités jusqu'ici, on peut, à l'aide d'un moyen bien simple, augmenter le rendement des farines actuelles, et restituer au pain les principes sapides et nutritifs dont il se trouve dépourvu. Il suffit, pour cela, au lieu de pétrir la farine avec de l'eau ordinaire, d'opérer le pétrissage avec de l'eau dans laquelle on aura fait macérer pendant la nuit, et en quantité proportionnelle, le son que l'on destinait à d'autres usages. Il est bien entendu qu'avant de l'employer, cette eau de de son devra être passée au travers d'un linge ou d'un tamis.

Le pain ainsi préparé, outre qu'il est d'un poids supérieur, est encore d'un meilleur goût et d'une digestion plus facile.

La macération dont je parle me paraît préférable à l'ébullition que certaines personnes conseillent. L'expérience prouverait bientôt aux boulangers et aux ménagères quel est, des deux procédés, celui qu'il est le plus avantageux d'adopter.

On a fait dans des temps de disette, et l'on fait encore dans différentes contrées, une sorte de pain avec des farines provenant des céréales autres que celles dont on fabrique le pain dont nous venons de nous occuper. Je ne m'arrêterai pas ici sur l'emploi de ces pains, qui, en général, sont lourds, grossiers, indigestes, et ne peuvent guère être ingérés sans inconvénients que dans les énergiques estomacs de certains robustes campagnards.

Il est une céréale, cependant, sur laquelle je dois appeler plus particulièrement votre attention, parce que cette céréale présente un aliment sain, d'une digestion facile, et qu'elle est généralement considérée comme très-nutritive : — je veux parler du riz. Seulement, comme il est reconnu que cet aliment, lorsqu'on en use en trop grande quantité, ou que l'on s'en nourrit presque exclusivement, n'est pas exempt de certains inconvénients plus ou moins fâcheux, qu'il amène assez fréquemment la constipation, et que parfois il détermine même différents troubles nerveux, la bouffissure de la face, l'affaiblissement de la vue... etc., vous éviterez, messieurs, de manger du riz trop continuellement ou avec excès; et vous vous rappellerez que cette substance n'est susceptible de fournir une alimentation complète qu'alors qu'on l'associe à la viande, au lait, etc.

Les accidents dont je vous parle ne constituent, du reste, que d'assez rares exceptions.

Je ne vous dirai rien du maïs dont l'usage habituel donne la pellagre : affection très-grave, dont le caractère le plus remarquable est un épaisissement considérable de l'épiderme, avec coloration brunâtre, et friabilité extrême; qui, au dos, aux mains et aux pieds, donne à celui-ci le véritable aspect du cuir; le maïs n'est guère usité en France que dans quelques-unes de nos provinces du midi et de l'ouest.

Je ne vous dirai rien non plus des accidents épouvantables, de ces gangrènes horribles qui vont même jusqu'à faire tomber successivement en pourriture, les bras et les jambes des malheureux qu'un usage trop longtemps continué d'un seigle presqu'entièrement ergoté jette dans un pareil état; nous passerions à de plus longues explications un temps qui ne nous profiterait point...

Les Viandes. — Elles sont de plusieurs sortes : les viandes des boucheries, des basses-cours et des chasses.

Les viandes de boucherie fournissent une alimentation saine, fortifiante, réparatrice. Seulement, je dois vous faire connaître ce que l'expérience nous apprend sur la digestibilité qui est propre à chacune de ces viandes. La viande de mouton est d'une digestion plus facile que celle du bœuf, celle-ci se digère mieux que celle de la vache; la viande provenant de ces deux derniers quadrupèdes est plus digestible que celle du veau, et cette dernière plus que la viande du porc.

La viande de porc, cependant, est un aliment précieux pour les personnes fortes, robustes, et qui se livrent à d'énergiques efforts musculaires.

On sait que les athlètes qui joutaient dans les jeux olympiques et qui se nourrissaient habituellement de cette viande, perdaient bien vide leurs forces quand depuis quelque temps ils avaient cessé de se soumettre à ce régime.

Dans la plupart des fermes, la nourriture des travailleurs est en grande partie composée de viande de porc et de lard. Cette alimentation est très-avantageuse à ces ouvriers : elle le leur serait bien davantage encore, si la salaison de cette viande était amoindrie par une macération préalable. Le lard, ainsi que je vous l'ai dit déjà, contient une énorme quantité de carbone, qui le rend un des aliments respirateurs par excellence.

Les personnes faibles, à estomacs délicats, doivent s'abstenir de la viande de porc. Il en est de même des individus sujets aux douleurs de goutte, aux affections cutanées (maladies de la peau), à l'asthme, etc., et surtout encore quand ces viandes sont *fumées*.

Puisque je suis amené, messieurs, à m'appesantir davantage ici sur les qualités de la viande de porc que sur celles des autres viandes, et cela à cause de la grande consommation que généralement on fait de cette substance alimentaire, je dois vous dire un mot d'accidents extrêmement graves que, dans de certaines circonstances, cette nourriture peut déterminer.

Les boudins, les saucissons, le fromage d'Italie, etc., sont susceptibles, *en vieillissant*, d'éprouver une altération particulière, qui convertit parfois ces divers produits en de véritables poisons... Et en effet, beaucoup de personnes déjà ont été très-malades, plusieurs même sont mortes après avoir mangé de ces préparations.

On avait pensé d'abord que ces sortes d'accidents étaient dus à quelque agent toxique connu, à quelque sel de cuivre, par exemple, provenant des vases qui avaient servi à la cuisson de ces aliments. Mais l'analyse chimique fit bien vite mentir une telle supposition, et mit sur les traces d'une altération toute particulière, due au mouvement intestin qui s'était opéré dans les substances incriminées.

Vous vous tiendrez donc en garde, messieurs, contre les vieilles charcuteries. Vous vous tiendrez en garde aussi contre le lard rance et le porc fumé très-gras : des accidents analogues à ceux dont je viens de vous entretenir pourraient être le résultat de l'ingestion de ces substances.

Quelques mots encore sur ce sujet, et ce sera tout pour aujourd'hui.

Il y a plusieurs années, une famille entière, composée de cinq personnes, fut empoisonnée d'une manière bien déplorable : voici à quelle occasion.

Un chaudron de cuivre rouge, non étamé, avait été placé au-dessous de la viande d'un porc soumis à la salaison, pour recevoir le sel qui pourrait se détacher aux divers lavages, et ce sel ainsi reçu avait été employé pendant plusieurs jours à la préparation des aliments consommés par cette famille. Le père, la mère et les enfants devinrent malades ; tous présentèrent de pareils symptômes, et tous succombèrent !... On reconnut que la mort de ces infortunés était due au *vert-de-gris* dont le sel s'était imprégné dans le chaudron de cuivre.

Je ne puis terminer cette causerie sans m'élever fortement contre une mauvaise manière de faire relative à la salaison des viandes de porcs. Certains charcutiers ne salent fréquemment que la viande invendue, et cela, après plusieurs jours d'étalage, et quand déjà cette viande commence à se corrompre ; et beaucoup de ces industriels et de particuliers, par une lésinerie bien blâmable, qui n'est pas sans danger, se servent de la même saumure pour un assez grand nombre des salaisons successives, et, bien que cette saumure exhale une odeur de putréfaction. Il résulte de faits nombreux et bien avérés, que la saumure, après trois ou quatre mois de préparation, contracte des propriétés toxiques susceptibles de convertir en de véritables poisons les viandes qui s'en trouvent suffisamment imprégnées. Il est, pour parer à cet inconvénient, un moyen très-simple que je vais vous faire connaître, et qui, à la fois, conciliera les intérêts des particuliers avec les intérêts de la salubrité.

On verse la saumure dans un chaudron de fonte, on y ajoute un peu d'eau et sept à huit poignées de charbons de bois, cassé en petits morceaux et lavé. On soumet alors ce mélange à l'ébullition, et l'on y jette de temps en temps quelque blancs d'œufs préalablement battus avec un peu d'eau. On fait bouillir jusqu'à réduction de moitié ; on écume, on passe à travers un linge, on fait évaporer par une nouvelle ébullition, et l'on obtient un sel qui alors est blanc et exempt de mauvaise odeur.

Le saloir, lui aussi, doit être purifié. Pour cela, on le lave soigneusement, et à plusieurs reprises, avec de l'eau bouillante additionnée de charbon grossièrement pulvérisé. La dernière eau de ce lavage et le charbon doivent rester durant plusieurs jours dans ce saloir avant de s'en servir ; de cette manière, il ne restera imprégné d'aucune odeur désagréable.

Vous le voyez, messieurs, le charbon de bois possède une vertu précieuse que vous ne lui connaissez pas, peut-être... Vous pourrez, au besoin, tirer parti de cette propriété. De la viande qui a comme on le dit, *un petit air*, perd rapidement cet air au contact du charbon, et quelques morceaux de ce produit, mis dans le pot au feu, enlèvent au bouillon le mauvais goût qu'une viande un peu avancée ne manquerait pas de lui communiquer.

Aujourd'hui que le prix du sel est extrêmement bas, le procédé précité de purification des saumures sera sans doute rarement mis en usage.

Demain nous reviendrons à nos généralités sur les viandes.

Des quatre espèces les plus ordinaires des volailles qui paraissent sur nos tables, le poulet, sans contredit, est le volatile dont la viande se digère le mieux. Viennent ensuite, suivant l'ordre de leur digestibilité, le dindon, le canard et l'oie. Le pigeon et le lapin domestique fournissent aussi une alimentation saine, agréable, et de digestion facile.

Je dois vous dire un mot de la pintade, que l'on commence à élever dans plusieurs de nos fermes. C'est une excellente gallinacée, d'une saveur très-agréable, et supérieure même à celle du chapon. Et puisque nous en sommes venus à parler de la pintade, disons donc un mot aussi du paon, ce magnifique oiseau que nous admirons dans les basses-cours de la plupart de nos riches cultivateurs. Cette volaille, qui ne paraît guère que dans certains festins somptueux, offre une chair qui a la plus grande analogie avec celle du coq d'Inde.

Le gibier, dont il faut excepter pourtant les oiseaux à longs becs et les grosses venaisons, présente en général une viande très-agréable, d'une digestion assez facile, mais pour les bons estomacs seulement. Celui dont l'estomac est faible, ou malade, doit se priver de cet aliment.

Le genre de vie que mènent les animaux sauvages, les exercices presque incessants auxquels ils sont forcés de se livrer, etc., rendent nécessairement leurs chairs plus denses, plus compactes, plus sèches, et d'une digestibilité moins grande que celle des animaux domestiques.

Parmi les plus digestibles des viandes de chasses dont nous faisons le plus ordinairement usage, on peut compter celles du perdreau, de la caille, de l'alouette et de la grive. Viennent ensuite; pour les oiseaux, celles de la bécasse, du ramier, de la tourterelle, de la poule d'eau, etc., et pour les quadrupèdes, celle du lièvre et du lapin.

Je ne vous parle point, messieurs, de la viande si savoureuse et si délicate du faisan, ni des chairs, par certaines personnes, si recherchées, des grosses venaisons : ce n'est que par de bien rares exceptions que nous sommes appelés à déguster et à digérer de ces viandes.

La viande des jeunes animaux, domestiques ou sauvages, celle du porc exceptée, est d'une digestion généralement plus facile que celle des animaux *faits*. Mais la viande de ces derniers animaux nourrit bien davantage, et n'a point, comme la plupart des premières, l'inconvénient de déranger les fonctions digestives d'un grand nombre d'individus. La propriété laxative dont je parle tient à la quantité de gélatine que renferment ces viandes.

La partie la plus nutritive des viandes, et celle dont la digestion s'opère le plus facilement, c'est la fibre musculaire. Viennent ensuite les différentes glandes, le foie, les reins, la rate et le cerveau.

On peut établir ici en principe général que moins les viandes sont colorées, plus elles se digèrent facilement, et plus l'alimentation qu'elles fournissent est douce, légère, peu excitante, et que plus ces substances présentent de coloration, plus aussi elles offrent de résistance à l'action digestive, et plus leurs propriétés sont stimulantes.

La viande des animaux récemment tués est plus coriace, plus dense, d'une digestion plus difficile que celle des animaux abattus depuis plusieurs jours. Après un certain temps de l'extinction des propriétés vitales, il s'opère dans les tissus un mouvement intestin, une dissociation, un ramollissement de la fibre musculaire, qui la rend bien plus facilement digestible, à cause de sa solubilité plus grande alors dans le suc gastrique (fluide qui est propre à l'estomac, et qui joue un grand rôle dans l'admirable fonction de la digestion). Mais il faut bien prendre garde de ne point laisser dépasser certaines bornes à l'altération préalable à laquelle on peut abandonner les viandes à l'effet de les attendrir. Parvenues à un certain degré de putréfaction, ces viandes pourraient occasionner les plus funestes accidents.... Il faut scrupuleusement se garder aussi de faire usage de viandes provenant d'animaux malades, ou d'animaux morts de quelque maladie, de maladies contagieuses surtout : ce serait exposer gravement sa santé, ce serait jouer avec sa vie, que de commettre une pareille imprudence.

La manière dont on arrange les viandes, pour les approprier à l'alimentation, n'est pas chose indifférente du tout, pour la plus ou moins facile digestibilité de ces substances. La viande grillée se digère mieux que la viande rôtie, et celle-ci est d'une digestion plus prompte que préparée de tout autre manière. Les viandes réduites en hachis et les viandes cuites à l'étuvée, bien que lourdes, sont d'une digestion plus facile pourtant que la viande dite le bouilli, à laquelle viande l'ébullition a enlevé une partie de ses éléments constitutifs. Les viandes cuites au four se digèrent en général difficilement ; il en est de même de celles qui sont cuites en fricassées.

Quant aux viandes salées ou fumées, vous savez maintenant à quoi vous en tenir sur leur compte ; vous en connaissez la nutrescibilité, la digestibilité, et vous n'oublierez point tout ce que, dans de certaines circonstances, elles deviennent susceptibles de déterminer...

Le Poisson. — Il est, messieurs, une autre espèce de chair, que nous fournissent des animaux qui vivent et qui se développent au sein des eaux : les poissons.

Je ne vous détaillerai pas une à une les nombreuses espèces de poissons dont l'homme fait usage ; les quelques généralités suivantes, je le crois, devront vous suffire...

La chair de poisson nourrit moins que la viande, et en général cette chair se digère difficilement. La moins facile digestibilité de la chair de poisson tient d'abord à ce que cette substance contient beaucoup de gélatine, et ensuite à ce que sa préparation culinaire nécessite le plus ordinairement l'addition de corps gras, toujours d'une digestion lente et souvent même très-pénible.

Les poissons à chair blanche, molle, renfermant peu de graisse : le turbot, le merlan, la sole, la perche, la limande, etc., sont les plus digestibles de tous. Ceux, au contraire, dont la substance est dense, colorée, sapide, chargée de graisse : le saumon, l'anguille, le maquereau, etc., sont d'une digestibilité beaucoup moins grande.

Les poissons qui vivent en des marécages, en des eaux bourbeuses et stagnantes, sont moins salubres que ceux qui habitent les endroits cailloutés ou sablonneux, les eaux claires, limpides et courantes.

Le poisson jeune se digère plus facilement que le poisson vieux, mais le dernier est plus nutritif que le premier.

Certains poissons déterminent parfois de véritables accidents toxiques. De ce nombre sont la dorade, le hareng aux gros yeux des Antilles, le chien de mer, les moules, etc. Les œufs du brochet, de la lamproie, du turbot, de la tanche, etc., déterminent quelquefois aussi des vomissements, des coliques, de nombreuses évacuations intestinales.

Le grillage du poisson est la meilleure manière de l'apprêter. Vient ensuite la cuisson préalable dans l'eau, le cidre ou le vin... La friture est la préparation qui rend le poisson d'une digestion plus difficile. De même que la viande salée, le poisson salé est constamment aussi beaucoup plus indigeste. En général, les personnes qui ont un estomac délicat, dont les digestions sont lentes et plus ou moins pénibles, doivent s'abstenir de manger du poisson.

PRODUITS ANIMALISÉS. — En vous citant précédemment, messieurs, les produits animalisés au nombre de nos substances alimentaires, j'ai voulu parler des œufs, du lait, du beurre et du fromage ; et vous m'avez tous compris, n'est-ce pas? — Un mot donc sur ces aliments.

Les œufs fournissent une excellente nourriture, une nourriture d'une digestion très-facile, d'une assez grande nutrescibilité, d'une assimilation et d'une réparation rapides. Seulement, quand le blanc, l'une des parties constitutives de l'œuf, est entièrement coagulé par la cuisson, cette substance est flatulente et d'une digestion difficile. Le jaune est plus nutritif et se digère constamment avec une grande facilité.

Quand l'œuf est frais, qu'il n'est pas trop cuit, que le blanc est resté laiteux, incoagulé, il constitue un aliment sain, dont s'accommodent généralement tous les estomacs, même les plus faibles. Des deux parties de l'œuf, le jaune est donc la plus nutritive, et le blanc celle qui l'est le moins.

Les œufs durs sont d'une digestion généralement difficile ; mais une fois dissous dans le suc gastrique, ils font taire la faim pour longtemps. Inutile de dire que les œufs combinés avec des corps gras, avec de la friture surtout, deviennent constamment plus indigestes que préparés tout autrement. Inutile de dire également que les vieux œufs doivent être rejetés comme essentiellement nuisibles.

Il est des personnes qui avalent, qui hument des œufs à l'état de crudité, et qui se trouvent très-bien de ces œufs dont la cuisson n'a pas modifié les parties constitutives. Les œufs, ingérés ainsi par des individus qui les apprètent, sont très-nutritifs et se digèrent aisément.

On peut longtemps conserver les œufs en les plaçant dans un mélange de son et de sel ; dans de la sciure de bois ; de la cendre ; ou mieux encore, dans un lait de chaux additionné d'un peu de crême de tartre.

Le lait, cette nourriture première de l'homme et d'une infinité d'animaux divers, est un aliment essentiellement réparateur et respirateur. Le lait est un excellent produit alimentaire pour les personnes qui le digèrent bien, et auxquelles il ne donne pas de diarrhée. Dans le cas contraire, on doit le laisser.

Le meilleur lait est celui qui provient de vaches jeunes, vigoureuses, calmes, d'une bonne santé, bien nourries, et dont les étables sont dans de convenables conditions de salubrité, ce qui, malheureusement est assez rare.

Le beurre, alors qu'il est frais, et qu'il provient d'un lait obtenu dans les conditions précitées, est un aliment assez agréable, mais dont les estomacs faibles doivent cependant s'abstenir : il ne leur réussirait pas. Constamment le beurre ne doit être pris qu'en petite quantité. En quantité plus grande, il dérange presque toujours les fonctions digestives ; c'est même alors, pour certaines personnes, un véritable purgatif. Quand le beurre est vieux, qu'il est devenu rance, il est indigeste, irritant ; il pourrait faire beaucoup de mal.

Il est un moyen simple à l'aide duquel on peut conserver frais pendant huit ou dix jours le beurre que l'on destine aux usages de la table. Il suffit, pour cela, après avoir soigneusement lavé ce beurre, d'en empiler des petits pots, et de renverser alors ceux-ci dans un vase rempli d'eau fraîche, que l'on aura soin de renouveler chaque jour.

L'usage habituel et abusif du beurre, même de celui qui est le plus frais et le mieux conservé, n'est pas, du reste, d'une bonne hygiène, il pourrait en résulter plusieurs affections graves du foie.

Le fromage est en général d'une digestion difficile, surtout quand on en mange une certaine quantité. Il est des personnes pour lesquelles le fromage constitue la majeure partie de la nourriture ; c'est alors surtout qu'il peut en résulter de sérieux inconvénients, des irritations parfois assez vives du canal digestif. Les individus sujets à la goutte et à la gravelle feraient bien de s'abstenir de cet aliment, qui ne pourrait qu'ajouter encore à la prédisposition ou à l'état morbide dans lequel ces personnes se trouvent.

Les fromages frais et non salés sont d'une digestion assez facile et nourrissent beaucoup. Frais salés et n'ayant encore subi qu'un léger degré de fermentation, ils sont plus excitants et d'une moindre digestibilité que les précédents ; vieux, ils sont plus stimulants encore, et dans certains cas, leur usage détermine de véritables accidents.

Parmi les mangeurs de fromages, les uns préfèrent le fromage de Gruyères ou de Hollande, d'autres aiment mieux le fromage de Neufchâtel, de Brie, de Marolles, etc. Pour nous, messieurs, nous portons nos prédilections sur un fromage que nous disons bien préférable à tous les fromages précédents... sur le fromage de Rollot...

Laissant ici tous mes sentiments de bon compatriotisme, pour ne rien voir que ma position d'hygiéniste, je vous dirai pourtant : De tous les fromages, passés, présents ou futurs, le meilleur sera constamment celui dont on mangera le moins...

En dissertant, il y a plusieurs jours, sur le pain, je vous ai entretenus, sans contredit, de la meilleure, de la plus indispensable de toutes les substances alimentaires que nous fournit le régne végétal, je vais compléter ce qu'il me reste à vous dire sur les principaux végétaux alibiles à notre usage.

Les aliments tirés du règne végétal ne contiennent pas autant de principes assimilables que ceux qui proviennent du règne animal. Ils n'en sont pas moins précieux cependant, et, ainsi que nous le verrons, ils sont indispensables à l'entretien d'une bonne santé.

En première ligne des aliments végétaux, il faut, après le pain, placer la pomme de terre, cet autre pain tout fait, tout façonné par la main de la nature elle-même, et dont on doit l'emploi si répandu de nos jours à l'immortel Parmentier, à ce savant et éminent philanthrope, dont la gloire rayonne avec tant d'éclat sur le sol de la France entière... à Parmentier, dont le berceau est notre chef-lieu d'arrondissement... à Parmentier, à la glorification duquel tout le pays a voulu concourir, et dont la majestueuse statue semble redire aujourd'hui à tous ceux qui la contemplent cette sublime pensée, divin reflet de la belle âme de Parmentier, et qui se trouve en quelque sorte imprimée sur ses traits : Le jour le plus beau, le jour le plus heureux de tous les jours que j'ai vécu, c'est le jour où il m'a été permis de dire : Désormais du pain pour les pauvres... et plus de disette pour mon pays!...

Ces admirables paroles de Parmentier, messieurs, traverseront les siècles avec le souvenir de ses bienfaits... La main de la bienfaisance les a burinées elle-même sur les tables éternelles du présent et de l'avenir!...

La pomme de terre ; non-seulement constitue un aliment des plus salubres, mais encore fournit un aliment des plus agréables et dont on se passerait difficilement.

Plus la pomme de terre est farineuse, plus elle est légère, et plus elle est nourrissante. Les grands mangeurs de viandes, quand ils sont arrivés à l'état de pléthore morbide résultant de leurs excès gastronomiques, se trouvent parfaitement bien de l'usage de la pomme de terre. Leur constitution, devenue morbilleuse, se retrempe, si je puis ainsi dire, redevient meilleure ; ils rentrent dans les conditions de santé qu'ils n'avaient plus.

La pomme de terre, cuite sous la cendre, ou à la vapeur de l'eau bouillante dans des vases clos, est une excellente nourriture. Associée aux viandes, elle en facilite la digestion, et diminue leurs qualités nutritives et stimulantes. Dans des temps de pénurie, c'est avec de grands avantages qu'on ajoute la pomme de terre à la farine employée à la confection du pain.

La poire de terre, ou topinambour, fournit aussi un bon aliment, mais sa nutrescibilité est beaucoup moins grande que celle du tubercule alimentaire dont nous venons de nous occuper. La racine tuberculeuse du topinambour, dont on fait des fritures fort agréables, et que l'on apprête, du reste, de différentes autres manières, a la saveur de l'artichaut.

Les autres racines potagères, la carotte, le panais, le navet, la betterave, la scorsonère, sont des substances alibiles assez peu nutritives, en général, mais très-employées cependant. Vous connaissez, messieurs le petit inconvénient qui se trouve attaché à l'une des racines précitées.

L'asperge est un aliment sain, et qui se digère facilement.

Le chou nourrit peu, est flatulent et d'une digestion difficile.

Le chou-fleur représente à peu près les mêmes qualités nutritives que le chou ordinaire, mais il est beaucoup plus agréable et se digère mieux.

L'artichaut, quand il est cuit, fournit un aliment d'une digestion assez facile. Cru, au contraire, il est indigeste, et les estomacs délicats feraient bien de s'en abstenir.

L'oseille mérite ici une mention toute particulière. C'est un aliment fort agréable à un grand nombre de personnes; mais son usage *abondant* et *journalier* serait susceptible de produire la gravelle, maladie grave et des plus douloureuses.

Mais c'est assez sur ce genre de substances alimentaires, dont je ne vous ai cité pourtant, ainsi que vous le voyez, que celles qui sont le plus en usage parmi nous... Je compte toujours, messieurs, sur votre intelligence, pour suppléer aux omissions nombreuses auxquelles m'oblige nécessairement l'exiguité du cercle que je me suis tracé.

En principe général, chacun peut facilement faire la petite hygiène de son propre estomac, en adoptant les aliments qui réussissent, et en écartant ceux qui fatiguent, qui incommodent, qu'on digère mal...

Un mot actuellement sur les graines légumineuses, les fruits et les condiments.

Les graines légumineuses deviennent une grande ressource alimentaire, dans nos campagnes principalement. Quand ces graines n'ont pas encore atteint leur entière maturité, elles constituent un très-bon aliment, un aliment d'une digestion généralement facile. Sèches, au contraire, ces graines sont lourdes, flatulentes et ne conviennent pas par conséquent aux personnes délicates ou sédentaires, pas plus qu'à celles qui ont besoin d'une nourriture saine et abondamment réparatrice.

Les poids sont de plusieurs sortes. Ils tiennent un des premiers rangs parmi les légumes sur lesquels nous devons plus particulièrement nous arrêter. Petits, tendres, bien cuits, ils sont très-recherchés. Un peu plus mûrs et réduits en purée, ils sont plus digestibles que préparés tout autrement. Quand ils sont secs, leur digestion est bien plus difficile, et quoiqu'ils soient assez nourrissants, ils ne conviennent guère qu'aux travailleurs, à ceux surtout qui se livrent aux plus rudes travaux, et qui, bien entendu, n'ont à manger rien de plus réconfortant.

Les fèves, qu'on prétend avoir été le premier légume dont l'homme ait fait usage, sont quelque peu plus nourrissantes que les pois; mais elles ne se digèrent pas facilement, elles donnent beaucoup de vents, et resserrent le ventre. Un fait historique assez singulier se rattache aux fèves. Autrefois, elles constituaient le moyen de votation, le *bulletin* à l'aide duquel le peuple exprimait son suffrage dans les assemblées publiques.

Les haricots, alors qu'ils sont verts et encore en siliques, sont assez nourrissants et d'une digestion très-facile. On les permet aux convalescents. Quand ils ont acquis leur maturité, qu'ils sont secs, ils se digèrent difficilement, causent des flatuosités, donnent des indigestions, surtout quand on en mange beaucoup, ou qu'ils ne sont pas bien cuits, ce qui n'arrive que trop souvent dans nos pays à cause des mauvaises qualités de l'eau.

Toutes les ménagères savent que, quand il leur est possible de se procurer de l'eau de pluie, les haricots et les autres légumes farineux cuisent parfaitement bien dans cette eau, s'y réduisent très-vite en purée, tandis que le contraire a lieu quand force leur est de se servir de l'eau des puits. Cela tient, messieurs, à ce que cette dernière eau, contenant une certaine quantité de sels de chaux, les molécules calcaires s'interposent entre les molécules légumineuses; qu'elles les durcissent ainsi au lieu de les ramollir. Il serait extrêmement facile, pourtant, de parer à ce grave inconvénient. Il suffirait de mettre dans la marmite, avec les haricots ou les autres légumes féculents, soit un petit paquet de feuilles d'oseille, soit un nouet de linge contenant deux ou trois cuillerées de cendres de bois. De cette manière, les sels calcaires que contient l'eau de nos puits se trouveraient décomposés, les légumes précités y cuiraient rapidement, et ne tarderaient pas à se convertir en purée. C'est sous cette forme, du reste, messieurs, que les graines légumineuses se digèrent le plus facilement, et qu'elles sont le moins flatueuses.

L'enveloppe de ces graines, d'ailleurs, ne renferme aucun principe nutritif; elles sont lourdes, indigestes et ne peuvent guère être supportées que par des estomacs habitués ou très-vigoureux. Il sera donc toujours très-avantageux de les passer, avant de les servir. Il sera très-avantageux également, afin d'obtenir tout le principe alimentaire de ces graines, de procéder pour leur cuisson comme pour la confection du bouillon gras; c'est-à-dire de les mettre dans de l'eau froide, de porter très-lentement à l'ébullition, et de ne pas pousser trop fort le feu. Ce conseil vous paraîtra quelque peu trop vulgaire, peut-être; ne le dédaignez pas cependant : il est du nombre des petites choses qui conduisent constamment à d'excellents résultats.

Quand on met ces graines dans l'eau bouillante, à la cause de mauvaise cuisson dont je vous ai parlé il n'y a qu'un instant, se joint la coagulation immédiate d'une notable partie de leur principe albumineux, — de leur légumine, — et l'eau ne pouvant que plus difficilement encore les pénétrer, elles restent dures, ne se ramollissent que très-imparfaitement, ce qui diminue d'autant leur alibilité; alibilité qui est très-grande, qui les place presque sur la même ligne que les viandes, et qui dédommage amplement le pauvre de l'impossibilité dans laquelle il se trouve de se nourrir comme tant d'autres de cette dernière. Les graines légumineuses contiennent de l'albumine, de l'amidon, du sucre, du soufre, du phosphore, etc.; toutes choses qui entrent dans la composition normale de nos tissus, et ces graines sont même préférables à la pomme de terre... de même que l'amidon de cette dernière, celui qui leur est propre, se convertit en graisse sous l'influence de la digestion; il n'en saurait être autrement, c'est vrai; mais comme la pomme de terre ne renferme pas de phosphore, ni par conséquent de graisse phosphorée, il ne lui est pas possible d'en fournir au cerveau : ce qui expliquerait peut-être le défaut d'énergie morale des peuplades dont l'alimentation est presque exclusivement formée de ce tubercule.

Les lentilles, elles aussi, constituent un assez bon aliment. Je doute fort, néanmoins, que si le droit d'aînesse n'ait pas, comme tant d'autres droits absurdes, fui devant les progrès de la civilisation, aucun de nous reproduisît aujourd'hui personnellement l'histoire d'Esaü, qui vendit son droit d'aînesse pour un plat de lentilles.

J'arrive, messieurs, à vous entretenir un instant d'une substance alimentaire assez recherchée et assez nutritive, mais qui en même temps se montre souvent excessivement dangereuse, je veux parler des champignons.

La science a fourni des données précieuses sur le choix à faire des champignons, et sur les préparations préalables auxquelles, avant de s'en servir, il est prudent de les soumettre. On sait, par exemple, que les champignons réputés bons sont ceux qui sont petits, charnus, fermes, blancs en dessus, rougeâtres en dessous, d'une odeur agréable, etc., et qui ont poussé rapidement. On sait que ceux qui, pendant leur cuisson avec des oignons blancs dépouillés de leurs enveloppes. auront communiqué à ces derniers une couleur bleuâtre ou brune tirant sur le noir, sont vénéneux, et doivent être rejetés... On sait encore que grillés, cuits ou blanchis dans de l'eau, soit vinaigrée, soit fortement salée, certains champignons perdent ainsi leurs propriétés délétères. On sait enfin qu'après une macération de deux heures dans le double de leur poids d'eau, soit vinaigrée soit salée, lavés ensuite à grande eau, et soumis à une ébullition d'une demi-heure dans de nouvelle eau, lavés de nouveau et essuyés avec soin, et tout cela avant la préparation culinaire définitive, des champignons très-vénéneux ont pu être mangés en grande quantité, et sans qu'il en soit résulté le moindre inconvénient. On sait tout cela et plusieurs choses très-importantes encore... Pourtant, messieurs, permettez-moi d'ajouter ici un excellent conseil.... le conseil de ne jamais ingérer une substance qui, bien qu'assez agréable, est à peu près constamment suspecte, a trompé nombre de fois la sagacité de personnes très-compétentes.... a fait périr un grand nombre d'individus!...

Si, nonobstant le prudent conseil que je crois devoir vous

donner, vous persistez à vouloir faire usage de champignons, soumettez-les constamment, au préalable, à la dernière des préparations que je viens de vous indiquer. Des expériences qui paraissent concluantes militent fortement en faveur de cette préparation.

Je dois ajouter ici que les morilles elles-mêmes, cette autre espèce de champignons que la plupart d'entre vous ramassent au printemps, ont d'assez nombreuses fois déterminé de bien graves accidents... La prudence commanderait donc aussi de s'abstenir de cet aliment. Les morilles, du reste, acquièrent des propriétés vénéneuses, soit en vieillissant, soit quand elles sont restées exposées pendant plusieurs jours à une température élevée, soit lorsqu'elles se trouvent altérées par l'action ou la présence de certains insectes, etc.

La macération, la demi-cuisson préalable dans de l'eau salée ou vinaigrée, et les lavages subséquents, enleveraient *probablement* aux morilles les propriétés délétères qu'elles auraient pu contracter. C'est à l'expérimentation à changer cette probabilité en certitude...

S'il en est parmi vous, messieurs, qui doivent continuer de manger des champignons ou des morilles, les considérations qui précèdent les aideront du moins à mieux s'assurer de leur innocuité...

Un mot maintenant sur quelques herbes que l'on mange en salades, et sur plusieurs racines dont on fait usage aussi à l'état de crudité.

Vous savez, messieurs, que les différentes sortes de laitues, la chicorée, la mâche, la raiponce, le cresson, le céleri, sont les principaux végétaux dont on fait des salades; et chacun de vous connaît parfaitement la manière dont on assaisonne ces sortes de mets. Les salades nourrissent bien peu; c'est un aliment assez difficile à digérer, et dont les personnes à estomac faible feraient bien de s'abstenir. Les salades, du reste, quand on les ingère avec des viandes rôties, facilitent beaucoup la digestion de ces viandes, et en atténuent les qualités parfois trop stimulantes dans diverses circonstances et pour certains individus.

La salade de cresson mérite ici une mention particulière. Cette salade convient plus spécialement aux personnes qui sont disposées aux affections scorbutiques.

Les radis et les raves, dont beaucoup d'entre vous font usage au déjeûner ou au goûter, et qui paraissent sur une infinité de tables au début de plusieurs repas, nourrissent très-peu, et constituent en général un aliment d'une digestion assez difficile. Quand on mange des radis ou des raves, il est indispensable de les beaucoup mâcher, de les broyer avec soin; cette sorte de trituration augmente leur digestibilité. On doit user de la même précaution, du reste, à l'égard de tous les autres aliments, et principalement encore, bien entendu, pour ceux qu'on sait devoir être les plus réfractaires à l'action digestive.

Nous pourrions nous arrêter encore un instant ici sur plusieurs substances alimentaires tirées du règne végétal : le potiron, la citrouille, etc. Mais tous vous savez par expérience que ces aliments sont légers et assez peu nourrissants.

Vous ne faites guère usage du concombre que comme assaisonnement... Quant au melon, personne n'ignore que c'est un aliment indigeste, et que, pris en trop grande quantité, il incommode, il détermine de nombreuses évacuations intestinales.

Nous arrivons tout naturellement à nous occuper des fruits, et ici, messieurs, si je voulais être d'accord avec la botanique, je vous reparlerais de beaucoup de choses que vous connaissez déjà, et qui, d'après cette science, doivent recevoir cette dénomination. Mais quand je vous parle de fruits, tous vous me comprenez, et pour nous, cette compréhension est la chose la plus essentielle.

Les fruits quand ils sont mûrs, et que l'estomac les digère bien, sont des aliments très-salubres et extrêmement agréables. Je dis quand l'estomac les digère bien, car vous savez, messieurs, que cette importante condition, que j'invoque à l'égard des fruits, est également applicable à toutes les substances alimentaires, qu'ici, chacun doit devenir son propre conseil, se permettre ou se refuser l'usage des choses que l'estomac accueille ou qu'il repousse, qu'il digère bien ou qu'il digère mal. C'est ainsi que l'on conserve sa santé.

Avant d'aller plus loin sur ce que je dois vous dire des fruits, je me hâte de fixer toute votre attention sur un fait bien regrettable et bien dangereux, qui se rattache à leur usage : je veux parler de la pernicieuse habitude que beaucoup d'entre vous laissez prendre à vos enfants, de se repaître de fruits non mûrs, de fruits souvent à peine formés !... Nous les voyons chaque année, dans les jardins, les vergers, les prairies fruitières, manger, avec une sorte de délices, des groseilles, des cerises, des prunes, des pommes, des poires, etc., et cela, ainsi que je viens de le dire, bien longtemps avant que ces fruits aient reçu du temps et de la nature, la forme et la maturation dont ils sont susceptibles.

Les maladies les plus graves résultent très-fréquemment d'une telle manière de faire, et bien des familles se trouvent décimées sous l'influence d'une aussi déplorable cause, cause pourtant à laquelle il serait très-facile de mettre un frein... Quand l'usage de ces fruits n'occasionne pas d'aussi fâcheux accidents, cela tient à la constitution meilleure de ces enfants, et à la moins grande quantité qu'ils en ont mangé. Mais toujours, quel teint ! quelle mine ! quelle mauvaise santé !... et combien ces enfants sont tourmentés par les vers, dont rien, comme ces sortes de fruits, ne détermine plus aisément la diathèse !...

Les premiers fruits dont chaque année nous recommençons l'usage, ce sont les fraises, les cerises, les groseilles, etc., et différents autres fruits acides dont l'oxygène est le principe constituant, et qui doivent à ce principe, et à la quantité plus ou moins grande qu'ils en renferment, la saveur plus ou moins aigrelette que présente chacun d'eux.

Les fruits acides diminuent la soif, rafraîchissent d'une manière générale, rendent la respiration plus facile, donnent du ton à l'estomac et aux intestins ; seulement, vous savez tous que l'abus des meilleures choses nous deviendrait nuisible.

Dans les pays chauds, les fruits acides croissent avec abondance ; dans le nord, au contraire, ces fruits sont rares et mûrissent difficilement. Dans nos climats tempérés, ils nous viennent précisément alors que la chaleur de l'été nous les rend le plus indispensables. Heureuse prévoyance de la nature, de cette excellente mère, qui pourvoit avec tant de sollicitude à tous les besoins de ses enfants ! Force est encore ici, messieurs, de s'incliner jusqu'à terre, sous sa main si admirablement prodigue de tout ce qui peut contribuer à la santé, au bien-être de tous !...

Les fruits charnus, tels que les abricots, les pêches, les prunes, les pommes, les poires, les oranges, les figues, etc., sont aussi de ces productions utiles et qui tant plaisent à chacun. Ceux de ces fruits dont la chair est dense, et la plupart des autres même, sont bien plus salubres et plus digestibles que quand ils sont cuits dans leur état de crudité. A ce dernier état, ils se digèrent d'autant plus aisément qu'ils ont été mâchés avec plus de soin.

Inutile de vous parler, messieurs, des délicieuses compotes et des confitures si savoureuses que l'on obtient de la plupart des fruits précités ; tous vous connaissez ces excellents produits.

Les fruits huileux, les noix, les noisettes, les amandes, etc., alors qu'ils sont à l'état frais, sont d'une digestion assez facile, surtout quand ils sont pris en petite quantité. A l'état sec, au contraire, ce sont de véritables ennemis de la gorge et de l'estomac. Tout le monde, en effet, a pu remarquer combien fréquemment on tousse, combien la digestion est pénible quand on mange de ces fruits trop secs ou trop vieux. C'est leur pellicule extérieure qui alors détermine la toux, et c'est la rancidité de l'huile qu'ils renferment qui les rend si indigestes.

On parvient, jusqu'à un certain point, à conserver assez longtemps aux noix et aux noisettes presque toutes leurs qualités primitives, en les enfouissant dans la terre à une certaine profondeur, et de manière à s'opposer à leur dessication. Et quand cette dessication a eu lieu, on arrive encore à leur rendre une grande partie de ces qualités, en les laissant séjourner dans l'eau pendant plusieurs jours avant d'en faire usage, ce qui permet de leur enlever la pellicule qui excite la toux. Ces fruits alors sont plus salubres et plus agréables. Vieux et rances, ils ne valent plus rien comme substance alimentaire ; mais on peut en retirer une huile pour l'éclairage, ou mieux pour le peinturage, pour celui qu'on fait à l'extérieur surtout.

Un instant de séjour dans l'eau douce permet d'enlever aussi la pellicule de l'amande, qui alors, au lieu de provoquer la toux, de même que les autres fruits huileux, représente une des substances les plus adoucissantes.

Qui ne sait, messieurs, que c'est avec des amandes, du sucre, de la gomme, de l'eau ordinaire, de l'eau distillée de fleurs d'orangers, et de l'huile d'amandes douces, que l'on prépare le médicament si pectoral que les anciens ont baptisé du nom de looch, à cause sans doute de la manière assez bizarre avec laquelle ils administraient ce médicament? Ils imbibaient un chiffon, une loque de ce béchique, et ils le faisaient ainsi ingérer au malade... Vous riez, messieurs; c'est sans doute de me voir vous parler et pharmacie et médecine, quand nous devrions ne nous occuper que d'hygiène... Que voulez-vous! il est à peu près aussi difficile au médecin de ne point parler médecine, qu'il est difficile aux vieux de la vieille de ne point narrer leurs campagnes, qu'il est difficile aux chasseurs de ne point parler gibier, qu'il est difficile... Mais restons-en avec le chasseur. Et à propos de chasseur et de gibier, une chose me revient à la pensée, que je dois me hâter de vous dire, je pourrais l'oublier une nouvelle fois... Mais voyez donc comme ces quelques amis là-bas, ces véritables princes de la chasse, ouvrent de grandes oreilles!...

Il y a quelque temps, messieurs, un des plus adroits disciples du grand saint Hubert me fit l'honneur de m'inviter à un déjeûner de chasse. On avait abattu un magnifique sanglier, et comme dans nos pays cette venaison n'est pas des plus communes, je n'étais pas fâché d'en déguster une petite part. Après différentes choses d'un goût exquis, et tout aussi bien ordonnées que gracieusement servies, arrive le tour du pachyderme. Etait-il *ragot* ou *solitaire?* Ma foi je n'en sais trop rien; mais ce que je sais, et que je n'ai point oublié encore, c'est la saveur repoussante, nauséabonde, insupportable, de la bouchée contre laquelle se révoltaient ma langue et mon palais. Impossible, absolument impossible de l'avaler, malgré les plus courageux efforts... J'en étais aux expédients, quand, relevant les yeux sur les convives, je les vis tous dans une pareille perplexité. Heureusement notre Amphitrion nous tira bien vite d'un aussi cruel embarras...

Après s'être exécuté le premier, en nous fournissant le plus salutaire exemple à suivre, il s'éleva en terribles imprécations contre la cuisinière..... Pauvre cuisinière!... Elle restait devant nous toute stupéfaite, ne sachant nullement ce que pouvait signifier un semblable tapage... Excellente femme! Elle était innocente de tout... Le frère des bois du compagnon de saint Antoine avait été tué dans le moment du rut, et l'on avait négligé de lui enlever tout aussitôt les organes de la reproduction; négligence qui avait causé le fâcheux incident de notre charmant déjeûner... Car, à cela près, notre déjeûner fut des plus agréables...

Heureusement que l'on ne nous servit pas d'étourneaux, et sans les avoir décapités tout aussitôt que ramassés, car alors nos organes eussent été révolutionnés une nouvelle fois par un goût de fourmis presque aussi désagréable que la saveur de la venaison précitée...

Quelque chose, messieurs, qu'il ne m'est pas possible de laisser dans l'oubli du silence, pendant que nous en sommes revenus à nous occuper ainsi de sujets de chasse, c'est la dangereuse industrie de prendre certains gibiers avec des substances vénéneuses, et de vendre ensuite ces gibiers à de trop confiants acheteurs...

Vous savez que des perdreaux sont pris au moyen de blé empoisonné avec de l'arsenic, et aucun de vous n'ignore qu'en temps de neige surtout, une chasse aux corbeaux se fait à l'aide de la noix vomique, autre genre de poison très-subtil et non moins pernicieux. Eh bien! sachez, et le redites aux individus que vous connaîtriez se livrer à cette dangereuse pratique... sachez que les viandes des animaux pris à l'aide d'un tel appât sont susceptibles de déterminer les accidents les plus graves, et même de donner la mort. Les répertoires de la science renferment des faits qui, au besoin, viendraient attester l'exactitude de la terrible vérité dont je vous entretiens.

Ayant appris que plusieurs d'entre vous mangent des escargots, je dois vous dire ici, à titre de renseignement, que de véritables empoisonnements ont eu lieu par des escargots qui avaient brouté des plantes vénéneuses, et dont on avait fait usage immédiatement après les avoir ramassés. Il est donc extrêmement prudent, de la part de ceux qui mangent des limaçons, de ne faire usage de ces mollusques qu'un certain temps après les avoir nourris eux-mêmes, et de choses dont ils connaissent les propriétés.

J'avais pensé, messieurs, vous entretenir ce soir des substances condimentaires que l'on ajoute aux aliments ; mais l'heure trop avancée me force de remettre à demain ce que je dois vous dire sur ce sujet si important.

On appelle condiments, messieurs, certaines substances salines, acides, aromatiques, âcres, sucrées, grasses, etc., que l'on ajoute comme assaisonnement aux aliments, pour en relever la saveur et en favoriser la digestion. Je parle en ce moment comme un livre; et en effet, je vous fais entendre mot pour mot la définition du grand dictionnaire de Bescherelle.

Je ne vous reporterai pas par la pensée aux temps où l'homme ne connaissait d'autres assaisonnements que ceux à l'aide desquels la main de la nature elle-même apprêtait les différents mets dont il faisait usage. Je ne vous entretiendrai pas non plus de certains condiments que le luxe achète à poids d'or aux contrées les plus éloignées. Tout cela n'atteindrait point notre but à nous, et nous ferait perdre un temps que nous voulons plus utilement employer.

En thèse générale, je vous dirai, messieurs, que plus les condiments seront excitants, plus ils stimuleront la sensibilité de la bouche, que plus ils seront âcres, acides, aromatiques, etc., plus aussi il conviendra d'être sobre de leur usage. L'abus de ces condiments blaserait le palais, émousserait la sensibilité des glandes salivaires, fatiguerait, échaufferait, irriterait les organes digestifs, et déterminerait fréquemment dans ces organes les plus graves désordres. L'abus de plusieurs de ces condiments, des condiments aromatiques surtout, serait susceptible d'amener en outre plusieurs éruptions irritatives de la peau, etc...

Le sel, le poivre, le girofle, le vinaigre, la moutarde, le raifort, l'ail, etc., le sucre, les huiles et les corps gras, sont les assaisonnements les plus généralement usités parmi nous.

Le sel, ainsi que chacun de vous le sait, messieurs, est extrait des eaux de la mer, de celles de différentes fontaines salées, et des entrailles mêmes de la terre. Ce produit est tellement répandu dans la nature, que cette circonstance seule semble de suite donner raison de l'indispensabilité de son usage. Il n'est aucun peuple, en effet, qui n'ajoute du sel aux substances alimentaires dont il constitue sa nourriture, à moins que ces substances elles-mêmes ne renferment une quantité suffisante de ce produit.

Le sel stimule favorablement d'abord les divers organes qui prennent part au grand acte de la digestion des aliments. Porté ensuite par les branches infinies de l'arbre circulatoire dans l'économie entière, il laisse partout sur son passage une part nécessaire de la stimulation particulière qui lui est propre. C'est une substance des plus importantes, et qui contribue puissamment à l'admirable harmonie fonctionnelle qui constitue la santé. C'est donc avec de très-grands avantages que le sel est ajouté à toutes les substances alimentaires. Si l'addition du sel est chose nécessaire pour les aliments tirés du règne animal, cette addition est absolument indispensable à tous les aliments végétaux, à ceux qui sont féculents surtout. Le sel rend la digestion de ces aliments moins acescente, moins flatulente, et partant beaucoup moins laborieuse.

Le sel est un condiment par excellence, c'est vrai ; il ne faudrait pas inférer de là, néanmoins, qu'on dût saler outre mesure les aliments, afin de les rendre et plus salubres et plus profitables. Vous le savez, messieurs, tout a des bornes, et les choses les meilleures par elles-mêmes deviendraient dangereuses par les excès que l'on en ferait...

Pris en trop grande quantité, le sel dessèche, fatigue, irrite ; il finirait assurément par devenir la source de différentes maladies.

Je vous l'ai dit déjà : l'usage abusif du sel pourrait amener le scorbut et plusieurs autres affections de même nature. On sait que le sel (chlorure de sodium), en venant apporter dans le sang une trop grande quantité de soude à la soude que déjà contient cette chair coulante, la fibrine, une des parties constituantes de cette chair, se dissout, se liquéfie, devient impropre alors à l'intégrité de nos fonctions.

Le poivre, le girofle et les épices analogues, sont aussi de très-bons stimulants qui facilitent l'action digestive, et portent ensuite leur stimulation jusque dans les plus petits interstices de notre économie. Ces aromates rendent beaucoup plus digestibles la plupart des substances alimentaires. Les aliments végétaux, les choux, les navets, les carottes, etc., additionnés de poivre, doivent à cette addition une digestibilité plus grande, une assimilation plus riche et plus facile. Seulement, vous vous rappelez, messieurs, les inconvénients qu'entraînerait l'usage abusif de ces excitants.

— Jusqu'ici, dites-vous, vous aviez cru que le poivre était doué de propriétés toutes différentes de celles que je lui assigne... Vos pères vous ont dit nombre de fois : Mettez, mettez une bonne dose de poivre dans votre soupe, et cela surtout quand vous avez très-chaud; rien ne vous rafraîchirait davantage.

— Vos pères avaient raison jusqu'à un certain point, messieurs, et moi j'ai raison aussi : je m'explique...

Vous savez que, de l'une à l'autre de ses deux extrémités, le canal continu, qu'à cause des fonctions qu'il remplit, on appelle canal digestif, est tapissé, dans toute son étendue, d'une *peau interne* qu'on désigne par le nom de membrane muqueuse. Vous savez également qu'à l'extérieur, toute notre personne est enveloppée d'une peau d'une autre genre, et qui est percée de myriades de petits trous. Eh bien! quand il fait très-chaud, la sueur pleut à flots par les infinis petits trous de cette peau extérieure. La peau intérieure, tout au contraire, devient aride, se dessèche de plus en plus, d'autant plus encore que la sécrétion de la peau extérieure est devenue plus grande...

Voyons maintenant quelle est l'action du poivre et de toutes les autres substances excitantes...

Tout le monde connaît la stimulation, la chaleur brûlante qu'imprime le poivre à la langue, à la gorge, à toute la cavité buccale, et personne ne refuserait d'admettre que cette stimulation, bien qu'alors insentie, se propage également à tous les autres points de la peau intérieure avec lesquels il se trouve en contact. Il est une loi, messieurs, qui veut que partout où il y a ce que nous appelons un stimulus, il y ait en même temps un plus grand afflux de liquides... vous y êtes, n'est-ce pas?... — Oui ce que vous dites est vrai, et votre explication me satisfait beaucoup, mon cher. — En appelant les fluides vers la peau interne, vous soulagez d'autant la peau externe : vous êtes rafraîchis...

Mais je n'admets nullement votre seconde proposition, et c'est ici que mon avis diffère de la manière de voir de vos pères. Une dose trop forte de poivre dessécherait outre mesure votre membrane muqueuse, par l'irritation trop grande que cette substance y ferait naître, et, non seulement vous manqueriez le but, mais encore vous courriez grand risque de vous donner une belle et bonne gastro-entérite (inflammation de l'estomac et des intestins); et croyez-moi, vous n'avez nullement besoin de cela...

A doses modérées donc, les stimulants rafraîchissent dans les temps chauds. A doses trop élevées, ils dessèchent, ils irritent, ils enflamment et peuvent tuer...

C'est également par la propriété stimulante que le petit verre de cognac rafraîchit quand on est excédé de chaleur. Il décongestionne la peau en congestionnant la muqueuse digestive, et de ce contrebalancement dans le jeu des forces vitales résulte le mieux-être dont alors on jouit.

La nature, dont la prévoyance est incessante et de tous les pays, a doté avec profusion les contrées tropicales des poivres, des piments, des girofles, des muscades, etc., comme si elle-même avait voulu enseigner aux indigènes de ces contrées les moyens de se soustraire le plus qu'il est possible aux influences morbides qui les entourent. Seulement, ces hommes, comme tant d'autres hommes, du reste, de l'usage salutaire, passent à l'abus, et les substances précieuses, à l'aide desquelles ils pourraient le mieux conserver leur santé, prolonger leur existence, sont trop souvent entre leurs mains des armes meurtrières avec lesquelles ils se déciment... Que les exemples que je vous cite, messieurs, vous servent de leçon, vous mettent sans cesse en garde contre l'intempérance de tout ce qui peut conduire à de pareils résultats.

Les acides en général, et le vinaigre en particulier, sont des assaisonnements qui facilitent la digestion des viandes et de la plupart des végétaux. Ils diminuent plutôt qu'ils n'augmentent l'acescence de ces aliments. Les acides conviennent généralement aux individus jeunes, forts, d'une bonne santé, à ceux qui ont beaucoup d'embonpoint surtout. Par contre, ils sont nuisibles aux vieillards, aux personnes faibles, pâles, maigres, à celles qui toussent ou qui se plaignent de maux d'estomac.

Il est beaucoup de jeunes personnes qui, dans la coquette intention d'être moins grosses, d'obtenir une taille plus svelte, boivent chaque jour plusieurs bonnes doses de vinaigre, persuadées qu'elles sont que le vinaigre va les débarrasser de leur malencontreux embonpoint. Ah! messieurs, si vous veniez à découvrir quelques pauvres jeunes filles inexpérimentées qui recourussent à l'emploi si dangereux d'un pareil moyen, détournez-les-en donc bien vite... Faites qu'elles ne continuent pas davantage de marcher ainsi à grands pas dans la voie de leur destruction... D'abord elles n'atteindraient point au but désiré, et puis, toutes les fois qu'il surviendra de l'amaigrissement, cet amaigrissement toujours sera le prix de quelque maladie grave qui ruine les organes et qui mine la vie. Beaucoup de ces malheureuses jeunes filles ont dû la mort à la déplorable habitude à laquelle elles se livraient.

Les condiments acides, qui sont d'excellents auxiliaires à la digestibilité de la plupart des substances alimentaires, sont en même temps des moyens précieux ajoutés aux viandes, aux poissons, quand ces substances sont frappées d'un commencement d'altération. Ils agissent alors comme antiseptiques, et préviennent de nombreux accidents. Seulement, ce que je viens de vous dire sur l'action du vinaigre ingéré à doses en quelque sorte illimitées, vous rendra, sans aucun doute, très-circonspects sur l'emploi des assaisonnements acides.

Je dois particulièrement vous mentionner ici, messieurs, un condiment acide fort répandu, et dont l'usage peut être suivi des accidents les plus graves. Je veux parler des cornichons verts. Beaucoup de personnes, pour rehausser la couleur de ces cornichons, et afin de les rendre ainsi plus appétissants, les préparent dans des vases de cuivre. Certains industriels vont plus loin encore : ils les additionnent de quelque sel cuivrique... Les misérables!... Ils ne savent guère à quoi ils exposent les consommateurs...

Constamment il faut se méfier des cornichons d'un trop beau vert; ces cornichons peuvent déterminer de véritables empoisonnements.

Je dois vous prémunir aussi, messieurs, contre les conserves de légumes que l'on débite en boîtes, contre celles surtout qui nous viennent du commerce d'outre-mer. Souvent ces légumes contiennent quelque sel de cuivre qui les rend très-vénéneux.

Il est un moyen bien simple et à la portée de tous, à l'aide duquel on peut vérifier la valeur du soupçon que l'on a pu concevoir.

Il suffit d'ajouter quelques gouttes d'acide nitrique concentré, à 90 ou 100 grammes du liquide dans lequel nagent les fruits ou les légumes que l'on suspecte, et de plonger alors dans ce liquide une petite barre de fer doux. Si les soupçons que l'on a conçus sont fondés, le fer se recouvrira d'une couche brillante de cuivre, et cette couche métallique se trouvera d'autant plus étendue sur ce fer que le liquide contiendra une quantité plus grande de cuivre.

J'omettrais, messieurs, un fait de la plus haute importance, si je n'appelais ici toute votre attention sur l'adultération si fréquente, la sophistication si déplorable d'un des condiments les plus usités, les plus répandus, d'un condiment employé partout et par tous : je veux parler du vinaigre, dans lequel une main frauduleuse, mue par un vil amour du lucre, ne craint pas d'introduire un poison des plus corrosifs : l'acide sulfurique (huile de vitriol)...

Vous bondissez d'indignation sur vos chaises, messieurs; ce que vous entendez est bien fait pour cela... Rien de plus saisissant, rien de plus affreux, en effet, que de se voir entouré de la sorte d'autant de causes de destruction...

Différents moyens sont aux mains des savants pour faire reconnaître dans le vinaigre l'acide sulfurique, si cet acide y a été introduit. Je vais vous faire connaître un de ces moyens : il est à la portée de tous.

Prenez un décilitre de vinaigre, délayez-y cinq décigrammes de fécule de pommes de terre, faites bouillir pendant une demi-heure, retirez du feu et laissez refroidir. Ajoutez alors quelques gouttes de solution ou de teinture d'iode. Si de cette addition il résulte une coloration *bleue intense*, le vinaigre est pur, sans mélange. Si au contraire la coloration bleue ne se manifeste pas, on peut être assuré que ce vinaigre renferme un acide étranger.

Combien il serait à désirer que l'on revînt à certains usages domestiques par trop généralement négligés de nos jours !...

Dans certaines contrées, dans la Bretagne, par exemple, chaque famille préparait le vinaigre qui lui était nécessaire, et cette coutume s'était perpétuée pendant plusieurs générations.

Dans nos pays, alors surtout que le vinaigre était très-cher, beaucoup de personnes se servaient de vinaigre provenant de cidres fortement aigris. Ce vinaigre, s'il n'était pas des plus forts, ne contenait du moins rien qui pût nuire à la santé.

Je dois vous faire connaître, à cette occasion, un moyen très-simple et très-économique, à l'aide duquel on peut se procurer d'excellent vinaigre.

Il suffit d'exposer à la gelée du cidre aigri, de retirer chaque jour les glaçons qui se sont formés, et de ne cesser l'opération que quand le vinaigre est suffisamment fort.

Je ne saurais trop, messieurs, vous recommander l'adoption de ce procédé. Je ne saurais également vous recommander trop de faire revenir vos ménagères à la préparation du pain, des conserves de fruits, de légumes, etc., à la confection des confitures, des sirops, etc., etc. Quand on fait soi-même toutes ces choses, on fait beaucoup pour sa santé, pour sa vie... Que de maladies, que d'épidémies nous frappent avec les armes si dépopulatrices de la falsification !!...

La moutarde, la racine de raifort, cet autre genre de moutarde toute préparée, l'ail, l'oignon et leurs dérivés, etc., sont des assaisonnements très-agréables et très-utiles. Les deux premiers de ces condiments sont surtout ajoutés aux substances animales, dont ils augmentent beaucoup la digestibilité.

Le sucre, le beurre, les graisses, les huiles, etc., sont des condiments devenus indispensables dans une foule de circonstances, et dont il ne nous serait guère possible de nous passer. Ce sont en même temps des substances alimentaires qui, en fournissant beaucoup de carbone à la combustion pulmonaire, sont d'une grande valeur calorifique, des substances qui, aussi, réparent parfaitement les pertes qu'éprouvent les tissus graisseux de notre économie, ces sortes de réserves que s'est créées la nature, et qui deviennent surtout d'une grande ressource à l'occasion des longues diètes et des déperditions sanguines voulues par un grand nombre de maladies. Seulement, réduits à l'état de fritures, les corps gras condimentaires ont subi certaines modifications qui les rendent stimulants, irritants, et le plus ordinairement d'une digestion très-difficile. Chacun sait combien l'odeur des fritures est désagréable, et combien les vapeurs qui s'en exhalent portent à la gorge, déterminent la toux. Les fritures, du reste, sont les ennemis jurés des mauvais estomacs.

Le sucre *échauffe*, dit-on généralement. Je ne me suis jamais aperçu que le sucre ait une pareille propriété. Mais l'erreur commune est sans doute dans un mal-entendu seulement; on aura dit :*Le sucre réchauffe*. Et, en effet, messieurs, nous savons tous que le sucre est un bon combustible pour notre foyer intérieur, un excellent moyen d'augmenter notre caloricité.

Plusieurs de ceux d'entre vous qui s'occupent d'apiculture (qui élèvent des abeilles) ont l'habitude de remplacer le sucre par le miel de leur récolte. Il est un moyen simple, dit-on, à l'aide duquel le goût et les qualités du miel se rapprochent beaucoup du goût et des qualités du sucre. Je crois être agréable à ces apiculteurs en leur faisant connaître ce moyen, qu'il leur sera très-facile, du reste, d'expérimenter.

Après avoir bien fait fondre le miel, l'avoir bien écumé et bien clarifié, il faut y jeter, à cinq ou six reprises différentes, un long et fort clou, un morceau de fer quelconque, préalablement rougi au feu, et après cette petite opération, il faut additionner ce miel d'une cuillerée à soupe de bonne eau-de-vie par chaque quart de kilogramme que l'on aura ainsi préparé....

J'en reste là touchant les condiments, messieurs. Celles des substances condimentaires dont je ne vous ai point parlé auront le plus généralement quelque analogie avec celles qui ont été passées en revue. Il vous sera donc toujours très-facile d'apprécier vous-mêmes les propriétés de ces condiments.

Il est, messieurs, une autre espèce de condiment dont aussi je dois un instant vous entretenir : ce sont les substances colorantes que l'on ajoute aux aliments, aux friandises, aux sucreries, aux liqueurs, pour, par une sorte de séduction de la vue, appeler plus particulièrement l'appétence sur ces objets.

Cette manière de faire est tout à fait innocente, quand les matières colorantes employées sont du safran, du souci, de la carotte, des épinards, des baies de sureau, de la cochenille, de l'indigo, de la laque carminée, du curcuma, du bois d'Inde, etc.; mais il est loin d'en être de même quand on se sert de préparations de plomb, d'antimoine, de mercure ou d'arsenic!!...

Vous frémissez, messieurs, au seul nom de ces substances toxiques, et vous voyez de suite à quels dangers elles exposent...

Eclairé par une foule d'accidents dus à l'ingestion de substances colorées avec d'aussi violents poisons, le gouvernement a pris à cet égard une mesure très-rassurante. Une ordonnance de police a déterminé les matières colorantes qui, seules, peuvent être employées. Mais, nonobstant cette sage mesure, de nombreuses infractions trompent trop fréquemment encore l'œil de la vigilance. Je vous engage donc fortement, messieurs, à vous tenir incessamment en garde contre de pareilles substances, à n'en faire usage qu'avec la plus extrême circonspection.

Un mot actuellement sur les vases et les ustensiles qui servent à la préparation, à la cuisson des aliments.

Si constamment les substances alimentaires doivent être exemptes de toute altération susceptible de les rendre dangereuses, il faut bien se garder, en les préparant, de se servir de vases qui pourraient leur communiquer des propriétés toxiques.

Vous savez, messieurs, que le produit cuivreux qu'on connaît généralement sous le nom de vert-de-gris est un poison des plus violents. Eh bien! cet agent toxique se forme avec une effrayante rapidité, quand le cuivre se trouve en contact avec le vin, le vinaigre, l'eau salée, l'oseille, les corps gras, le sang des animaux, etc., surtout quand ce contact se prolonge, et principalement encore quand, après l'ébullition de ces substances dans un vase de cuivre, on a l'imprudence de les y laisser refroidir. Uu quart d'heure de ce séjour a suffi bien des fois pour amener les accidents les plus déplorables!...

Le cuivre bien propre et bien décapé peut cependant être employé sans danger à la préparation des aliments non acides, mais à l'impérieuse condition de transvaser ces aliments encore tout bouillants. Par un excès de précaution encore (car on n'en a jamais trop dans de pareilles circonstances), il serait très-prudent de ne saler ces aliments qu'au moment où on les transvase.

Les ustensiles de cuivre étamé seraient sans aucun doute d'une innocuité complète, et partant toujours préférables, si l'étamage était constamment intact, si jamais il ne renfermait d'arsenic, ainsi que cela a lieu quand l'étain employé n'a pas été suffisamment purifié, et s'il ne contenait pas non plus une trop grande quantité de plomb.

Ce dernier métal est très-soluble dans la plupart des liquides; et les sels et les oxydes plombiques sont extrêmement dangereux.

Malheureusement, l'étamage est loin de réunir toujours ces conditions indispensables, et la sécurité que généralement il inspire (ce qui fait à tort négliger certaines précautions) devient souvent elle-même la source des plus terribles accidents. L'étamage au zinc est réputé meilleur que l'étamage ordinaire, et en effet, bien que le zinc ne jouisse pas non plus d'une innocuité complète, il est incontestable que les sels de zinc peuvent être ingérés à doses beaucoup plus fortes que les aliments ne pourraient en dissoudre durant le temps de leur préparation.

Les vaisseaux en fer battu, bien étamés, et les vaisseaux en fer-blanc et dont l'étain aura été convenablement purifié, sont d'un très-bon usage. Mais de tous les vaisseaux employés à la préparation des aliments, ceux qu'il faudrait surtout préférer, ce sont les vaisseaux de grès et de porcelaine. Les vases faits de terre bien cuite à vernis solide et inaltérable, sont excellents aussi. Mais assez souvent, messieurs, les vernis qui recouvrent les poteries de terre, ou bien ne sont pas assez durs, ou bien sont attaquables par plusieurs des substances que l'on y fait bouillir, et alors ils peuvent devenir très-nuisibles. Ce sont surtout les vernis de couleur dont il faut se méfier ; ils sont composés de préparations plombiques toujours dangereuses. Les vernis blancs, au contraire, qui ont pour base l'oxyde d'étain, sont d'une innocuité complète.

Quand on achète des vases culinaires en terre cuite, il faut les choisir d'un vernis dur, non rayable à la pointe d'un couteau, et donnant un son clair à la percussion faite par un corps solide, une clef par exemple; et avant de se servir de ces poteries, il est bon de les laisser tremper quelque temps dans de l'eau chaude, ou mieux d'y faire cuire des légumes, mais dont on ne fera point usage. Les meilleures poteries, les premières fois que l'on s'en sert, donnent souvent aux aliments un goût désagréable, quand on a négligé la petite précaution que je viens de vous indiquer.

Si maintenant le vernis n'est pas dur, il est indispensable alors, avant de faire usage du vase ainsi verni, de faire bouillir dans ce vase une certaine quantité de vinaigre ; et si, après refroidissement de ce vinaigre, un peu d'eau y ajoutée le trouble, détermine la précipitation au fond du vase d'une matière quelconque, ce vase ne vaut rien ; il y aurait danger de s'en servir.

Il coûterait bien peu de soumettre toutes les poteries à la petite expérimentation de l'ébullition du vinaigre, avant de les employer à la préparation des aliments. Si aucun précipité, aucun dépôt ne s'y opère, on pourra être alors en parfaite sécurité.

Les poteries trop tendres, trop poreuses, ou dont le vernis se fendille, doivent être rejetées. A travers les innombrables petites fentes du vernis, les huiles, les graisses, les sauces s'infiltrent dans les pores de ces poteries, bientôt ces matières s'y altèrent et tous les aliments qu'on y fait cuire s'y altèrent également, prennent un mauvais goût.

Les vases de fonte émaillée sont d'un très-bon usage ; seulement, ces vases n'ont pas toute la solidité désirable. Les ustensiles culinaires faits de tôle recouverte d'un enduit vitreux, que l'on substitue depuis quelque temps aux vases de fonte émaillée, paraissent préférables, comme économie, bien entendu : car les uns et les autres sont excellents comme innocuité.

En vous parlant tout à l'heure, messieurs, des dangers qu'il y a de se servir de vases de cuivre pour la préparation des aliments, il m'est revenu à la pensée un fait que j'ai recueilli il y a bien longtemps déjà, et que je crois utile de vous faire connaître...

Un domestique du château de *** n'était pas rentré au moment du dîner. La cuisinière lui laissa sa part de soupe dans la casserole dans laquelle cette soupe avait été préparée. A son arrivée, ce domestique mangea sa soupe et prit son repas. Mais bientôt après, il se plaignit de douleurs violentes dans l'estomac et les entrailles. Des nausées, des vomissements, etc., survinrent, et ce jeune homme, excessivement souffrant, réclamait avec instances les conseils d'un médecin. Arrivé auprès de ce malade, je soupçonnai de suite l'existence d'un empoisonnement, et les doutes que j'exprimai, devant les personnes qui me pouvaient plus particulièrement renseigner, se changèrent immédiatement en certitude. L'étamage de la casserole laissait beaucoup à désirer; il présentait des interstices, de nombreuses petites places où le cuivre était à nu...

Mon malade était donc empoisonné par le vert-de-gris. Je me hâtai de recourir à un excellent moyen en pareilles circonstances, et je sauvai ce malade. Ce moyen, messieurs, c'est le blanc d'œuf délayé dans de l'eau. Et si en vous apprenant cela je vous fais un peu de médecine, vous n'en êtes point fâchés, n'est-ce pas? De pareils empoisonnements ne sont pas choses très-rares. Ce sont toujours des accidents extrêmement graves, et auxquels il importe de pouvoir remédier immédiatement, et en attendant les conseils du médecin.

Eh bien donc! en présence de semblables accidents, vous vous empresserez de délayer huit ou dix blancs d'œufs dans un litre d'eau, et vous gorgerez le patient de ce mélange. Qu'il vomisse beaucoup, qu'il vomisse peu, ne vous arrêtez qu'à la cessation des accidents, ou à l'arrivée du médecin. Si les vomissements n'ont pas lieu, cherchez à les provoquer, soit en chatouillant le gosier avec les barbes d'une plume, soit de toute autre manière. Vous concevez que moins il restera dans l'estomac de matières toxiques à neutraliser, et plus votre antidote aura chance de succès.

Quand on se sert de vases de cuivre pour les besoins du service culinaire, que ces vases soient étamés ou qu'ils ne le soient pas, il est donc de la dernière importance de transvaser toutes bouillantes les substances alimentaires que l'on vient d'y préparer. Au moyen de cette simple précaution, bien des malheurs se trouveront évités.

Vous penseriez peut-être, messieurs, que préparer dans des vases d'argent, les aliments jamais n'y contracteraient aucune propriété susceptible de les rendre nuisibles? Vous seriez dans l'erreur. La vaisselle d'argent est presque toujours au *deuxième titre*, et alors le métal contient assez de cuivre pour pouvoir communiquer des propriétés vénéneuses aux substances alimentaires qui y séjourneraient trop longtemps ou qu'on y laisserait refroidir... Mais il est l'heure de nous séparer, messieurs... à demain.

Il est à peu près inutile, messieurs, que je vous conseille de proscrire tout vase de plomb comme ustensile culinaire. Déjà je vous ai dit que le plomb est d'une extrême solubilité dans une grande quantité de liquides et de substances alimentaires, et qu'amené de la sorte à l'état de sel ou d'oxyde, ce métal peut devenir un des poisons les plus dangereux.

Je vais terminer par les considérations suivantes, sur le zinc, ce que j'avais à vous dire touchant les vases et les ustensiles employés pour la préparation ou la conservation des aliments.

Des personnes très-recommandables ont avancé qu'il est dangereux de faire usage des eaux qui ont séjourné longtemps dans des vaisseaux de zinc, ou qui, étant tombées par une pluie battante sur des toitures de ce métal, ont entraîné avec elles une partie notable de l'oxyde dont ces toitures se trouvent recouvertes.

D'autres personnes, très-recommandables aussi, prétendent, au contraire, que l'on peut faire usage de ces eaux, et sans le moindre inconvénient.

En Normandie, en Belgique, etc., c'est dans des ustensiles de zinc que l'on prépare le beurre et le fromage, et que l'on transporte le lait. Depuis des années, cette manière de faire est usitée dans ces contrées, et jusqu'à présent il n'a été révélé aucun accident que l'on pût rattacher à l'emploi de ces ustensiles.

Dans notre pays, la police frappe de proscription l'emploi des vases de zinc pour l'usage domestique.

Que faire donc en présence de semblables faits ?

On sait d'une manière positive que les liquides, les substances contenant des acides, des alcalis, des sels, etc., altèrent fortement le zinc...

On sait qu'il y aurait du danger à se servir de tonneaux de zinc pour la conservation du cidre...

On sait que, dans certains états morbides, on peut ingérer, sans inconvénient, des doses assez fortes de sels ou d'oxydes zinciques...

Mais est-on suffisamment éclairé sur l'innocuité complète d'un usage journalier et longtemps continué d'oxydes ou de sels de zinc ! Sait-on bien où commencerait la nocuité de ces produits, afin de s'arrêter à temps ?... Le doute au moins est permis... et dans une telle conjoncture, ne devrais-je pas ici répéter avec le Sage : « Dans l'incertitude, abstiens-toi?... »

Sans proscrire pourtant d'une manière aussi positive les vases et les ustensiles de zinc, je n'en crois pas moins devoir vous conseiller d'être très-réservés dans l'emploi de ces ustensiles et de ne jamais vous servir, pour vos besoins intérieurs, des eaux qui depuis longtemps sont renfermées dans des vaisseaux de ce métal, ni de celles qui, en tombant, ont pu se charger d'une notable quantité de l'oxyde de ces toitures.

Je crois devoir vous conseiller aussi d'éviter avec un grand soin de laisser en contact prolongé avec le zinc tout liquide, toute substance destinée à l'alimentation, et qui renfermerait des sels, des acides, des alcalis. Jamais on n'a trop de soins, jamais on n'apporte trop de circonspection dans tout ce qui se rattache à l'alimentation et aux substances alimentaires. Il vaut toujours mieux prévenir un mal que d'avoir ensuite à le combattre... Constamment, messieurs, prudence est mère de sûreté...

Après nous être entretenus des substances alimentaires et des principales substances condimentaires qu'on leur associe, nous arrivons tout naturellement à nous occuper des boissons.

CHAPITRE NEUVIÈME

L'eau, cette première boisson dont l'homme mouilla sa lèvre, est une chose absolument indispensable à l'économie. Elle répare incessamment les incessantes pertes de liquides qu'éprouve la trame organique de l'infini rouage de la machine de la vie.

Quand l'eau est bonne, quand l'eau est potable, c'est, sans contredit, la plus naturelle et la plus salubre de toutes les boissons. Cette vérité, messieurs, est une vérité de tous les temps... L'expérience, ce guide sûr, et d'autant plus sur encore qu'il a vieilli davantage, et qu'il a été rajeuni plus de fois, viendrait au besoin vous fournir des milliers de faits à l'appui des paroles que je vous fais entendre...

Mais d'où vient ce léger murmure?... Est-ce une marque d'approbation?... Est-ce, au contraire, un signe de doute ou d'improbation?...

Vous oseriez penser messieurs, qu'en faisant ici l'éloge de l'eau, c'est une manière comme une autre de m'efforcer de diminuer l'amertume de bien des regrets, de faire trouver l'eau beaucoup meilleure à ceux qui sont dans l'impossibilité de se procurer une autre boisson!... Vous seriez dans une profonde erreur...

Sans aller fouiller dans les fastes de l'antiquité, pour chercher des exemples à vous mettre sous les yeux, afin de vous mieux persuader que l'eau est une boisson par excellence pour l'entretien d'une robuste santé; sans rappeler à ceux d'entre vous qui le savent, et sans faire connaître à ceux qui l'ignorent que Démosthène, Loke, Milton; etc, étaient des abstèmes, ce qui fait voir encore que la haute intelligence, que le génie ne se refroidit point au contact de l'eau, je me bornerai à vous dire: Ouvrez de grands yeux, mes bons amis... Jetez vos regards tout autour de vous... Voyez et appréciez vous-mêmes...

Dites-moi donc maintenant si les personnes de vos connaissances qui ne boivent a peu près que de l'eau se portent moins bien, sont plus souvent malades, vivent moins longtemps que celles qui font usage de vin, de cidre, de quelque boisson fermenté... Et n'est-il donc pas de toute évidence, de par les statistiques les mieux établies, que c'est parmi les buveurs d'eau que l'on rencontre les plus sûres, les plus robustes, les plus brillantes santés... que l'on constate de moins nombreuses et de moins graves maladies, que ce sont les abstèmes qui fournissent les plus belles longévités, qui donnent le plus de centenaires ?...

Mais, messieurs, pour que l'eau puisse jouir d'aussi précieux avantages, il est indispensable qu'elle remplisse certaines conditions hygiéniques fort importantes : il faut qu'elle soit potable.

L'eau potable doit être claire, limpide, inodore, incolore, suffisamment aérée, d'une saveur agréable, doit parfaitement cuire les légumes secs, dissoudre le savon sans former de grumeaux, supporter l'ébullition sans se troubler, et sans qu'il reste aucun dépôt après le refroidissement, doit, par sa température, tiède en hiver, froide en été, se trouver appropriée aux besoins nécessités par les saisons, doit n'amener aucune perturbation dans l'organisme, aucune pesanteur à l'estomac, aucun trouble dans les digestions.

Jamais, messieurs, on ne saurait trop faire pour se procurer de bonnes, d'irréprochables eaux. L'eau entre pour une si grande part dans la satisfaction des besoins de l'homme !... L'eau sert d'aliment ou de véhicule à tout ce dont il fait usage. Elle sert à la préparation directe de ses aliments, de ses boissons, de ses médicaments. Si l'eau est bonne, elle n'introduit dans les organes rien que de salubre, elle contribue puissamment à la conservation de la santé. Si au contraire, elle est de qualité mauvaise, elle introduit dans l'économie une foule de choses qui nuisent, qui peu à peu altèrent, minent l'organisme, et qui finissent par déterminer les plus graves maladies.

Il serait à désirer, messieurs, que les populations, que les autorités qui les dirigent fussent bien pénétrées de l'importance qu'il y a d'avoir de bonnes eaux, et cela dans nos campagnes surtout, où ce point d'hygiène est totalement négligé. La santé publique aurait beaucoup moins à souffrir... On se préserverait ainsi d'une foule d'affections morbides... On éloignerait de son pays le fléau de bien désastreuses épidémies...

Des fontaines, des citernes, des réservoirs où l'on pourrait se procurer une eau pure, une eau réunissant toutes les conditions voulues par la salubrité, seraient assurément un des plus grands bienfaits dont on pourrait doter les populations rurales.

Il serait facile, dans la confection de ces fontaines, de ces réservoirs, d'user de moyens simples et peu dispendieux, pour l'épuration et l'aération des eaux que l'on offrirait ainsi à la consommation publique. Puisse ma voix être entendue !

J'aurais rendu un grand service, si j'avais été assez heureux pour amener l'attention des administrateurs municipaux sur un sujet si digne de leurs méditations... de toute leur bienveillance...

La meilleure eau, messieurs, c'est l'eau de pluie, alors que cette eau est recueillie directement dans de larges vases, et quelque temps après qu'elle a commencé de tomber. Je dis quelque temps après qu'elle a commencé de tomber; car la première eau qui tombe entraîne nécessairement avec elle une infinité de corpuscules qui se trouvent dans les couches inférieures de l'atmosphère, et dont la présence altérerait singulièrement les propriétés.

Quand au lieu de tomber dans les larges récipients dont je viens de parler, l'eau n'y arrive, comme c'est le plus ordinaire, qu'après avoir balayé sur les toitures toutes les impuretés qui peuvent s'y trouver, cette eau nécessairement perd de ses qualités primitives. Lorsque l'on veut se procurer de cette eau pour ses besoins à soi, il est donc indispensable de ne la recueillir qu'après que les toitures se sont trouvées parfaitement nettoyées. Toutefois, et avant de faire usage des eaux ainsi recueillies, il faut encore, autant que possible, ne pas négliger de les épurer au moyen de la filtration,

Il est inutile que je revienne ici sur les toitures et les récipients de zinc, de plomb, etc.; vous savez maintenant à quoi vous en tenir sur ces toitures et sur ces récipients.

Un tonneau intérieurement carbonisé au moyen du feu, un grand vaisseau de fonte, de grès ou de tôle émaillée, ainsi que l'on en fait aujourd'hui, seraient les meilleurs vases que l'on pût employer pour la conservation des eaux.

L'eau de neige et l'eau de glace sont des eaux lourdes, difficiles à digérer, des eaux dont, autant que possible, on ne doit pas faire usage. Quand néanmoins force est de les employer, il est indispensable de les bien battre en plein air, afin de leur redonner de l'oxygène; car elles se trouvent à peu près complétement désaérées.

On croit généralement, dans les campagnes, que les eaux des sources et des fontaines sont constamment les meilleures eaux dont on puisse se servir. C'est une erreur.

Sans aucun doute, il y a des fontaines, des sources qui fournissent d'excellentes eaux; mais il en est aussi dans lesquelles elles sont bien mauvaises. Pour ces eaux, du reste, de même que pour toutes les autres eaux, il faut indispensablement interroger l'analyse chimique, s'assurer de leur action sur l'organisme, voir si elles n'entrent pour rien dans le développement de certaines affections endémiques, les scrophules, le goître, etc., avant de pouvoir se prononcer sur leur salubrité, sur leur *potabilité*.

Il est, à peu de distance de nous, messieurs, une fontaine dont les eaux sont très-salutaires et ne sont point assez connues. Elles sont précieuses pour les enfants lymphatiques, pour les personnes faibles, pâles, molles, pour tous les individus dont le sang est appauvri. Je veux parler de la fontaine de Bains, et j'appelle votre attention sur ses eaux, qui, entr'autres éléments, contiennent une notable quantité de fer.

L'eau de rivière est une très-bonne eau, quand elle roule sur un fond rocailleux ou sableux, et qu'elle se trouve débarrassée, par un assez long trajet, et des matières organiques et de toutes les impuretés dont elle se charge en traversant les villes. Cette eau aussi doit être filtrée.

Les eaux des étangs et des lacs deviennent insalubres par la stagnation, par la décomposition des matières végétales et animales qu'elles recèlent, et par la dissolution des sels terreux avec lesquels elles se trouvent en contact. On peut les rendre potables par l'ébullition, la filtration et l'aération.

Les eaux des marais, des fossés et des mares doivent être rejetées comme dangereuses. Elles peuvent donner naissance aux plus terribles maladies.... Voyez donc combien sont imprudents les individus qui se servent de ces eaux pour la préparation de leurs aliments et de leurs boissons... Je connais des personnes qui avaient la manie de se servir d'eaux de mares dans la confection de leur cidre, prétendant que *ces eaux grasses*, ainsi qu'elles les appelaient, étaient les meilleures eaux que l'on pût employer. Elles ne songeaient nullement, ces personnes, à toutes les déjections animales que contiennent ces eaux croupissantes, aux gaz délétères qu'elles recèlent, à toutes les impuretés qui les souillent... Bah! me dirent-elles, la première fois que je m'élevai contre leur dégoûtante et insalubre habitude, bah! la fermentation purifie tout... et puis, il n'y a pas de meilleurs .. Mais je vous fais grâce du reste.

J'arrive enfin à vous parler de l'eau des puits, cette eau la plus généralement usitée dans nos campagnes, et je vous dirai de suite que, dans l'immense majorité des cas, les puits ne fournissent que de mauvaises eaux. Vous savez tous que, dans notre commune, par exemple, on ne trouverait pas un seul puits dont l'eau cuise parfaitement et rapidement les haricots secs, et dans laquelle eau le savon ne *tourne pas*, ainsi que le disent vos femmes. Et puis, quelle saveur fade ont la plupart de nos eaux! Combien elles sont lourdes, indigestes! Et jusqu'ici cependant, messieurs, vous n'aviez pas songé à tout cela. Combien de puits encore qui se trouvent établis à peu de distance de l'endroit où l'on amasse le fumier, qui sont trop près des étables, ou creusés sur la déclivité de quelque lieu susceptible de transmettre à l'eau des principes dégoûtants et dangereux!...

Par ce peu de mots, vous voyez de suite combien il est important de ne pas faire creuser un puits à la légère, et sans avoir suffisamment réfléchi sur les avantages et les inconvénients de l'endroit où on le veut établir.

Quelque chose de très-important encore, c'est de donner aux puits le plus de profondeur qu'il est possible, et de n'employer dans leur construction ni pierres séléniteuses, ni mortier qui puisse contribuer encore à l'altération de l'eau. Les pierres siliceuses, les gros cailloux seraient préférables aux pierres calcaires, que, dans nos pays, je vois généralement mettre en usage ; ces pierres assurément contribuent pour beaucoup à l'impotabilité de nos eaux.

Aujourd'hui bon nombre de puits sont convertis en des pompes, et l'on se sert généralement de tuyaux de plomb pour l'arrivage de ces eaux. Je vous ai fait connaître hier tout le danger des vases de plomb comme ustensiles culinaires ; je dois vous dire aujourd'hui que les tuyaux de plomb pour conduite d'eaux s'oxydent peu à peu au contact de l'acide carbonique de ces dernières, que du carbonate de plomb (blanc de céruse), substance des plus vénéneuses, se forme de la sorte, et qu'il peut résulter de l'emploi de ces eaux de véritables empoisonnements, ainsi que bien des fois déjà de pareils malheurs ont eu lieu. C'est principalement quand les eaux qui traversent ces tuyaux contiennent peu de sels calcaires que d'aussi déplorables accidents sont produits. On sait en effet que les eaux des puits, — celles qui sont les plus séléniteuses, le plus chargées de sels de chaux, — sont placées au nombre des contre-poisons des préparations plombiques.

Dans l'établissement des pompes, on doit constamment préférer les tuyaux de fonte revêtus d'une couche inoxydable non contraire à la santé, même aux tuyaux de mi-partie d'étain et de plomb qui, s'ils ne sont point aussi inoffensifs qu'on le prétend, sont loin cependant de pouvoir déterminer de ces états morbides graves dûs à ceux qui ne contiennent que du plomb pur. Les tuyaux de plomb étamé, et ceux faits de papier bitumé pourront être encore très-avantageusement utilisés...

Quand l'eau reste quelque temps en contact avec le fer, elle se charge, on le sait, d'une certaine quantité de rouille ; ce qui, loin d'être d'un fâcheux effet, présente même de certains avantages, surtout, ainsi que vous le savez déjà, pour les individus faibles, à constitution molle, au teint décoloré... Seulement, comme le fer a une très-grande affinité pour l'oxygène, l'eau, après un séjour quelque peu prolongé dans des tuyaux ou vases de fer, a perdu une notable partie de l'oxygène qu'elle contenait, est désaérée, et, par conséquent, bien moins salubre. Mais rien n'est plus facile que de lui rendre cet oxygène ; il suffit pour cela de la laisser exposée quelque temps à l'air libre, de l'y battre avec une vergette de bois, de la transvaser de haut plusieurs fois si l'on agit en petit ; ou de la faire tomber en pluie ou en cascades si l'on opère en grand : par ce moyen, elle se charge d'une nouvelle quantité d'air et retrouve la précieuse qualité qui lui avait été enlevée.

Il faut encore recourir à cet aérage de l'eau quand celle-ci a été filtrée au charbon ; car, si ce dernier a le pouvoir de débarrasser les eaux des gaz nuisibles qu'elles peuvent contenir, il s'empare d'une manière tout aussi sûre de l'oxygène qu'elles renferment, ce qui les rend lourdes, indigestes, malfaisantes... Des savants ont prétendu que les eaux privées d'air donnent naissance à des affections très-graves : au lymphatisme et surtout au goître...

Ce qui surtout rend les eaux de nos puits lourdes, indigestes, impropres au lessivage, ce sont plusieurs des sels calcaires que ces eaux contiennent, et principalement le sulfate de chaux. Il importe donc de les débarrasser de ces sels. Il suffit pour cela, messieurs, d'y faire dissoudre du carbonate ou du sous-carbonate de potasse, et cela, dans les proportions, par chaque litre d'eau, de 75 centigrammes à un gramme et même un gramme et demi, suivant que celles-ci se trouvent plus ou moins chargées des sels dont on veut les débarrasser.

Quelques tâtonnements suffiront à chacun pour préciser au juste la dose de sel potassique qu'il est nécessaire d'employer pour corriger l'eau, et l'épreuve du savon sera toujours le critérium qui fera connaître s'il ne reste plus de sels calcaires à décomposer.

Tout aussitôt la dissolution et le mélange du sel de potasse, l'eau se trouble, devient laiteuse, mais quelques heures après elle a repris sa limpidité, et l'on retrouve au fond du vase les matières hétérogènes dont on a voulu la purifier.

Maintenant, messieurs, et sans autre préparation aucune, cette eau peut être parfaitement utilisée pour le blanchissage du linge, avantage dont vos ménagères apprécieront toute l'importance, elles qui, le plus ordinairement, étaient forcées d'attendre la pluie pour s'occuper de la lessive. 25 à 30 grammes de cendres ordinaires du foyer, par chaque litre d'eau, rendraient absolument le même office que le sel potassique dont je viens de parler.

Comme nos eaux, indépendamment des sels calcaires qu'elles renferment, tiennent le plus ordinairement en suspension des particules terreuses dont il importe de les débarrasser avant d'en faire usage, il faut nécessairement les passer au filtre et les aérer ensuite ainsi que je vous l'ai déjà dit, si dans la composition de cet appareil il est entré du charbon. Ce filtre, il est nécessaire de le placer en un endroit où la température de l'eau ne soit pas susceptible de varier sensiblement, car cette température entre pour beaucoup dans les effets qui résultent de l'emploi de cette eau.

A la température normale du corps l'eau froide est un excellent sédatif du système nerveux de l'estomac, un léger tonique et un bon digestif. L'eau tiède, au contraire, est un puissant débilitant. Je suis persuadé que plusieurs des maladies graves qui surviennent en été, surtout aux travailleurs : les troubles digestifs, les vomissements, les diarrhées, les dyssenteries, etc., sont dues à l'action de ces dernières eaux, et à l'énorme quantité que trop généralement on en prend... Je connais des faucheurs, des moissonneurs qui en absorbent jusqu'à 6 litres par jour... Aussi le corps de ces imprudents est-il continuellement baigné de sueur, maigrissent-ils à vue d'œil, et bien souvent, font-ils maladie chaque année ensuite du rude labeur dans lequel ils se consument... Il est évident que les sueurs énervantes qui inondent ces ouvriers entraînent avec elles des parties organiques tout à fait indispensables et dont l'absence est pour beaucoup dans la production des maladies que je viens de citer...

Ceux d'entre vous, messieurs, qui ne voudraient pas faire la dépense d'un filtre pour purifier l'eau à leur usage, il leur sera facile de se créer un moyen de filtration, avec un vase quelconque, un petit tonneau intérieurement carbonisé dans lequel l'eau se purifierait en traversant deux couches de sable entre lesquelles on aurait placé une couche de charbon.

En vous parlant, il y a quelque temps déjà, de la cuisson des légumes secs, je vous ai fait connaître que de la cendre du foyer convenablement enveloppée et mise dans la marmite, facilite singulièrement la cuisson de ces légumes. Ce sont le carbonate de potasse, les autres sels potassiques et la petite quantité de soude que contient cette cendre, qui, en décomposant les sels calcaires de l'eau, permettent ce résultat. On pourrait donc encore, — vous le saviez déjà, — purifier les eaux de puits avec de la cendre. On pourrait faire entrer de la cendre tamisée dans la composition du filtre. Avis donc à ceux d'entre vous, messieurs, qui voudraient expérimenter sur ce moyen.

Quand je vous disais, il y a un instant, que ce sont les sels calcaires qui rendent les eaux lourdes, indigestes, insalubres, j'ai pensé dire : quand ces sels s'y trouvent en excès ; et je n'ai pas compris, dans ce que je vous en disais, le carbonate de chaux que ces eaux peuvent contenir. Ce sel, qui, du reste, ne décompose pas le savon, qui ne durcit pas les légumes, est au contraire extrêmement utile, quand il n'entre pas dans ces eaux en de trop fortes proportions, et qu'il y est bien dissous. Alors même, les eaux qui le renferment ont quelque chose des propriétés des pastilles digestives de Vichy.

A l'eau, comme boisson de l'homme, les progrès de la civilisation substituèrent peu à peu des boissons fermentées : Sans aucun doute, tous ces produits sont excellents en eux-mêmes ; sans doute, ils rendent de bien grands services. Mais aussi que de milliers de fois ils deviennent nuisibles !... Que de maux l'intempérance n'a-t-elle pas produits ? Quel plus terrible fléau pouvait être jeté parmi les populations ?... Mais sans nous arrêter à ces réflexions, messieurs, occupons-nous donc pour un instant de chacune des boissons dont nous venons de parler.

De toutes les boissons fermentées, sans contredit, le vin est la meilleure, celle qui constamment mérite la préférence sur toutes les autres. Il n'entre pas dans mes vues, cependant, de vous entretenir ici avec détails des différentes sortes de vins dont on fait usage. Des considérations générales me paraissent devoir vous suffire ; votre intelligence fera le reste.

Quand le vin est de bonne qualité, qu'il n'est pas trop nouveau, qu'il a au moins une année, qu'il n'est pas trop chargé de principes alcooliques, c'est un bon digestif, un tonique excellent, qui, pris dans de convenables proportions, imprime à tous les organes une stimulation bienfaisante. Le vin convient principalement aux personnes molles, à estomacs paresseux, aux adultes, aux vieillards, à tous ceux dont l'organisme a besoin d'être éperonné.

Les individus jeunes, vigoureux, pléthoriques, de même que les personnes excitables, très-impressionnables, feront bien de ne faire usage de vin qu'avec une grande réserve, une extrême circonspection, et constamment elles devront le tremper beaucoup. Ingéré pur ou en quantité trop considérable, il deviendrait assurément la source d'un grand nombre de maladies. Ceux donc qui, par leur âge, leur état pléthorique, l'excitabilité de leurs organes, etc., sont déjà si prédisposés aux affections inflammatoires, doivent se garder avec un soin religieux de tout ce qui peut augmenter encore cette prédisposition, et ne jamais perdre de vue que, sur des matières éminemment inflammables, il ne faut qu'une étincelle pour allumer un incendie...

Les vins vieux, à moins qu'ils ne soient tombés dans une vétusté trop grande qui les ait privés de la majeure partie de leurs propriétés, doivent constamment être préférés aux vins qui sont plus jeunes. Ils sont plus stomachiques, moins excitants, et ils relèvent parfaitement les forces.

Les vins blancs sont généralement plus alcooliques et plus excitants que les vins rouges; mais ils sont plus légers et moins nourrissants; leur usage habituel est nuisible au plus grand nombre des individus. Ils agacent le système nerveux, fatiguent les organes digestifs, impriment à l'économie entière une trop forte stimulation. Les vins blancs, de même que les vins rouges, du reste, jouissent de propriétés bien différentes, suivant les endroits d'où ils proviennent, suivant qu'ils sont plus ou moins sucrés, plus ou moins alcooliques, plus ou moins riches en certains principes particuliers, toutes choses sur lesquelles il ne me semble pas nécessaire de disserter ici.

Mais quelque chose qu'il me paraît bien plus indispensable que tout le monde sache, et que je dois m'empresser de faire connaître à ceux d'entre vous qui peuvent l'ignorer, c'est que de toutes les boissons dont l'homme fait usage, il n'en est pas qui se trouvent si fréquemment et si dangereusement frelatées que le vin.

Je ne vous dirai rien, messieurs, de ces fraudes commerciales si répandues, et qui consistent dans le mélange de différentes sortes de vins, l'addition d'alcool et de certaines matières colorantes, etc. Ces fraudes, auxquelles sans doute on finira par apporter remède, sont très-blâmables assurément : les mélanges qui en résultent sont loin d'être aussi salutaires que les vins naturels. Le fisc y perd, l'acheteur est dupe, les estomacs ne s'en trouvent pas mieux...

Mais tout cela n'est rien encore à côté de cette autre fraude des plus coupables et des plus pernicieuses, qui consiste dans l'addition au vin, soit de craie, soit d'alun, soit de litharge, soit de quelqu'autre sel plombique. Les accidents les plus graves, de véritables empoisonnements, ont été nombre de fois les déplorables résultats de ces affreuses manœuvres... Il est effrayant, messieurs, de songer jusqu'où s'étend de nos jours l'abominable industrie des falsificateurs !... On falsifie le pain, on falsifie le vin, on falsifie l'eau-de-vie, le cidre, etc.; on falsifie une foule de nos substances alimentaires, on falsifie le sel et plusieurs autres de nos condiments, on falsifie nos plus précieux médicaments... on falsifie tout... tout, jusqu'aux tissus qui doivent nous recouvrir, qui doivent nous garantir des intempéries de l'atmosphère et de l'inclémence des saisons !...

Que les gouvernements, que la science, que la société entière, redoublent encore d'efforts, de zèle, de vigilance et de sévérité... Qu'aucune adultération n'échappe... Que toute fraude soit dévoilée... Que les falsificateurs soient incessamment traqués, suffisamment punis... Que l'humanité voie disparaître enfin une cause si fréquente de maladies, une cause si positive de dépopulation !...

Je ne terminerai pas ces considérations sur les vins, sans appeler votre attention, messieurs, sur un fait qu'il me paraît bien important de vous signaler.

Une opération préalable à la mise des vins en bouteilles est le rinçage de celles-ci. Le plus ordinairement on se sert pour cela de plomb de chasse, et assez fréquemment il reste des grains de ce plomb dans le fond des bouteilles. Quand les plombs employés sont très-petits, et qu'il n'en reste qu'un ou deux grains, il est rare qu'il en résulte rien de bien sérieux. Mais quand au contraire ces plombs sont d'un certain volume et qu'il en reste davantage, huit ou dix grains par exemple, il n'en est plus de même. Ces grains se décomposant peu à peu au contact du vin, ils se transforment en carbonate de plomb (blanc de céruse), et comme le sel délétère se trouve alors en quantité beaucoup plus grande, l'usage de ces vins ainsi saturnés peut déterminer de véritables empoisonnements. Je pourrais vous citer plusieurs faits à l'appui de mes paroles; mais cela me paraît absolument inutile : personne n'ignore que la céruse est un violent poison.

Tout à l'heure, messieurs, en énumérant les principales substances que le falsificateur ajoute aux vins, dans les vues de faciliter l'écoulement de produits qui, sans ces additions, resteraient invendus, je vous ai cité la craie.

La craie, par elle-même, n'a rien des propriétés vénéneuses des préparations plombiques dont je vous ai aussi parlé. Elle diminue l'acidité des vins ; seulement elle donne naissance à des sels calcaires qui rendent ces vins lourds, et qui sont susceptibles de déterminer certaines affections des voies digestives.

Au souvenir de cette propriété que possède la craie de neutraliser les acides, il m'est revenu à la pensée un fait que je vais vous raconter, ce fait me paraissant devoir être mis au nombre des choses que nul ne devrait ignorer. Ce n'est point un nouveau précepte d'hygiène que je vais vous faire connaître. Non. Je vais même pour un instant abandonner encore ce sujet. Mais quand on cause ainsi que nous le faisons, et dans le but que vous et moi nous voulons atteindre, il ne faut rien laisser échapper de ce qui vient à l'esprit et qui peut être utile.

Il y a quelques années, messieurs, j'arrivais à Roye-sur-le-Matz, quand, d'une chaumière près de laquelle je passais, s'échappaient des cris lamentables, des cris déchirants... C'était une mère au désespoir qui appelait à l'aide... Son malheureux enfant venait d'avaler une petite bouteille de bleu, que, par mégarde, elle avait laissée tout près du vase contenant le linge qu'elle était en train de savonner. Cet enfant était empoisonné par un des acides les plus concentrés. Le bleu qu'il avait dans l'estomac, c'était un composé d'acide sulfurique et d'indigo. Le menton, les lèvres, l'intérieur de la bouche, la gorge, etc., présentaient de larges, d'horribles brûlures, et l'on pouvait juger qu'il en devait être de même de toutes les autres parties que l'acide avait touchées. Un instant encore, et peut-être l'estomac de cet enfant allait être brûlé, désorganisé, perforé !...

Un médecin tombé là dans un pareil moment !... quelle arrivée providentielle !!!... Mais que faire ? Pas de pharmacien dans le village, pas de pharmacien plus près qu'à cinq kilomètres de Roye-sur-le-Matz, et par conséquent, pas de MAGNÉSIE CALCINÉE, ce médicament si précieux dans de semblables circonstances. Et pourtant le poison est là qui agit, qui va tuer l'enfant...

Un morceau de savon était dans le baquet, quelques morceaux de craie étaient dans la cour : je me décidai pour la craie. Pendant que, de plusieurs voisines qui étaient accourues aux cris lamentables de l'infortunée mère, une se hâtait de gratter de la craie, ainsi que je le lui avais demandé, les autres tenaient l'enfant, dans le gosier duquel je passais et repassais les barbes d'une plume, afin de provoquer le vomissement. Je lui fis rendre ainsi une certaine quantité de matières bleues, qui bouillonnaient sur le carreau. Plaçant alors un bouchon de liége entre les arcades dentaires de cet enfant, — il m'aurait croqué les doigts sans cette précaution, — je le gorgeai d'une sorte de bouillie claire, résultant du mélange, dans un peu d'eau, d'une certaine quantité de la craie que je venais de faire gratter. Quelques secondes après, j'en revins à provoquer de nouveaux vomissements, ainsi que je l'avais fait tout d'abord... Je fis avaler une nouvelle dose de craie ; je fis vomir encore, et je ne cessai ces manœuvres qu'après que le produit de ces vomituritions ne bouillonnèrent plus sur le carreau, qu'alors que l'acide sulfurique me parut complètement neutralisé : ce qui, du reste, ne tarda point à avoir lieu.

Avant de quitter ce malade, je prescrivis les moyens ultérieurs à mettre en usage. Mais l'essentiel était fait, et deux jours après, la première chose que j'aperçus en entrant dans la demeure de mon malade, ce fut le petit buveur de bleu qui puisait de l'eau dans leur scel avec son gobelet de ferblanc. Il allait à merveille; il ne lui restait plus que les brûlures du menton, de la bouche, de la gorge, et que quelques symptômes de l'irritation intérieure qui nécessairement devait exister après une telle corrosion. Mais tout cela était en excellente voie de guérison, et quelques jours plus tard, tout était rentré dans l'état normal.....

J'en étais bien certain, messieurs,... ce fait devait tout naturellement vous remémorer une observation exactement semblable, qui s'est passée à Rollot, sous les yeux mêmes de plusieurs d'entre vous, et où, grâce à l'espèce de bouillie blanche employée, — cette fois c'était de la magnésie calcinée délayée dans de l'eau, — je sauvai la vie de ce charmant enfant que nul ne peut rencontrer sans songer à cette poudre miraculeuse qui le rendit à sa famille...

Maintenant revenons aux boissons.

Le cidre, notre boisson à tous, messieurs, quand il est bien fait, qu'il provient de pommes bien récoltées et d'un bon crû, qu'il n'est pas trop nouveau, que la fermentation a été complète, est d'un usage très-salutaire. Pour une foule d'estomacs, il est même préférable au vin. Le cidre est une boisson rafraîchissante, diurétique, digestive, nutritive, très-salubre, qui soutient et répare parfaitement les forces du travailleur. Seulement, il en est du cidre comme de toutes les bonnes choses... il en faut craindre les excès... L'ivresse amenée par l'abus du cidre est plus dangereuse, d'une plus longue durée, et par sa réitération fréquente, beaucoup plus abrutissante que celle occasionnée par le vin. Le cidre encore doux, de même que celui que l'on prend au pressoir, est lourd, indigeste, laxatif; souvent il donne la diarrhée : il peut même déterminer des dyssenteries extrêmement graves.

Je dois vous faire connaître aussi qu'une grande cause de maladies des voies urinaires, des reins principalement, c'est la suractivité sécrétaire qui se manifeste dans les saisons froides, au début de celles-ci surtout, action sécrétaire augmentée de beaucoup encore, par l'usage des cidres nouveaux qui, très-agréables alors sont pris en quantité plus grande que de coutume; ce dont il faut se garder, d'autant plus que l'on se sait prédisposé à quelque maladie de ces organes, ou que l'on en est atteint.

Prolonger l'usage des boissons faites, n'en venir aux boissons nouvelles qu'après complète fermentation : telle est, messieurs, la meilleure règle à suivre sur ce point.

Le cidre, dans nos pays du moins, fait par nos mains ou sous nos yeux, est un produit des plus salubres : la cupidité du falsificateur n'en a point altéré les propriétés. Je dis dans nos pays, car dans certaines grandes villes, où l'on fabrique le cidre avec des pommes desséchées, on y a quelquefois mélangé des préparations de plomb, afin de le rendre plus vite potable et afin qu'il n'aigrisse pas. Des affections graves des voies digestives, de véritables empoisonnements ont été les tristes résultats de ces additions nuisibles, et dont les auteurs, sans doute, n'avaient pas à l'avance mesuré tout le danger... Mais pour être involontaire de la part de ces exploitateurs, le mal n'en a pas moins été fait...

Vous vous tiendrez donc en garde, messieurs, si quelque jour, vous trouvant dans quelque grande ville, une enseigne : *Au franc Picard, bon cidre de Normandie*, faisait naître en vous un désir qu'il vous paraîtrait si agréable de satisfaire... Croyez-moi, croyez à ce que je viens de vous dire, croyez-en l'expérience que moi-même j'ai acquise à pareille occasion, il y a de cela bien des années déjà. Soyez sourds et à l'invitation de l'enseigne, et au désir qui vous commanderait d'entrer... N'entrez pas...

Ai-je besoin d'ajouter que, dans la fabrication du cidre, il faut constamment tenir dans la plus extrême propreté tous les ustensiles, tout ce qui est employé dans cette fabrication? Ai-je besoin de vous recommander de ne jamais vous servir d'eaux insalubres, d'eaux qui aient contracté des propriétés vénéneuses au contact de matières ou de quelque métal possédant de dangereuses propriétés? Non, n'est-ce pas, messieurs; vous êtes aujourd'hui suffisamment édifiés sur chacun de ces points... Mais quelque chose que je vous recommande bien essentiellement c'est de recueillir pour votre cidre, et avec les précautions que j'ai indiquées, les eaux pluviales qui découlent des toitures d'ardoises, de tuiles ou de pannes.

L'eau qui aurait passé sur des toits de chaume ne vaudrait rien. Nécessairement cette eau a dû se charger de matières végétales en décomposition, qui la rendraient nuisible...

Le poiré est moins salutaire que le cidre; il est plus excitant, plus capiteux, plus alcoolique. Il attaque les nerfs, et son usage habituel deviendrait nuisible. Je ne vous dirai rien du cormé, de cette boisson que l'on prépare avec le fruit du cormier; aucun de vous ne fait usage de cette boisson. Mais un mot sur la bière.

La bière est une boisson digestive, diurétique, tonique et très-nutritive. Cette boisson convient principalement aux travailleurs, aux individus qui dépensent beaucoup de leurs forces. La bière blanche est utile à ceux qui sont atteints ou menacés de la goutte ou de la gravelle. La bière brune, forte, bien houblonnée, est excellente pour les personnes faibles, les chlorotiques, les scrofuleux, etc. La bière ne vaut rien pour les personnes obèses; elle augmenterait encore la grande masse de graisse qui déjà les surcharge. Les personnes ainsi constituées feraient très-bien de totalement s'en abstenir.

Pour être salutaire, la bière ne doit être ni trop vieille ni trop nouvelle. Trop vieille, elle agace les nerfs, irrite l'estomac et les intestins; trop jeune, elle fait naître une petite incommodité; incommodité parfois excessivement douloureuse, et que tout le monde connaît, mais que tout le monde aussi sait, ou prévenir ou guérir... Tous, n'est-ce pas, vous connaissez l'heureuse propriété du petit verre d'eau-de-vie...

Bue habituellement et avec excès, la bière souvent devient nuisible. Elle peut déterminer quelque affection grave des organes digestifs ou des voies urinaires, etc.

Inutile de nous arrêter ici sur l'hydromel et sur plusieurs autres boissons fermentées, qui, pas plus que le vin de miel, ne sont usitées parmi nous...

Vous dites, messieurs, qu'il y a plusieurs années, alors que nous nous trouvions dans une pénurie complète de cidre, j'ai fait connaître à plusieurs ouvriers de cette commune des recettes de bière et de cidre factices, recettes à l'aide desquelles ces ouvriers se procurèrent des boissons très-agréables et d'un extrême bon marché, et vous me demandez de vous donner ces recettes...

Je me fais le plus grand plaisir de condescendre à votre demande. Mais comme pour l'instant je n'ai pas présentes à l'esprit les doses justes des différentes substances qui entrent dans la composition de ces boissons, je remets à demain à vous faire connaître ces recettes...

Pour faire un excellent cidre factice, messieurs, prenez :

Cassonade . . . . 1 kilogramme.
Eeau . . . . 20 litres.
Eau-de-vie . . . . 1/4 de litre.
Vinaigre. . . . . 1/2 litre.
Fleurs de mélilot . . . . 2 grammes.
Graine de genièvre concassée . . . . . 8 grammes.
Graine de coriandre concassée . . . . . 4 grammes.
Queues de cerises. . . . . 4 grammes.
Caramel pour colorer. . . . . quantité suffisante.

Faites macérer pendant 36 heures, dans un petit baril ou un autre vase convenable, en ayant soin d'agiter le mélange de temps en temps. Tirez à clair, mettez en bouteilles, ficelez les bouchons, et au bout de huit jours, vous aurez une boisson gazeuse, d'un goût exquis, et éminemment salutaire.

Il sera facile à chacun de doubler, de tripler, de quadrupler les doses que je viens d'indiquer, suivant la quantité de cidre qu'il s'agira de se procurer.

Pour faire de la bière, et pour douze litres seulement, prenez :

Mélasse premier choix, 1/2 kilogram. 250 gram., ou mieux encore :

Cassonade blanche . . . . 1/2 kilogramme.
Eau. . . . . 8 litres.
Houblon . . . . 38 grammes.
Levure de bière . . . . 45 grammes.

La veille du jour où vous voulez faire de la bière, faites infuser, le soir, le houblon dans quantité suffisante d'eau bouillante, et à vase clos.

Le lendemain, faites dissoudre, sur le feu, la mélasse ou la cassonade, dans huit litres d'eau. Quand cette eau entre en ébullition, ajoutez-y les fleurs de houblon que vous venez de retirer avec expression de l'infusion que vous aviez faite. Prolongez l'ébullition pendant un quart d'heure. Retirez du feu. Passez à travers un linge ou un tamis. Ajoutez cinq litres d'eau froide et l'infusion de houblon. Si alors la température du mélange n'est pas plus élevée que celle du lait qu'on vient de traire, délayez la levure dans une petite quantité de ce liquide, mélangez-la bien dans le reste du produit, et couvrez le vase qui le contient.

Après 36 heures de fermentation, entonnez dans un petit baril, collez avec deux blancs d'œufs et un peu de sel. Laissez éclaircir, et mettez en bouteilles, après avoir ajouté 1/16 de litre d'eau-de-vie. La bière ainsi préparée est blanche; si on veut la colorer, il faut, au moment de la mettre en levure, y ajouter une quantité suffisante de caramel.

Quand la mise en levure a lieu dans un petit baril, il est nécessaire de remplir à mesure que la fermentation apporte du vide.

Voilà, messieurs, ce que je puis sur ce sujet, afin de vous être agréable... Continuons sur un autre point...

L'alcool, les eaux-de-vie de vin, de grains, de fécules, etc., ces différents produits de la distillation, ne sont point, à proprement parler, ce que l'on peut appeler des boissons; ce sont des liqueurs dont on ne doit faire usage qu'exceptionnellement, et dont il faut religieusement se garder de faire abus, si l'on veut conserver intactes et sa santé et son intelligence.

On fait, vraiment de nos jours, un usage par trop immodéré des alcooliques. Et si je voulais, messieurs, dérouler devant vous la série de maux, l'effrayant tableau de tous les malheurs domestiques que l'intempérance a fait naître, nous ne nous coucherions pas ce soir... je ne sais pas même quand nous aurions fini...

L'eau-de-vie est un poison pour l'enfant, pour l'adolescent, pour la femme, pour toutes les personnes à effervescente excitabilité nerveuse..... pour les individus d'un tempérament sanguin, pour les pléthoriques, pour tous ceux qui sont exposés aux maladies inflammatoires, aux congestions cérébrales ou pulmonaires, aux affections du cœur, du foie, des organes digestifs, etc.

Quelque chose de bien dangereux, surtout, c'est l'abus que fréquemment on fait de l'eau-de-vie, à jeun.... On se rencontre, on prend un petit verre; d'un petit verre, il en vient deux; de deux il en vient quatre..... et, après une heure, on est tout surpris d'en avoir quelquefois ingéré dix!!... Alors la tête se prend, les idées s'embrouillent, les jambes s'avinent, deviennent impuissantes, on ne se sent plus capable de reprendre son travail.... de l'argent futilement dépensé.... une journée de perdue.... heureux encore quand ce n'est que cela....

Écoutez, messieurs, et retenez bien ceci : Rien ne devient

impérieux comme le besoin des alcooliques, quand depuis quelque temps déjà on s'est laissé aller à cet usage. Vingt pas sur cette pente si rapide, et l'on tombe dans le bourbier... C'est vous dire que, quelque sobre que l'on se sache, il n'en faut pas moins continuellement se tenir en garde contre soi-même à l'endroit de ces boissons. Que d'exemples je pourrais vous citer, qui établiraient ainsi, et d'une manière indubitable, que fréquemment l'usage et l'abus se touchent, ou qu'ils ne sont séparés que par un bien faible intervalle !... Mais vous connaissez plusieurs de ces exemples, et vous appréciez la justesse de mes observations.

L'eau-de-vie, à jeun, doit être entièrement rejetée. Il est facile à chacun de se faire une idée de ce que peut le contact d'une liqueur aussi forte sur une membrane si ténue, si délicate qu'est la membrane qui, intérieurement, tapisse nos estomacs. Aussi les plus célèbres médecins voient-ils dans l'abus des alcooliques la cause la plus positive des cancers à l'estomac, qui, de nos jours, sont d'une fréquence réellement effrayante. En effet, messieurs, que de buveurs d'eau-de-vie nous voyons périr de cette terrible maladie !...

Ne buvez jamais d'eau-de-vie avec excès, vous messieurs; n'en buvez jamais à jeun... et quand parfois vous vous trouvez obligés d'en boire, alors ne le faites qu'*en cassant une croûte*, afin que l'estomac, du moins, ne se trouve pas dans une complète vacuité. A cette habitude si générale à l'ouvrier de prendre un ou plusieurs petits verres en se rendant à son travail, il lui serait extrêmement avantageux de substituer celle d'un verre de vin. Sa santé y gagnerait assurément beaucoup.

Tout ce que je viens de vous dire, messieurs, je l'applique aux bonnes eau-de-vie, aux eaux-de-vie non adultérées ; car toutes les eaux-de-vie falsifiées, soit avec de l'acide sulfurique, soit avec du poivre, du gingembre, etc., doivent être absolument rejetées.... Mais comment savoir que ces eaux-de-vie contiennent des principes dangereux ? C'est l'affaire des hommes à ce préposés. Seulement, il n'est que trop vrai de dire que, bien que constamment ouvert, l'œil de l'administration ne peut pas tout voir, et que, malgré la plus incessante vigilance, le commerce n'en débite pas moins encore des eaux-de-vie bien dangereusement falsifiées.

Vous savez tous qu'avec de l'alcool ou de l'eau-de-vie, de l'eau, du sucre et divers principes aromatiques, on prépare ce que l'on désigne plus spécialement sous les noms de liqueurs. L'usage modéré de ces produits, surtout après les repas, n'est pas nuisible ; souvent au contraire il rend quelque service. Cependant, si l'on prenait de ces liqueurs en trop grandes quantités, les excès que l'on en ferait auraient les mêmes inconvénients que ceux que déterminent les alcooliques pris à doses trop considérables; peut-être même cet usage abusif serait-il plus dangereux encore... Il importe donc aussi de l'éviter.

Demain, messieurs, je vous dirai quelques mots du café, du thé, du chocolat.

Le café, le thé, le chocolat, ces trois végétaux que la botanique place à une immense distance les uns des autres, se trouvent rapprochés, et d'une manière bien intime, par une autre science, la chimie, qui a découvert en eux un même et tout particulier, principe un principe dont les propriétés sont absolument pareilles : je veux surtout parler ici du principe nutritif que renferment ces végétaux...

L'infusion de la graine torréfiée et pulvérisée du caféier, celle de la feuille du *thea sinensis*, et la décoction soit de la graine ou noix du *theobroma cacao*, soit du chocolat lui-même, que l'on prépare avec cette graine, fournissent trois genres de boissons aromatiques, salubres, agréables, nutritives et stimulantes.

Le chocolat et le café nourrissent plus que le thé; mais celui-ci est plus léger, et par conséquent d'une digestion plus facile.

La feuille du thé renferme une matière absolument identique avec la *caséine* du lait, ce qui donne à cette feuille, *ingérée en substance*, des propriétés alimentaires dont certaines peuplades tirent parti, et dont, au besoin, nous pourrions tirer parti nous-mêmes.

Le café convient plus particulièrement aux personnes dont les artères pulsent plus lentes, dont le cœur s'émotionne le moins. Il est utile aux individus qui mènent une vie oisive, sédentaire, à ceux qui sont d'une constitution molle ou d'un gros embonpoint, aux hommes de lettres, etc... Il est nuisible, au contraire, aux jeunes gens, aux personnes maigres, sanguines, nerveuses, irritables, à toutes celles qui sont prédisposées aux inflammations et aux hémorragies, aux goutteux, aux hémorroïdaires, etc. Des médecins célèbres le défendent absolument aux personnes du sexe, attribuant à son usage, surtout quand il est mêlé avec du lait, plusieurs des affections bien importunes, bien fatigantes, bien fâcheuses auxquelles beaucoup de femmes deviennent en proie.

Le café, du reste, est un excellent digestif. C'est un bon excitant de l'organe de la pensée : il stimule l'imagination, fait jaillir les plus belles étincelles de ce foyer sacré où brille l'intelligence... Mais doucement, messieurs, doucement; n'abusez point cependant de cette liqueur; son usage immodéré agace, irrite, fatigue le genre nerveux, donne naissance à différentes maladies de la peau, détermine des tremblements musculaires, des affections organiques extrêmement graves, des paralysies, voire même des apoplexies!... L'abus des meilleures choses peut tuer...

Le thé est utile aux personnes replètes, molles, lymphatiques, aux grands mangeurs, à ceux dont l'estomac est paresseux, ou qui se nourrissent de substances grasses, farineuses, compactes, indigestes.

L'habitude de prendre le café immédiatement après le repas, ce qui est très-salutaire, a donné naissance, sans doute, à la même habitude relativement au thé. Mais il conviendrait mieux de ne prendre celui-ci que deux heures après avoir mangé, surtout après le repas du soir.

L'usage immodéré du thé est une très-mauvaise chose. Cet abus engendre plusieurs affections graves des organes digestifs, porte atteinte à la sensibilité nerveuse, à l'irritabilité musculaire, affaiblit l'organisme tout entier.

Le chocolat est pris plutôt comme substance alimentaire que comme boisson d'agrément. Cette préparation, en effet, est très-analeptique, relève rapidement les forces, convient surtout aux personnes affaiblies, soit par de longues maladies, soit par d'énervants excès, etc. Seulement, pour que le chocolat soit salutaire, il faut qu'il soit de bonne qualité, et que l'estomac le digère bien.

Une recommandation expresse, que je ne puis omettre ici, c'est de ne jamais faire usage de ces chocolats à extrême bon marché, de ces chocolats qui de la chose ne possèdent que le nom, qui ne contiennent que de mauvaises fécules, de mauvaises graisses, et dans lesquels, de la noix du cacao, il n'entre rien... rien que l'écorce !... De tels chocolats ne peuvent que nuire... Ne prenez qu'une demi-tablette, qu'un quart de tablette de bon chocolat, si vos moyens ne vous permettent pas d'en prendre davantage. Si vous n'obtenez pas ainsi tout le bien que vous attendez de cette préparation, vous pouvez être assurés, du moins, que le chocolat que vous prendrez vous sera salutaire, ne fatiguera pas vos organes digestifs, ne les irritera pas, ne les rendra pas malades, ainsi que le fera certainement le chocolat insalubre que je proscris.

Ce serait une banalité de répéter ici que le café, le thé, le chocolat se prennent, soit à l'eau, soit au lait : tout le monde sait cela ; tout le monde sait également que le lait ajoute à ces préparations la vertu nutritive et adoucissante qui lui est propre, ce qui est un grand avantage dans une infinité de cas.

Je crois devoir appeler votre attention sur une substance qui très-fréquemment se trouve intimement mariée au café au moment où on l'achète, ou que l'on ajoute soi-même à celui-ci, dans la pensée d'en modifier avantageusement et le goût et la coloration : je veux parler de la chicorée.

La chicorée, quand elle n'est pas adultérée par quelque substance nuisible, par de la terre, par exemple, ainsi que cela très-souvent a lieu, ne peut certainement faire aucun mal ; elle modifie même très-avantageusement, pour un certain nombre d'individus, les propriétés trop stimulantes du café. Mais si la santé du consommateur n'a rien à craindre du mélange de bonne chicorée au café dont il fait usage, il n'en est pas de même de sa bourse ; celle-ci certainement en souffre beaucoup.

Il est un moyen bien simple, cependant, de reconnaître la fraude dont je vous parle, et ce moyen le voici :

Il est reconnu que le café grillé, moulu, ne communique à l'eau froide qu'une légère couleur d'un *jaune pâle*, tandis que la chicorée, telle que la fournit le commerce, donne à cette même eau froide une coloration *brune* plus ou moins foncée.

Fort de ce fait, chacun peut donc s'essayer à constater les différentes nuances de cette coloration, par quelques expériences faites avec du café plus ou moins mélangé de chicorée, et n'avoir plus à redouter de devenir dupe d'une manœuvre frauduleuse extrêmement répandue.

Rien de plus simple, du reste, que de reconnaître la présence de la terre dans la chicorée. Il suffit de déposer un peu de la poudre sophistiquée sur de l'eau froide : la terre se précipite rapidement au fond du vase qui contient cette eau.

Je vais, messieurs, terminer ces considérations sur les aliments et sur les boissons, par un exposé rapide des principales règles hygiéniques qu'il convient d'observer relativement en régime alimentaire.

CHAPITRE DIXIÈME

Si la bonne qualité des aliments et des boissons auxquels nous redemandons sans cesse la réparation incessante des pertes continuelles qu'éprouvent nos organes dans l'exercice si compliqué des admirables fonctions qui constituent la vie, si cette bonne qualité est indispensable à l'entretien, à la conservation, à l'intégrité parfaite de la santé de tous, une chose non moins indispensable encore, c'est assurément la manière dont on use de ces aliments et de ces boissons, le choix judicieux que l'on sait faire des différents éléments dont on les compose, la quantité plus ou moins considérable que l'on ingère, la multiplicité, le rapprochement ou l'éloignement des repas.

Et tout d'abord, messieurs, il est une règle générale, et de laquelle il serait bien important que personne jamais ne s'écartât : ce serait de ne prendre d'aliments et de boissons que la quantité juste qui est nécessaire...

Mais comment arriver à l'observance complète d'un pareil précepte, me demandez-vous?...

Rien de plus facile mes bons amis. — Ecoutez. — Parmi les différentes voix qui vous disent tant d'excellentes choses, et qui jamais ne trompent quiconque veut les entendre, il est deux de ces voix qui, relativement au sujet que je vous développe dans cette causerie, vous instruiront à souhait de ce qu'il convient de faire. Ces deux voix, ce sont les deux si impérieux besoins qu'on appelle la faim et la soif. Que ces deux sensations soient constamment vos guides, ils ne vous égareront point... Seulement, que vos boissons et que vos mets soient simples, afin que jamais ils ne puissent exciter en vous quelque dangereuse convoitise qui vous entraînerait dans une intempérance qui constamment est nuisible, qui toujours prédispose à de bien graves maladies, et qui bien fréquemment en fait naître.

L'homme sobre, généralement se porte bien, est exempt d'infirmités, vit longtemps.

Compulsons, messieurs, l'histoire des longévités humaines, et nous verrons qu'il n'est pas de centenaire qui n'ait vécu avec sobriété, qui n'ait pratiqué les lois d'une sage tempérance. Et sans aller chercher aussi loin ces faits si concluants, et qui établissent d'une manière indubitable combien est précieuse, combien est indispensable la sobriété, descendons seulement pour un instant en nous-mêmes, comparons l'état dans lequel nous nous trouvons quand nous avons tranquillement dîné chez nous, avec celui dans lequel nous sommes quand nous avons fait ce qu'on appelle un dîner d'amis... Quelle différence de ce repas pris en tête à tête avec ses habitudes, et des repas de galas, de fête... et cela, quelque sobre que l'on soit!...

Dans le premier cas, quel bien-être on éprouve, combien on est dispos, quel sommeil paisible dont on jouit! Dans le second cas, au contraire, quelle pesanteur, quelle anxiété épigastrique, quelle gêne dans la respiration, quel engourdissement, quelle torpeur au physique comme au moral; quel mauvais sommeil, quel sommeil incessamment troublé par l'espèce d'agitation fébrile qui circule dans les artères; quels rêves pénibles, fatigants, affreux! Et n'en voilà-t-il pas mille fois plus qu'il n'en faut à quiconque veut conserver l'intégrité de sa santé pour lui faire juger de suite de la règle de conduite que constamment il doit tenir?...

Qui pourrait donc penser, en effet, que si le trouble général, résultat constant des excès dont je viens de parler, se renouvelait ainsi tous les jours ou à peu près, ces perturbations resteraient compatibles avec le maintien de la santé?... Une telle supposition ne serait pas soutenable. Ce serait la plus mensongère de toutes les absurdités...

L'habitude, cette force si puissante, si miraculeuse parfois, peut beaucoup en toutes choses, je le sais; mais l'habitude ne fera jamais, cependant, que le poison devienne un aliment, pas plus qu'elle ne fera que l'intempérance, que les excès gastronomiques, de même que tous les autres excès, ne deviennent des moyens hygiéniques auxquels il faille recourir pour la conservation de la santé.

Ainsi, messieurs, la grande règle à suivre, c'est donc de ne plus rien ingérer dans l'estomac quand la faim se tait, qu'il n'y a plus d'appétence réelle, que la satiété dit : Assez!...

Tout à l'heure, en vous parlant des repas de fête, il m'est revenue à la pensée une habitude de nos campagnes contre laquelle il me paraît nécessaire de m'élever.

On se rend, pour chômer la fête paroissiale d'un village voisin, chez un parent ou chez un ami que l'on a dans ce village. On arrive, le dîner n'est pas prêt. On prend un verre de cidre, on en prend deux, on en prend quatre... et souvent, au moment de se mettre à table, l'estomac est plus d'à moitié plein de cette boisson...

Imaginez donc toutes les substances alimentaires nageant dans une telle quantité de liquide, imaginez donc le suc gastrique chargé de les dissoudre, noyé dans un pareil bain, et vous aurez de suite l'explication de toutes les mauvaises digestions qui suivent ces sortes de galas. Heureux encore quand, au sortir de table, on ne se rend point dans un cabaret, pour charger de nouveau ce pauvre estomac d'une foule de choses dont assurément il n'a que faire.

Il est nécessaire, messieurs, que les repas soient pris à des heures fixes, et que de nouveaux aliments ne soient confiés à l'action digestive qu'après une complète élaboration des substances alimentaires du repas précédent.

On peut établir en principe général qu'un intervalle de cinq heures, au plus, doit séparer les repas, et que jamais il ne faut mettre moins de quatre heures entre chacun d'eux.

Tout travail fatigant, soit manuel soit intellectuel, doit être évité immédiatement après les repas. Il faut bien se garder aussi de se livrer alors aux voluptés sensuelles. Rien n'est plus dangereux; rien ne prédispose davantage aux maladies les plus graves de l'estomac. D'une bonne digestion des aliments dépend une bonne nutrition, une bonne assimilation, une bonne réparation des forces, une bonne santé. Il est donc bien essentiel de ne jamais troubler cet important travail.

Ainsi que je vous l'ai dit déjà, il est très-avantageux de ne se mettre au lit que deux ou trois heures au moins après le repas du soir. Quand il en doit être autrement, il est indispensable que ce repas soit très-léger.

Il faut, en mangeant, ne boire que peu à la fois, et jamais il ne convient d'ingérer une trop grande quantité de boisson. Vous vous rappellerez à cet égard, messieurs, ce que je vous ai dit il n'y a qu'un instant.

Une précaution qu'il est extrêmement important de ne point omettre, c'est de bien mâcher, de longtemps triturer les substances alimentaires avant de les avaler, et surtout encore quand ces substances présentent beaucoup de densité. Bien broyés, intimement pénétrés par la salive, ce fluide des plus précieux, les aliments se digèrent plus complètement, beaucoup mieux et plus vite.

Il faut soigneusement éviter la trop grande multiplicité des mets, la trop grande multiplicité des vins, la trop grande multiplicité des liqueurs... Rien ne ruine la santé, rien n'use plus rapidement les rouages de la vie, que les excès que l'on fait de ces choses.

L'usage exclusif de la viande est contraire à la santé. Ce régime rend le sang trop riche, fait vivre dans une surexcitation presque continuelle, prédispose aux maladies inflammatoires, aux hémorragies, à la gravelle, à la goutte, etc., etc.

L'usage exclusif des végétaux ne convient pas davantage. C'est en combinant d'une manière convenable les substances alimentaires que fournissent les deux grands règnes de la nature, que l'on obtient le *régime mixte*, qui réussit le mieux à la généralité des individus. Ce régime, du reste, doit être modifié suivant les âges, les sexes, les climats, les professions, les saisons, les tempéraments, les différents besoins de l'organisme.

Le jeune enfant doit être nourri de substances alimentaires légères, en quelque sorte digérées à l'avance, de substances qui contiennent des éléments réparateurs et respirateurs appropriés à cet âge, au développement, à l'accroissement obligés du corps: le lait, le sucre, les fécules, etc. Ses repas doivent être fréquemment répétés.

Après la lactation, la nourriture doit être riche, réparatrice, et prise à des intervalles d'autant plus rapprochés que l'enfant se développe plus vite, et qu'il se donne plus de mouvements.

Dans la vieillesse, cet autre extrême de la vie, la nourriture doit être simple, peu abondante, surtout composée de viandes d'une digestion facile. Les repas doivent être légers, répétés, et coordonnés de manière que de nouveaux aliments ne soient ingérés qu'après la digestion complète des substances alimentaires du repas précédent. Un bon vin vieux, mais pris en petite quantité, est utile aux vieillards, de même que l'exercice avant mais principalement après chaque repas. « Le vin est le lait des vieillards, » dit-on généralement... Il serait extrêmement dangereux de laisser prendre cette maxime à la lettre, à ceux-là surtout qui ont besoin d'une tempérance de tous les instants.

La nourriture de la femme doit être plus délicate, moins abondante, et quelque peu moins animalisée que celle de l'homme. Cependant les femmes très-fécondes, les femmes qui allaitent, doivent redemander à une alimentation plus riche la prompte réparation des pertes réitérées qu'elles éprouvent.

L'homme des champs, le travailleur, doit manger plus fréquemment et plus abondamment que l'individu dont les habitudes sont différentes. Ce dernier se trouverait très-dangereusement influencé par une nourriture trop riche et trop abondante, tandis que le premier, dissipant beaucoup, a besoin de réparer davantage.

Les personnes obèses, surchargées déjà d'une immense couche de graisse, doivent, avec un grand soin, éviter toute espèce de corps gras, tous ceux du moins qui ne sont pas indispensables à la préparation des aliments. Si l'on peut dire aux individus maigres : Mangez, « c'est la chair qui fait la chair, » il faut répéter aux individus gras: Prenez garde, abstenez-vous, « c'est la graisse qui fait le gras. »

Il est une infinité de personnes dont le pain seul constitue la majeure partie de la nourriture, et qui cependant n'en jouissent pas moins d'une bonne santé. Il doit en être effectivement ainsi. Le pain est un aliment essentiellement réparateur et respirateur, un aliment qui renferme les principes alibiles les plus précieux, les plus indispensables à l'entretien de la santé, à l'exercice de la vie. Mais, il est à remarquer que ces personnes mangent une énorme quantité de pain, et que si elles n'étaient pas douées d'un aussi robuste estomac, elles ne résisteraient pas à ce régime par trop uniforme.

Dans les saisons froides, il faut prendre une plus grande quantité d'aliments, et des aliments plus réparateurs et plus respirateurs que dans les saisons chaudes. Dans les premières, des aliments riches, compactes, nutritifs, stimulants. Dans les secondes, des aliments légers, des viandes blanches, des légumes, des fruits, du laitage. Dans l'hiver, des aliments riches en carbone. Dans l'été, des aliments riches en oxygène. Dans les deux saisons intermédiaires, une alimentation mixte.

Vous comprenez, n'est-ce pas, messieurs, que quand le froid extérieur nous impose la nécessité d'un grand dégagement intérieur de calorique, il nous faut dépenser une quantité de carbone relative à cette nécessité; tandis que dans les saisons chaudes, alors que déjà notre caloricité se trouve trop élevée, s'il nous fallait faire une même dépense de carbone, cela nous deviendrait extrêmement nuisible. Aussi la nature, toujours si admirablement prévoyante, nous donne-t-elle, dans le premier cas, de l'appétence pour les aliments compacts, très-nutritifs, gras, salés ou boucanés, stimulants et riches en carbone, et nous fait-elle préférer, dans le second, les aliments légers, les légumes, les fruits, les fruits acides, les fruits rouges principalement, dont l'oxygène est le principal principe constituant, et qui ne renferment guère plus de douze pour cent de carbone.

Si parfois alors nous nous sentons portés à l'usage de quelque condiment plus excitant, de quelques petites doses, soit d'un vin généreux, soit d'une liqueur alcoolique quelconque, c'est encore une sorte de prévoyance instinctive qui nous pousse à ces choses. Toutes les forces de la vie sont attirées à l'extérieur, paraissent vouloir s'échapper par les pores de la peau, il faut bien placer à l'intérieur quelque chose qui les y rappelle, une sorte de contre-poids qui les y maintienne. Mais c'est là qu'est l'écueil; il faut prendre garde de ne pas s'y briser. Je vous l'ai dit déjà, si l'on faisait usage d'une trop grande quantité de ces excitants, on viendrait ajouter encore à l'immense tendance à ces maladies estivales qui font souvent de si cruels ravages.

L'homme fort, robuste, vigoureux, doit demander à des substances alimentaires compactes, tenaces, réparatrices, la stimulation nécessaire, indispensable à son organisme. Des aliments trop légers, d'une digestion trop facile, ne lui seraient pas salutaires. C'est absolument l'inverse pour l'homme faible, délicat, souffreteux. Celui-ci doit rechercher, dans les substances alimentaires les plus riches en principes alibiles, mais en même temps les plus légères, les plus digestives, une nourriture appropriée à l'impressionnabilité de ses organes, à la faiblesse de sa constitution.

Le premier peut, sans inconvénient, faire des repas copieux; cette abondance serait on ne peut plus nuisible au second. Pour ce dernier, « manger peu et souvent, » telle est la meilleure règle à suivre. Quand je dis peu et souvent, il est bien entendu que je ne prétends pas qu'il faille ingérer de nouveaux aliments avant la complète digestion des aliments précédemment pris.

Il est généralement établi que trois heures, au moins, sont nécessaires à l'estomac pour la part d'action qu'il apporte dans le grand acte commandé par la nature aux organes qu'elle a chargés de rendre les substances alimentaires assimilables à notre individu. Mais on conçoit de suite qu'une grande modification cependant doit avoir lieu, suivant l'abondance, la digestibilité de ces substances, suivant l'énergie ou la faiblesse, l'état normal ou l'état morbide des organes qui ont mission de les élaborer. Ici, la meilleure horloge à consulter, le meilleur guide à suivre, c'est la sensation intérieure que l'on éprouve. Cette sensation ne trompe point.

Je pourrais, messieurs, étendre bien davantage ces préceptes sur le régime alimentaire; mais forcé de me renfermer dans un certain cercle, je ne puis guère que légèrement effleurer chacun des différents sujets d'hygiène que je porte à votre attention.

Le choix des aliments, la quantité que l'on en doit prendre, l'éloignement, le rapprochement, la composition, la coordination des repas, etc., je laisse tout cela, mes amis, à l'appréciation de chacun de vous. Soyez donc vos hygiénistes... Mais rassurez-vous; j'ai foi dans cette intelligence dont vous m'avez fait juge. Vous ne vous égarerez point, vous ne ferez pas fausse route dans la voie que je vous laisse à parcourir. Vous réglerez le régime qui est nécessaire à vos habitudes, à vos constitutions, à vos positions particulières, aux pertes de forces que vous êtes susceptibles d'éprouver, aux différents besoins de vos organismes.

Constamment vous vous attacherez à ne faire usage que des choses qui vous réussissent, rejetant formellement toutes celles qui vous seraient nuisibles. Toujours vous serez sobres : jamais l'intempérance ne franchira le seuil de vos demeures... C'est ainsi que vos santés resteront bonnes, que vous serez préservés d'une foule de maladies, que vous demeurerez exempts d'infirmités, que vous vivrez longtemps...

Nous pourrions en rester là pour aujourd'hui, messieurs; mais si vous n'étiez pas trop pressés de rentrer chez vous, nous prolongerions quelque peu cette causerie. Je voudrais, pour un instant, exposer à vos regards une des plus grandes, des plus horribles plaies sociales de notre époque : je veux parler de l'abus que, de nos jours, on fait des boissons alcooliques.

Sans doute, aucun de vous ne doit profiter des quelques paroles que je vais vous faire entendre; votre tempérance à tous m'est parfaitement connue; mais peut-être vous vous trouverez à même d'utiliser ces paroles au profit de quelque parent, de quelque ami, de quelque voisin, de quelque connaissance.

De toutes les passions qui asservissent notre pauvre humanité, l'ivrognerie, sans contredit, est la plus blâmable, la plus dégoûtante, la plus ignoble. On peut, à juste titre, ranger cette déplorable habitude parmi les habitudes qui menacent le plus directement la santé et la vie des hommes, parmi les passions qui ravalent, qui dégradent, qui avilissent davantage les individus qui s'y abandonnent. Que de malheurs le buveur amoncelle sur sa tête!... Que de maladies, que d'infirmités, que de maux il trouve au fond de la coupe empoisonnée de ses honteux, de ses énervants excès!...

Aux atteintes profondes que l'abus des boissons alcooliques porte au caractère, au moral, à la dignité, à l'honorabilité de l'homme, aux dégradations successives qui l'atteignent dans ce qu'il a de plus cher, à la répulsion générale qu'il inspire même à ses plus chers, même à ses meilleurs amis, à la décadence morale, à la honteuse stupidité qui s'empare peu à peu du siége où trônaientla raison, la mémoire, l'intelligence, voire même parfois le plus brillant génie,.... aux perversions successives qui finissent toujours par réduire à néant les plus belles qualités, les dons les plus précieux et du cœur et de l'âme, à toutes ces déplorables perturbations, ne manquent jamais de venir se joindre les affections pathologiques les plus graves et les plus meurtrières, les congestions, les hémorragies cérébrales, les tremblements musculaires, les convulsions, les paralysies, l'épilepsie, le scorbut, la gravelle, les maladies des voies urinaires, les inflammations aiguës ou chroniques du foie, du canal digestif, la phthisie pulmonaire, le cancer à l'estomac, etc., etc.

Quand ces différentes maladies ne se manifestent point, c'est que l'individu succombe jeune à quelqu'autre maladie, affection qui, le plus ordinairement, se sera compliquée, aura pris un caractère de malignité, n'aura point cédé aux moyens médicaux qui généralement en triomphent, et cela, précisément parce que les habitudes alcooliques du sujet avaient placé l'organisme dans les conditions les plus défavorables, les plus mauvaises...

Ajouterai-je que l'abus des boissons spiritueuses porte le désordre, la désolation, la ruine, le deuil dans les familles?... Que de suicides sur lesquels, tous, messieurs, nous avons gémi, et qui ne reconnaissaient point d'autre cause!... Ajouterai-je que cette intempérance mine sourdement les sociétés en devenant la cause positive de la destruction en germe des deux tiers au moins des enfants à naître, de la mort prématurée d'un nombre incalculable de jeunes sujets, devenus scrofuleux, rachitiques, scorbutiques, phthisiques, etc., etc.?

Combien sont condamnables donc les vils artisans de tant de

maux!... Combien la main qui les frappe dans tout ce qu'ils ont de plus précieux, de plus cher, frappe avec justice!... Combien l'homme doit être incessamment en garde contre sa pauvre et faible nature, afin de ne jamais tomber dans de si dangereux, de si pernicieux, de si dégradants excès, afin de ne jamais se trouver exposé à se vautrer ainsi dans la fange immonde, le bourbier crapuleux d'un précipice sans fond!...

Si nous étudions, messieurs, dans quelles circonstances plus particulières nous voyons ordinairement se manifester l'habitude des boissons alcooliques, nous constatons que l'oisiveté, la vie trop sédentaire, les travaux extrêmement rudes, le labeur habituel devant un feu ardent, la misère, le métier de débitant, les grands chagrins, toutes les passions, soit excitantes, soit déprimantes, la satisfaction trop souvent demandée de certains besoins sensuels, le jeu, la fréquentation si pernicieuse des cafés, des cabarets, la présence si déplorablement répétée, dans ces maisons, de sujets bien jeunes, de sujets pour lesquels l'heure de l'adolescence n'a pas même sonné..... nous constatons, disons-nous, que toutes les circonstances particulières que nous venons d'énumérer prédisposent surtout au vice affreux qu'il importe tant de voir à jamais disparaître!....

D'abord on cède à quelque invitation; on boit sans goût, sans besoin, sans plaisir... Une autre fois on recommence... Une autre fois encore... Peu à peu, ce qui était sans conséquence aucune devient un besoin... Au besoin succède l'entraînement; à l'entraînement, l'habitude; à l'habitude, la passion!... Tout alors est perdu!!!... On est tributaire du vice le plus affreux... On n'est plus son maître... On ne s'appartient plus... On a eu le malheur d'abdiquer sa volonté, sa raison, son intelligence, ses sentiments, sa dignité d'homme, pour se ranger volontairement à côté, au-dessous même de la brute... On est tout à une passion qui vous ravale, qui vous dégrade, qui vous abrutit, qui vous énerve, qui vous amène des milliers de maux, qui constamment vous tue, et physiquement, et moralement, et intellectuellement...

Ah! fasse le ciel, messieurs, que ma faible parole, franchissant un jour le cercle étroit qui la limite aujourd'hui, porte partout des enseignements salutaires qui préviennent les maux affreux que je voudrais éviter, qui arrachent à leurs déréglements les malheureuses victimes du vice contre lequel je tonne en cet instant. Et puissé-je être assez heureux, sinon pour briser, du moins pour largement ébrécher la trop fatale coupe de l'ivresse!!!...

Bien que l'ivrognerie soit la plus vile, la plus crapuleuse de toutes les passions, bien que l'homme ivre inspire plus de dégoût, plus de mépris que de pitié, cet homme n'en est pas moins un malade que l'on doit s'empresser de secourir, un malade qui parfois est plus près de la tombe qu'on ne se l'imagine. Abandonné à lui-même, surtout dans les temps froids, et quand l'ivresse est très-prononcée, l'homme ivre, fréquemment, périrait d'asphyxie ou d'apoplexie. Mais je n'ai pas besoin d'insister davantage, messieurs, pour vous porter à secourir un malheureux qui se trouverait dans cette position. De bons cœurs jamais ne peuvent rester indifférents aux souffrances d'autrui.

En attendant l'arrivée du médecin, qu'on ne doit point négliger d'envoyer quérir toutes les fois que l'ivresse est très-prononcée, il faut s'empresser de déshabiller le malade, de le mettre au lit, de l'y placer la tête haute, de le réchauffer, de lui mettre aux pieds une bouteille d'eau bouillante, et de lui appliquer en même temps sur le front des compresses imbibées d'eau froide additionnée d'une petite quantité de vinaigre.

Pendant que l'on s'occupe de ces premiers soins, et qu'on est allé chez le pharmacien, chercher un petit flacon d'ammoniaque (alcali), cinq ou six paquets d'émétique de cinq centigrammes chacun, et une petite quantité de farine de moutarde, il faut s'efforcer de faire vomir le malade en le gorgeant d'eau tiède, et en lui titillant la gorge avec les barbes d'une plume préalablement trempée dans de l'huile. Tant mieux si le vomissement a pu entraîner une grande quantité de l'agent toxique que contient l'estomac : la guérison en sera plus prompte.

Si le malade a vomi, il faut mettre, dans un demi verre d'eau sucrée froide, dix à quinze gouttes de l'ammoniaque que l'on vient de se procurer, et une demi-heure après, revenir à ce moyen, si cela est nécessaire.

Si le vomissement n'a pas eu lieu, et que l'ivresse soit très-forte, il faut, avant de faire prendre l'alcali, administrer dix à quinze centigrammes d'émétique délayés dans deux verres d'eau tiède, et ingérés à un quart d'heure l'un de l'autre. Des frictions, avec des flanelles chaudes, seront faites sur toute la surface du corps; des cataplasmes sinapisés seront promenés sur les extrémités inférieures.

Si l'ivresse est opiniâtre, si l'individu ne se réchauffe point, s'il n'est pas possible de lui rien faire avaler, on lui administrera des lavements d'eau ammoniacée ou vinaigrée. S'il peut boire, on réitérera d'autant plus les prises d'alcali, que l'ivresse restera plus intense. A défaut d'alcali ,le jus d'oignons, délayé dans de l'eau sucrée, rendra quelque service.

Le café noir, le thé, l'eau fortement vinaigrée, seront d'efficaces auxiliaires dont il ne faudra pas négliger l'emploi.

Un excellent moyen quand l'individu est ivre-mort, et qu'il n'est pas possible de le faire vomir, ni de lui rien faire avaler, c'est de vider son estomac au moyen d'une sonde et d'une pompe gastrique. Déjà, plusieurs fois, des espèces de miracles ont été opérés à l'aide de ces instruments. Mais il faut les avoir sous la main, et savoir s'en servir. Au médecin donc à pratiquer cette opération, au médecin également à juger de l'opportunité des saignées, des applications de sangsues, etc., qui, dans l'ivresse parvenue à un haut degré d'intensité, ont arraché à une mort assurée des malheureux qui n'avaient plus que quelques heures à vivre.

Je ne vous parlerai pas, messieurs, de l'habitude assez générale d'enfouir en quelque sorte le mort-ivre dans du fumier, dans le fumier d'une bergerie principalement, et de l'y laisser, comme on le dit, cuver son vin. Ce moyen, à défaut d'autres moyens plus efficaces, n'est pas à dédaigner pourtant... La chaleur du fumier, le dégagement d'ammoniaque qui s'opère, rendront d'incontestables services... mais le cœur se serre à la seule pensée d'un pareil moyen. Et puis un bon lit, un lit bien bassiné, des serviettes chaudes, des bouteilles remplies d'eau bouillante, une plume munie de ses barbes, de l'eau tiède, du café, du vinaigre, des oignons, etc., cela se trouve partout, et vaudra toujours beaucoup mieux que le fumier.

J'ai fini, messieurs, et si certains d'entre vous se plaignent parfois que nos causeries sont trop courtes, ils ne se plaindront pas assurément de la trop grande brièveté de celle-ci.

CHAPITRE ONZIÈME

Il y a quelques jours, messieurs, Oscar, Clovis, Antoine et André me demandèrent de vouloir bien leur parler de l'hygiène qui convient plus particulièrement à certaines parties de nos corps : à la tête, à la face, à la bouche, aux oreilles, aux mains et aux pieds. Je vais faire en sorte de satisfaire ces messieurs. Seulement, je les préviens par avance de ne pas s'attendre à me voir traiter complètement une matière qui seule comporterait des volumes... Je ne dirai donc que quelques mots sur chacun des points à traiter.

A la luxuriante chevelure qui orne votre chef, Oscar, on conçoit de suite le motif qui vous porte à demander quelques conseils relatifs à l'entretien, à la conservation de cette admirable forêt de cheveux. Eh bien ! mon cher ami, vous êtes d'une propreté exemplaire, vous peignez et vous brossez soigneusement et journellement cette belle chevelure, vous avez l'excellente habitude non seulement de faire usage du démêloir, mais encore d'employer le peigne fin, qui nettoie si bien le cuir chevelu de tout ce qu'il peut contenir d'hétérogène, qui débarrasse si parfaitement les cheveux des débris écailleux, furfuracés, épidermiques, qui s'accumulent à leurs racines, et qui deviennent une cause si puissante de calvitie ; vous vous lavez fréquemment la tête avec une éponge imbibée d'eau douce pure ou savonneuse ; votre brillante santé ne permet pas même le plus léger soupçon sur les habitudes libidineuses, les excès sensuels solitaires ou partagés auxquels bien fréquemment on doit la perte prématurée d'une bonne partie de ses cheveux ; rien, dans le régime de vie que je sais être le vôtre, ne me paraît nuisible à votre chevelure ; vous ne faites point excès de café, vous n'abusez d'aucune boisson alcoolique, vous n'usez pas de ces aliments grossiers, secs, indigestes, qui ont tant d'influence sur la beauté, l'intégrité du système pileux; vous n'avez pas l'habitude de ces veilles prolongées, de ces contentions d'esprit, de ces travaux intellectuels, sources de tant de calvities ; presque continuellement vous êtes nu-tête ; jamais vous n'avez eu la tête couverte outre mesure, jamais vous n'avez fait usage de ces épais bonnets de laine usités en certaines contrées, et qui sont essentiellement nuisibles sous bien des rapports ; la pommade dont vous faites usage, mais dont vous n'abusez pas, puisque vous n'y recourez qu'à d'assez rares intervalles, et seulement quand la rudesse et l'aridité de vos cheveux vous paraissent nécessiter l'intervention d'un corps gras, cette pommade, vous la préparez vous-même, avec de la moelle de bœuf, de l'huile d'amandes douces, un alcoolat aromatique, ou quelques gouttes d'une huile odoriférante quelconque; vous êtes assuré, de la sorte, qu'elle ne renferme aucun principe susceptible de nuire... Eh bien! tout ce que vous faites, mon cher, peut servir de leçon d'hygiène ; il ne me serait pas possible de vous conseiller mieux.

Mais ce qui vous contrarie surtout, ce que vous seriez si heureux de pouvoir changer, ce serait la nuance blonde quelque peu trop douteuse de cette charmante chevelure. Vous voudriez teindre vos cheveux en noir, et vous me demandez une recette et des conseils pour cela. Je suis désolé de ne pouvoir à votre gré vous satisfaire, mon pauvre Oscar, et malgré tous les progrès dont vous me parliez l'autre jour, je n'en crois pas moins devoir vous conseiller de prendre votre parti sur la couleur de vos cheveux.

Toutes ces eaux d'Egypte, de Java, de Chine, etc., dont les propriétés sont portées jusques aux cieux par les cent voix de la réclame, contiennent, soit du nitrate d'argent (pierre infernale), soit du nitrate d'argent et du mercure, et elles sont susceptibles de déterminer de graves accidents : des inflammations, des éruptions, même de profondes cautérisations de la peau chevelue. Et puis, la pousse rapide des cheveux, à votre âge surtout, laisse voir bientôt un petit bout de la couleur qui leur est naturelle, et que l'on ne peut soustraire aux yeux qu'en recourant de nouveau à l'agent tinctural dont on s'est servi. On emploie fréquemment aussi, pour le même usage, une sorte de bouillie préparée avec la litharge, la craie, la chaux vive hydratée et récemment éteinte. Mais l'emploi de cette préparation plombique, de même que celui de toutes les compositions dont le plomb fait la base, peut déterminer des constipations, des coliques, diverses affections très-graves, voire même des paralysies.

Si vous tenez absolument, Oscar, à foncer la couleur de vos

cheveux, ajoutez à la pommade dont vous faites usage, et l'y incorporez intimement, le produit charbonneux de deux ou trois bouchons de liége que vous aurez soumis à l'action du feu. Votre pommade, semblable ainsi à la fameuse pommade mélainocome qui a fait tant de bruit, et au *bâton de cosmétique noir*, qui, lui aussi, vous rendrait un pareil office, noircira parfaitement vos cheveux; mais je dois vous avertir qu'elle noircira tout aussi parfaitement vos doigts, votre front, votre sueur, votre linge, etc., ce qui ne laisse pas d'avoir ses inconvénients.

A deux époques de la vie normale, et dans certaines circonstances de la vie morbide, dans la jeunesse, la vieillesse et pendant le cours de différentes maladies, la chevelure devient fréquemment le siége d'insectes dégoûtants, qui excitent d'horribles démangeaisons, provoquent des grattements honteux, parfois même furibonds, d'où violente irritation de la peau crânienne et suintements ichoreux repoussants d'aspect et de puanteur; insectes qui plongent les individus dans une sorte d'enfer anticipé, et qui pullulent, du reste, avec une effrayante rapidité. Il résulte de calculs positifs, qu'en moins de deux mois, deux femelles du parasite dont je parle peuvent engendrer dix-huit mille petits!!!...

Porter à la connaissance de tous un pareil fait, n'est-ce pas, messieurs, donner une explication suffisante de ces diathèses pédiculaires à la fois si terribles et si repoussantes que certaines personnes crédules et bornées attribuent à quelque maléfice, à quelque malencontreux sorcier?... N'est-ce pas en même temps produire un moyen qui, plus que tout ce que l'on pourrait dire, démontre combien sont indispensables les soins de la propreté la plus incessante, la plus minutieuse, la plus absolue, et quelle que soit la circonstance particulière dans laquelle on puisse se trouver.

L'action journalière de la brosse et du peigne, l'application, sur la tête, d'une feuille de papier enduite d'onguent napolitain; des embrocations huileuses, des lotions, des décoctions d'absinthe, de staphisaigre, de cendres de bois de chêne, etc., et des bains généraux plus ou moins médicamenteux, quand la diathèse est générale, triomphent constamment des parasites dont on veut se débarrasser.

Je dois m'élever ici contre la décoction de tabac, que j'ai vu employer par quelques mères de famille. Ce moyen a plusieurs fois déterminé de sérieux accidents.

Grâce, messieurs, à la lumière de plus en plus vive qui pénètre les masses, sans doute il n'est plus personne qui considérerait encore les insectes pédiculaires comme des hôtes indispensables à la santé. On ne rencontrerait plus de trop crédules mères qui n'oseraient pas détruire tous ces insectes, qui, le jour où elles n'en trouveraient plus, s'empresseraient de courir chez une de leurs voisines, en emprunter quelques-uns pour repeupler la tête de leurs fils, dans la stupide croyance que leur absence complète va faire surgir quelque dangereuse maladie... Oh! non, on ne verrait plus cela de nos jours; de pareils préjugés ne sont plus de notre époque... Ils feraient rougir au front l'humanité et mentir le dix-neuvième siècle...

Une pratique assez générale dans les familles, relativement à l'hygiène de la chevelure, et qui ne manque pas d'avoir de notables inconvénients, c'est l'habitude de se servir tous du même démêloir, du même peigne, de la même brosse.

Aussi, que de fois de dégoûtantes affections du cuir chevelu ne se transmettent-elles pas de la sorte, et que l'on attribue fréquemment à de tout autres causes!... Il est donc absolument nécessaire de rompre avec une telle habitude, toutes les fois que quelque membre de la famille est atteint à la tête d'une affection dartreuse, gourmeuse, etc., si l'on ne veut point s'exposer à s'inoculer le même mal.

Toutes les affections de la peau chevelue sont loin d'être contagieuses, c'est vrai; mais quand il est si facile d'acheter sa sécurité au prix si modique d'un peigne. Personne, je crois, ne doit balancer devant le minime sacrifice auquel on peut devoir tant...

Vous me disiez, vous, André, que tous vos cheveux tombent de plus en plus chaque jour, que si cela continue, dans bien peu de temps vous serez chauve. Les progrès de l'âge sont de terribles choses, mon cher!... Il n'est pas défendu pourtant de chercher à dérober à la *déité* qui nous fuit une dernière faveur que, dans sa course si rapide, elle paraît s'opiniâtrer à ne point nous laisser prendre. Faites-vous plus fréquemment que de coutume couper les cheveux, recourez, si vous le voulez, à l'action stimulante du rasoir, essayez l'emploi d'une pommade à la teinture de cantharides et au quinquina,... et puis, fermez les yeux,... bouchez-vous fortement les oreilles, relativement à toutes les eaux miraculeuses qui font repousser les cheveux sur toutes les têtes,... qui en feraient venir partout,... qui en feraient pousser... même sur les têtes... des morts!...

Vous n'en êtes pas à 30,000 francs près, mon ami; laissez donc la douce espérance du gain de ces 30,000 francs à moins bien favorisé que vous. Et vous, mon pauvre André, quand vous n'aurez plus assez de cheveux, adressez-vous à quelque bon artiste, et peu après, il n'y paraîtra plus, seulement, quand vous recourrez à la chevelure partielle, servez-vous préférablement, pour la faire tenir, de petits disques d'une préparation agglutinative, plutôt que de gomme ou de blanc d'œuf, ainsi qu'on le faisait autrefois... Et quand force vous sera d'en venir à la chevelure entière, ayez grand soin qu'une constriction circulaire trop forte, en s'opposant à la circulation sanguine dans les vaisseaux qui rampent à la surface du crâne, ne vous détermine un refoulement du sang vers le cerveau, ce qui toujours offre de grands dangers. On a vu des congestions cérébrales, de véritables apoplexies même, survenir sous l'influence d'une pareille cause.

Quant à changer la nuance de vos cheveux, à les remettre dans leur couleur primitive, reportez-vous pour cela à ce que tout à l'heure j'ai dit à Oscar; je n'aurais rien de plus à vous enseigner sur ce point.

A quiconque maintenant ne tiendrait pas à remplacer ses cheveux perdus au moyen d'autres cheveux, je conseillerais le bonnet de coton, ou mieux encore le bonnet de soie. Les impressions atmosphériques froides, sur une tête dégarnie de cheveux, déterminent fréquemment des *rhumes de cerveau*, des maux de dents, des maux de gorge, des maux d'yeux, des maux d'oreilles, et différentes autres affections qu'il importe d'éviter.

Déjà, messieurs, je vous ai dit un mot de l'action des rayons solaires sur la tête non couverte; je ne dois rien ajouter ici à cette occasion : tout le monde comprendra parfaitement que s'il y a du danger à rester nu-tête en plein soleil, et cela quand on a tous ses cheveux, ce danger sera bien plus grand encore quand la tête se trouve dégarnie de ces mêmes cheveux.

Dans les temps froids, se faire couper les cheveux trop près de leurs bulbes, c'est s'exposer volontairement à des accidents cérébraux, à des maux d'yeux, à des maux de gorge, à des fluxions et à des névralgies dentaires, à des écoulements purulents par les oreilles, à différentes affections du cuir chevelu, etc.

J'arrive à vous, mes deux autres amis : écoutez..

Le visage, ce miroir fidèle qui reflète aux yeux de tous, les caractères de la bonne comme de la mauvaise santé, et dans lequel viennent se peindre incessamment tant de pensées, tant de passions, tant de sentiments divers... Le visage, cette source de tant de bonnes, de tant de mauvaises choses... de tant de joies, de tant de chagrins, de tant de regrets!... est le trône éclatant d'où la beauté, cette reine si puissante, commande au monde avec tant de despotisme; aussi le visage est-il la partie du corps pour laquelle l'homme, en général, se montre le plus complaisamment occupé... le plus religieusement soigneux...

Tous les matins, en effet, au moyen de la main, d'un linge, ou d'une éponge fine et d'eau, chaque individu soigneux de sa personne, se nettoie la figure; et les soins journaliers que commande la propreté, sont en même temps des soins voulus par l'hygiène, et qui préservent de différentes maladies.

Pour ce *lavabo* de chaque jour, l'éponge fine imbibée d'eau me paraît le moyen à préférer. *Le frotti* de l'éponge est doux, il enlève mieux que celui pratiqué avec le linge, la matière grasse de la peau, et puis, l'emploi de l'éponge présente beaucoup d'économie...

Une fois lavé, on doit s'essuyer avec un linge propre et fin, et passer ce linge avec d'autant plus de soin, qu'on se connaît l'épiderme plus délicat.

A moins de circonstances particulières qui ne s'y opposent, je conseille l'usage de l'eau froide en toute saison, l'eau chaude relâche les chairs, ternit la peau, favorise le développement des rides..

A l'occasion des soins journaliers dont je parle, je dois recommander surtout d'apporter une attention toute particulière à ceux qui sont relatifs à certaines parties de la face : le front, la racine des cheveux, le pourtour du nez et celui des lèvres, le derrière des oreilles et l'angle interne des yeux... Ce petit conseil, tout vulgaire qu'il peut vous paraître, messieurs, ne laisse pas que d'avoir son importance; on a vu des dartres plaquer le derrière des oreilles, on a vu des éruptions dégoûtantes siéger à l'entrée des narines, on a vu des tumeurs et des fistules lacrymales, etc. résulter de la malpropreté des oreilles, du nez, du grand angle de l'œil, etc...

Je dois m'élever ici contre une habitude assez généralement répandue : l'habitude d'arracher de vive force les pilosités qui se développent à l'entrée des narines... Sachez, messieurs, qu'une telle manière de faire, expose à des affections fort graves de ces parties...

Chacun connaît les soins de propreté que nécessite la sécrétion de mucus s'opérant au sein des cavités nasales. Je me bornerai à une seule observation sur ce point : c'est que le mouchoir tissé de fils de lin, ou de fils de chanvre, est préférable au mouchoir de fils de coton et au foulard de soie, ces derniers s'imbibant moins facilement du produit qu'ils sont destinés à recevoir.

Maintenant, est-il nécessaire de laisser croître sa barbe, de porter barbe à la François 1er... ? Vaut-il mieux au contraire, raser celle-ci au fur et à mesure de sa pousse ?...

— Oui, pour ceux qui aiment les barbes longues.

— Non, pour ceux qui ne les aiment point... Cela, messieurs, est affaire de mode ou de caprice.

Seulement, aux porteurs de luxuriantes barbes, je recommanderai la plus excessive propreté, et je défendrai de se défaire de leur barbe, dans les saisons très-froides... d'une telle imprudence, il peut résulter des maux de dents, des maux de gorge, des névralgies faciales, etc. On conçoit en effet que la coupe de la barbe dans de pareils moments, ce serait comme le rejet d'un vêtement recouvrant une partie qui depuis longtemps aurait perdu l'habitude de rester nue.

Aux porteurs de longues barbes, je donnerai encore le conseil de ne pas dédaigner de s'assurer par quelques recherches, si la présence d'une longue barbe ne coïnciderait pas le plus ordinairement avec une face pâle, terne, fanée, dépourvue de ce coloris si frais, si brillant, si envié de chacun et de tous.... La question présente assez d'intérêt pour que l'on prenne la peine de chercher à convenablement la résoudre..

Aux hommes qui se font la barbe ou qui se la font faire, je recommanderai d'être excessivement soigneux de leurs rasoirs, ou de ceux avec lesquels on les rase, et de ne jamais faire usage de savons trop alcalins... les savons dont on se sert dans le ménage pour la lessive, doivent être rejetés ; ils sont par trop irritants... On sait qu'un rasoir malpropre, ou qui a servi dans de certaines circonstances, peut déterminer différents maux ; on sait aussi que l'eau tiède facilite la coupe de la barbe, et que rien ne rend le rasoir plus doux, que l'immersion momentanée de celui-ci dans de l'eau très-chaude. On sait enfin que plus on se fait la barbe fréquemment, plus abondamment elle pousse, et plus vite elle blanchit.... à chacun à tirer parti de ces données...

La barbe faite, il faut se laver avec de l'eau pure et s'essuyer avec soin...

Tous les vinaigres de toilette dont on raconte merveilles, toutes les eaux de beauté, les crêmes d'Hébée, etc., etc,, dont on prêche si haut les admirables propriétés, sont très-bonnes, sans aucun doute : mais.... pour ceux qui les vendent, seulement... la beauté, la fraîcheur, la pureté de la face sont liées à des conditions de santé et d'individualité, tout à fait insubordonnées à l'action de semblables agents.... je vous fais grâce, messieurs, du plâtrage, du peinturage de la face, de toutes les préparations trompeuses, et qui ne sont pas toujours sans dangers, à l'aide desquelles certaines personnes s'efforcent de redonner à leur visage, une fraîcheur, un air de jeunesse et de santé qui les a fuies, — effrayé de leurs habitudes et de leurs déréglements... Grâce à Dieu, dans nos campagnes nous ne connaissons point tous ces mensongers expédiens, et fasse le ciel que nous les ignorions toujours, en même temps que les circonstances particulières auxquelles ils ont dû de naître...

Le cosmétique le plus efficace, le cosmétique que je conseille à chacun, comme à tous, c'est l'eau pure, additionnée parfois d'un peu de savon fin, ou de quelque substance mucilagineuse ; un régime convenable, une vie régulière et la tempérance en toutes choses...

Arrivons aux soins hygiéniques qu'il convient de donner à la bouche.

Je dois vous dire d'abord, messieurs, que la surface buccale jouit d'une puissance d'absorption excessivement grande : qu'il est d'observation que des liquides alcooliques gardés dans la bouche, peuvent occasionner l'ivresse ; que des médicaments employés en frictions sur la langue ou sur d'autres parties de la cavité buccale, peuvent amener la guérison de certaines maladies; que le contact de substances vénéneuses avec la membrane interne, de la bouche, peut déterminer de véritables empoisonnements et que de la présence de certains virus contagieux sur cette membrane, il peut surgir des affections de mêmes natures que celles dont proviennent ces virus.... un baiser sur la bouche, un verre, une pipe, une cuilière, ont suffit, fréquemment, pour la transmission de bien terribles maladies !.. Inutile d'insister davantage sur ce point, les faits précités parlent assez haut d'eux-mêmes...

Toute personne soigneuse doit, chaque matin, se laver la bouche avec de l'eau tiède, et se nettoyer les dents à l'aide d'une brosse douce et d'eau ; ces soins de propreté, après l'action du cure-dents de plume, ou de bois, seraient aussi très-utilement mis en usage après les repas, et, ne vous récriez point, messieurs, contre un pareil conseil, qui, de prime-abord, pourrait à quelques-uns paraître du luxe... Oh ! non, non ce n'est pas du luxe ; tant s'en faut : c'est l'indispensable moyen de se conserver longtemps la beauté, l'intégrité d'organes extrêmement précieux.

Je dois vous dire de suite, qu'il faudra d'autant plus insister sur les soins dont je parle, que les dents seront plus belles, qu'elles offriront un plus beau blanc, un œil d'un plus agréable azur : ces teintes si enviées se liant constamment avec un émail moins résistant, avec un ivoire moins dense et moins solide.

Les dents à reflet jaunâtre sont moins agréables à la vue, sans aucun doute, mais cet inconvénient est racheté au centuple par une inaltérabilité, une solidité beaucoup plus grande... vous n'inférerez pas de là, cependant, la mensongère supposition que les possesseurs de ces excellentes dents peuvent se dispenser d'en avoir grand soin également : aucun de vous, j'en suis certain, ne me fera l'injure d'avoir été si mal compris.

Quand on néglige les soins de propreté dont je parle, les dents se gâtent, se carient plus vite ; elles se salissent de taches brunâtres; elles se déchaussent, s'allongent sous l'influence du limon et du tartre qui s'amasse à leur base ; les gencives se retirent, deviennent malades ; l'haleine devient fétide, et, dans un âge plus avancé, les quelques dents qui restent, se trouvant plaquées de tartre, sont d'une hideur repoussante, de longueur et d'aspect...

Pour s'opposer le plus qu'il est possible à un pareil état de choses, et afin d'y remédier quand il ne fait que commencer à se manifester, et que l'intervention du dentiste n'est point encore devenue indispensable, il faut, tous les huit ou dix jours, se servir avec la brosse de quelque liqueur, de quelque poudre dentifrice, agissant un peu plus activement sur l'émail recouvrant la matière osseuse de la dent... Mais c'est alors surtout, messieurs, qu'il faut se méfier de tous ces dentifrices merveilleux dont les trompettes du charlatanisme font résonner si haut les miraculeuses propriétés... Les eaux, les poudres et les opiats qui rendent les dents éblouissantes de blancheur, et cela, dans l'espace de quelques secondes, contiennent assurément, soit de l'acide muriatique, soit de la crême de tartre, soit quelque autre mordant de même nature... et l'effet ainsi obtenu, ne l'est jamais qu'au plus grand préjudice des dents... ces préparations attaquent, ramollissent, usent, détruisent l'émail dentaire, puis, l'ivoire même de la dent...

La meilleure poudre dentifrice à employer, c'est la poudre

très-fine de charbon de bois, et la liqueur la plus efficace à mettre en usage, c'est l'eau distillée de fleurs d'orangers... Quand des circonstances particulières rendent ces deux dentifrices infructueux ou insuffisants, c'est à la science, à la science, retenez-le bien, et non au charlatanisme, qu'alors il convient de s'adresser.

Les dents, une fois recouvertes de tartre, ne peuvent être débarrassées de ce plâtrage que par la main du dentiste.

Ajouterai-je, en terminant ces considérations, messieurs, qu'une grande cause encore de la destruction des dents, ce sont les subites alternatives de température qu'éprouvent nécessairement celles-ci, surtout pendant les repas? Vous répéterai-je que si le demi-verre de vin après la soupe ôte un écu de la poche du médecin, c'est pour en mettre deux dans la bourse du dentiste? Mais tous, je crois, vous êtes suffisamment édifiés sur les dangers des brusques et soudaines impressions de températures opposées sur les diverses parties de notre économie, et chacun de vous connaît le vieil et quelque peu mensonger proverbe de l'obligé demi verre de vin.

Fréquemment je suis consulté, messieurs, pour des tintements, des sifflements, des bourdonnements, des bruits d'oreilles excessivement importuns, et qui, bien souvent dégénèrent en dureté de l'ouïe, voire même en de véritables surdités.

Il résulte d'une longue expérience acquise, que, dans un très-grand nombre de cas les accidents dont je parle tiennent au défaut de propreté des oreilles, à l'accumulation, dans le conduit auditif, du produit cérumineux qui s'y sécrète. Il est donc d'une excellente hygiène de fréquemment débarrasser l'intérieur des oreilles d'une matière dont l'aspect inspire un dégoût si général, et dont la trop grande abondance devient si dangereusement nuisible. Seulement, il faut prendre garde de ne pas faire pénétrer le cure-oreille trop profondément, afin d'éviter le désagrément d'une douleur assez violente, et les inconvénients qui se trouvent attachés à la lésion d'organes extrêmement délicats.

Aux médecins seuls il appartient de désobstruer les oreilles, quand celles-ci se trouvent fermées par un bouchon de cérumen.

On a vu ce cérumen, ainsi accumulé dans les oreilles, s'y corrompre, y déterminer des suintements d'une odeur telle, qu'attirée par cette odeur, la mouche à viande, la *mouche vivipare*, a déposé ses larves à l'entrée du conduit auriculaire, et que plus tard on a retiré de ce conduit de véritables *asticots*, dont la présence était la cause de graves accidents!...

Vous dites, Joseph, que dans le cours du mois d'août dernier, vous avez été effrayé par la présence, sur votre oreiller, d'une perce-oreille, et vous me demandez ce qu'il y aurait à faire si un pareil insecte s'introduisait dans le conduit auditif.

Déjà la même question m'ayant été faite il y a longtemps par un autre ami, ce qui m'a fait me livrer alors à quelques recherches, je vais vous répondre en conséquence des faits, qu'à cette époque, je publiai dans le savant journal de la Société des sciences médicales et naturelles de Bruxelles.

La science enseigne que quand un insecte s'introduit dans l'oreille, il faut, lorsqu'on ne peut l'en retirer aussitôt, s'empresser de faire une injection d'huile dans le conduit auditif.

Il résulte des recherches auxquelles je me suis livré relativement au forficule, que celui-ci périt beaucoup plus vite dans l'urine que dans l'huile; il résulte aussi de ces mêmes recherches, que l'action *insecticide* de l'urine est encore beaucoup plus prononcée à l'égard de la grosse fourmi des bois.

Au besoin, messieurs, vous pourrez tirer parti de ces faits.

Parlons maintenant des mains et des pieds.

La main, cette belle, cette si précieuse partie du corps, doit être entretenue dans la plus extrême propreté.

Les ongles doivent être coupés en rond. Inutile de recommander de ne pas rogner les ongles trop courts. Inutile de parler des soins de propreté auxquels doivent nécessairement s'astreindre ceux qui portent les ongles très-longs. Chacun est suffisamment édifié sur ce point.

Les mains seront lavées une fois au moins avant chacun des repas, et l'on se servira, pour cela, d'eau pure, d'eau et de savon, d'eau de son, ou d'une des pâtes à ce destinées, suivant les circonstances, et selon les habitudes que certaines positions sociales auront fait adopter.

La main plébéienne, plus fréquemment lavée et mieux soignée, serait à peu près constamment à l'abri des infinies crevasses qui font tant souffrir le travailleur.

Quand ces crevasses existent, un excellent moyen de s'en débarrasser, c'est de recourir à des onctions journalières avec la pommade suivante, que je crois devoir faire connaître à l'homme de peine sujet aux crevasses; il m'en saura quelque gré... C'est encore de la thérapeutique, messieurs; mais l'homme des champs ne consulterait point un médecin pour ses crevasses; c'est un trop petit mal. — Il en souffre beaucoup pourtant!... Il a grand tort, c'est vrai; mais que voulez-vous!... il est ainsi fait.

Prenez: moelle de bœuf, 30 grammes; graisse de rognons de veau, 60 grammes; miel et huile d'olive, de chaque, 15 grammes; camphre en poudre, 2 grammes.

Faites fondre au bain-marie, ou sur les cendres chaudes, en remuant à mesure avec un petit morceau de bois.

En faisant matin et soir les onctions précitées, et en portant jour et nuit un gant de peau, et toujours le même gant, les guérisons seront plus promptes et plus sûres.

Les pieds, eux aussi, doivent être tenus dans la plus grande propreté. La transpiration si désagréablement odorante qui s'en exhale, et la rapidité avec laquelle ils se salissent, rendent indispensables de fréquents lavages.

Un bain de pieds pris chaque semaine est un excellent moyen de se préserver des cors, des durillons, des crevasses, etc., de toutes ces choses qui font tant souffrir ; c'est en même temps une pratique réclamée par d'autres raisons d'hygiène.

La coupe des ongles mérite ici une attention toute particulière, et qu'il n'est pas du tout indifférent de suivre ou d'enfreindre. Ceux-ci doivent être taillés carrément, et sans que jamais leurs angles se trouvent abattus. C'est bien souvent pour avoir coupé en rond les ongles des orteils, que l'on est devenu en proie à une maladie horriblement douloureuse, *l'ongle rentré dans les chairs*, et dont la guérison nécessite le plus ordinairement l'arrachement partiel ou total de cette substance cornée.

Il faut bien se garder de faire usage de chaussures ou trop étroites ou trop larges ; ces deux extrêmes de la chaussure sont des causes également puissantes au développement des cors. Un soulier trop étroit, par la pression continuelle qu'il exerce sur les orteils, y détermine la formation de durillons. Un soulier trop large produit le même effet par le petit choc et le frottement répété de ces parties à chacun des pas que l'on fait.

Aux travailleurs dont les pieds sont fréquemment dans l'eau ou dans la terre humide, je conseille le graissage à chaud de la chaussure, avec un mélange de suif, de cire et de résine. C'est un excellent moyen de se préserver de beaucoup de maladies. Il est à peu près inutile d'ajouter que cette recommandation est également applicable à toutes les personnes dont les membres inférieurs sont exposés à l'action toujours si dangereuse d'une humidité prolongée.

Je ne vous parlerai pas des chaussures en caoutchoux ; ceux d'entre vous qui sont susceptibles de faire usage de ces chaussures n'auraient certainement que faire de ce que je pourrais leur en dire.

Voilà, messieurs, les quelques règles hygiéniques dont j'ai cru devoir vous entretenir, en réponse aux demandes des amis qui ont provoqué ces diverses explications. Chacun de ces amis et chacun de vous puisera dans ces conseils ce qui lui paraîtra plus particulièrement nécessaire.

Demain, sur le désir que m'en ont manifesté plusieurs d'entre vous, nous aborderons l'important sujet de l'hygiène des professions. Quand je dis l'hygiène des professions, vous pressentez tous qu'il ne faut entendre ici que l'hygiène des professions qui sont les vôtres. Vous savez que nous devons surtout nous occuper de ce qui se rattache plus particulièrement à vos propres intérêts.

CHAPITRE DOUZIÈME

C'est avec une extrême satisfaction, messieurs, que je constate et l'empressement et l'exactitude avec lesquels vous vous rendez à ces réunions journalières. Je suis heureux et fier du nombre toujours croissant de mes auditeurs, je suis heureux et fier de voir fréquemment s'asseoir à vos côtés des hommes très-éclairés, pour lesquels la pensée qui m'anime n'est point restée incomprise, et qui assurément, de ces causeries, ne peuvent rien emporter que la douce satisfaction de les avoir encouragées de leur présence. Je suis heureux et fier, quand, comme aujourd'hui, je vois se placer au milieu de vous un certain nombre de personnes étrangères à notre localité, qui ne craignent pas de braver l'inclémence de la saison, pour venir un instant m'écouter. Merci de ces encouragements, messieurs; je ferai ce qui dépendra de moi pour les faire tourner à votre profit.

Parmi les différentes professions qu'exerce l'homme, il en est un grand nombre qui n'apportent aucune modification à sa manière d'être, à la vie commune des individus; il en est d'autres qui exposent indubitablement la santé, mais contre les dangers desquelles l'accoutumance cuirasse, si je puis ainsi dire, les personnes qui les exercent; il en est un certain nombre enfin, qui, malgré les progrès des sciences, malgré la force de l'habitude, cette sorte de plaque d'assurance contre une infinité de maux, n'en continuent pas moins leur funeste et dépopulatrice influence.

Les professions exercées par chacun de vous, messieurs, m'étant parfaitement connues, voici les quelques conseils que je crois devoir plus particulièrement généraliser devant vous. Il vous sera facile, les uns et les autres, de puiser dans ces conseils ce qu'ils vous paraîtront plus spécialement renfermer d'applicable et d'utile.

Hommes de labeur et de peine, vous tous braves et intelligents ouvriers, si la nature vous a voués au travail, ne vous récriez point contre la vie active qui est la vie de chacun de vous. Sachez que les travaux manuels, que les exercices corporels auxquels vous vous livrez, vous garantissent de bien des maux! Sachez qu'une activité journalière est le plus sûr rempart que l'homme puisse opposer au vice, à ce fils si pervers de la molle oisiveté; sachez que, recouverts de l'égide du travail, vous évitez, vous bravez même une foule de maladies. Mais sachez également que si vous devez surtout à vos habitudes cette robuste santé que l'on vous envie, cette santé éprouverait assurément de moins fréquentes, de moins graves, de moins périlleuses atteintes, si vous n'abusiez pas de vos forces aussi souvent que vous le faites, et si vous ne la compromettiez point, cette santé, par d'aussi nombreuses, par d'aussi déplorables imprudences...

Voyons, que faites-vous, pour la plupart ? Si la nature vous a doués de cette force herculéenne qui fait l'admiration de vos camarades, combien de fois n'arrive-t-il pas que, par forfanterie ou par gageure, vous prenez une sorte de plaisir à soulever, à porter des fardeaux lourds, pesants, et beaucoup au-dessus de cette même force dont vous êtes si fiers !...

Eh bien ! messieurs, savez-vous à quoi l'on s'expose en agissant ainsi ?

On s'expose aux crachements de sang, aux fluxions, aux inflammations de poitrine et de bas ventre, aux hernies, etc., et malheureusement, peut-être, il en est plus d'un parmi vous qui pourrait appuyer de sa propre expérience toute la véracité des faits que je viens d'avancer.

Quelque chose de plus général encore, quelque chose qui se fait partout et par tous, c'est, vous le savez, messieurs, au moment où l'on cesse son travail, soit pour se reposer quelques instants, soit pour prendre ses repas, de négliger de se recouvrir des habits que l'on avait quittés, de rechercher avidement les endroits les plus ombreux, les plus frais, de se gorger de boissons qu'on ne trouve jamais assez froides, surtout quand il fait très-chaud, de se coucher directement sur la terre, et peu importe si cette terre se trouve chargée d'humidité... Et pourtant, l'exercice auquel on venait de se livrer avait fait ruisseler la sueur de tous les pores de la peau, avait mouillé, à la tordre, la chemise dont on est recouvert...

Rentre-t-on chez soi excédé de fatigue, surexcité par l'ardeur fébrile qu'un soleil brûlant fait circuler en l'organisme, vite on descend à la cave, on ingurgite avec bonheur quelques bonnes rasades de la boisson que l'on vient de se procurer ; on jette de côté casquette, gilet, souliers ; on recherche l'endroit le plus frais de son domicile ; fréquemment même on se place entre deux portes, afin de jouir plutôt de la sensation réfrigérante que l'on recherche avec tant d'insistance.

Pendant tout ce temps, la ménagère a disposé la soupe ; on se met à table, on dîne, et l'on se repose ensuite jusqu'au moment où l'heure appelle à la continuation des travaux.

Mais où fait-on le plus ordinairement cette méridienne ?

Dans une grange, sous quelque hangar, sur la terre elle-même à l'ombre d'un arbre... Les imprudents ! Des meilleures choses, ils font souvent les choses les plus mauvaises.

Si vous saviez, messieurs, combien sont pernicieuses les imprudences précitées !... Si vous saviez combien sont pernicieuses encore une foule d'autres imprudences analogues, qui aussi sont le propre de l'ouvrier !... Je n'avancerais assurément rien d'exagéré en affirmant ici que toutes ces imprudences réunies déciment plus de travailleurs que ne le pourrait faire la réunion des trois plus terribles fléaux qui puissent frapper l'humanité : la guerre, la famine et la peste.

Sans aucun doute, messieurs, la mort ne plane pas incessamment au-dessus de la chaumière du travailleur. Oh! non... non... Une maladie le frappe, il peut en guérir, et il en guérit souvent... Une mort prématurée ne jette pas le deuil, la désolation, la misère dans toutes les familles... Mais alors même qu'une aussi fatale terminaison n'a pas lieu, faut-il donc compter pour rien les souffrances que l'on endure, les dépenses qu'il faut faire, l'inquiétude que l'on éprouve et celle que l'on donne, le chômage forcé auquel le malade entraine nécessairement avec lui toutes les personnes qui le soignent?...

Si vous vous occupez de fouilles, de terrassements, prenez constamment vos repas à une certaine distance du lieu de votre travail; gardez-vous surtout de vous coucher et de dormir sur le monceau de terre que vous venez d'extraire; les miasmes qui s'échappent des terres remuées déterminent fréquemment des fièvres d'accès extrêmement tenaces.

Des gaz semblables, et que la science appelle du nom d'*effluves*, s'élèvent encore, au printemps, de la surface des prairies très-aquatiques, se font jour, pendant l'été et dans l'automne, par les nombreuses crevasses dont sont sillonnées les terres argileuses; ils s'échappent aussi des fumiers, des fossés ou des mares où l'on fait rouire le chanvre, et de tous les endroits où s'échauffent et fermentent des matières végétales en décomposition. Ces effluves deviennent la source de bien des maladies, de bien des épidémies même.

Il est donc très-important, messieurs, de se soustraire, autant qu'il est en soi, à l'influence de toutes ces effluves.

Ouvriers qui m'écoutez, à l'avenir soyez plus prudents, plus soigneux de votre santé. Ne négligez jamais de vous recouvrir aussitôt la cessation de votre travail. Au lieu de rechercher l'ombre, restez au soleil, surtout quand votre chemise est trempée de sueur. Promenez-vous en mangeant, au lieu de vous asseoir au frais. Ne buvez point avec abondance; buvez plutôt par petites gorgées, vous vous rafraîchirez bien davantage, et vous ne vous exposerez point... En somme, jamais ne faites rien qui puisse amener la suppression brusque de la transpiration dont vos corps ruissellent...

Rentrés chez vous, changez de linge; cette précaution est indispensable et possible à tout le monde. Rien n'est plus nuisible, en effet, que de laisser sa chemise mouillée se sécher sur soi. Et quel est celui, dites-moi, qui, s'il n'a pas assez de linge pour en changer comme il le désirerait, ne possède pas du moins plusieurs chemises, et quand une de ces chemises est trempée de sueur, ne pourrait pas, *au moins*, la faire sécher pendant qu'il en mouillerait une autre?

Il est à peine nécessaire d'ajouter, n'est-ce pas, messieurs, que cette chemise ressêchée, qui conservera toujours quelque chose du produit sécrétoire dont elle a été imbue, sera nécessairement plus saine toutes les fois que l'on aura eu le soin de préalablement la passer à l'eau.

Vous éviterez les courants d'air, vous choisirez mieux l'endroit où vous devrez faire la sieste; surtout vous ne la ferez jamais sur un tas de foin : l'acide carbonique qui s'en dégage vous donnerait constamment de grands maux de tête; il pourrait vous asphyxier... Le danger serait d'autant plus grand que l'on se trouverait plus rapproché du moment de la fenaison.

Un mot ici sur les courants d'air; il n'est peut-être pas inutile que chacun puisse apprécier soi-même l'action de ces courants.

Plus l'évaporation s'opère vite à la surface de nos corps, et surtout quand cette surface est mouillée, plus l'impression réfrigérante est grande, et plus on devient exposé aux maladies qui sont le résultat de cette réfrigération.

Vous avez pu, messieurs, vous convaincre de l'exactitude de cette proposition. Il n'est personne d'entre vous qui, couvert de sueur, ou au sortir d'un bain, pris au dehors surtout, n'ait ressenti une impression froide d'autant plus prononcée que l'on s'agitait davantage, ou que le vent soufflait plus fort. Il est un moyen bien simple de se rendre beaucoup plus ostensible encore l'explication de cette proposition, et ce moyen, le voici :

Tenez, messieurs, prenez ce petit flacon, versez sur les mains de plusieurs d'entre vous une petite quantité de l'éther qu'il renferme, et soufflez alors sur la partie mouillée, de manière à simuler un courant d'air.

Comme c'est froid ! dites-vous, comme c'est froid !... on dirait de la glace.

Il doit effectivement en être ainsi. La volatilité de l'éther étant très-grande, cette volatilité se prête merveilleusement à l'action vaporisante de l'air que vous soufflez dessus; d'où l'évaporation rapide qui s'opère; d'où la réfrigération excessive que l'on éprouve. Mais c'est assez, n'est-ce pas, messieurs.

Les personnes qui se trouvent obligées de travailler à peu près continuellement au milieu d'une atmosphère chargée d'humidité, ou dont les membres inférieurs sont presque habituellement en contact avec de l'eau, ont besoin de scrupuleusement surveiller leur hygiène. Elles doivent se vêtir d'habits épais, suffisamment chauds, faits de grosses laines; elles doivent, autant que cela se peut, soustraire leurs pieds à l'influence du froid et de l'humidité, au moyen des chaussures les plus imperméables; elles doivent s'efforcer de se procurer une nourriture abondante, saine, réparatrice et quelque peu stimulante. De cette manière, elles se trouveront bien moins fréquemment atteintes des bronchites, des rhumatismes, des pleurésies, des pneumonies ou fluxions de poitrine qui les frappent.

Les individus dont les travaux s'exécutent à l'abri des intempéries de l'atmosphère, et qui, pour la plupart, n'exercent que quelques-uns de leurs membres, ou ne font pas de grands mouvements, doivent être surtout extrêmement sobres, doivent ne jamais perdre de vue que les endroits dans lesquels ils travaillent, et qui, le plus ordinairement se trouvent trop bas, trop étroits, mal éclairés, ont besoin d'être tenus dans la plus extrême propreté, d'être exempts de tout le fouillis que si fréquemment on y rencontre, d'être suffisamment et convenablement aérés.

Les cordonniers, les tailleurs, etc., dont le corps est forcément courbé en avant, ce qui les assujettit à une certaine difformité de la partie inférieure du thorax, sont, par cela même, exposés aux mauvaises digestions, aux inflammations les plus graves de la poitrine, etc.

Tous ces ouvriers doivent souvent varier leurs positions, et profiter de tous les moments de loisir dont ils peuvent disposer, pour se promener au dehors, faire de l'exercice en plein air, afin de retrouver dans une atmosphère pure une partie de ce qu'ils ont perdu dans leur atelier. Ils doivent se garder surtout, au sortir de leur travail, de se condamner à un nouvel état sédentaire, en s'attablant dans un cabaret, comme beaucoup ont la mauvaise habitude de le faire, ce qui constamment ajoute encore à la gravité des prédispositions morbides qui dépendent de la nature de leurs occupations.

Toutes les personnes qui se livrent à des travaux sédentaires, soit manuels, soit intellectuels, doivent de toute nécessité, je le répète, recourir, entre ces travaux, à des exercices en plein air, et s'attacher surtout à choisir dans ces exercices ceux qui mettront le plus en mouvement les membres qui sont restés inactifs. Elles parcront, de cette manière, aux plus sérieux inconvénients.

L'homme n'est pas né pour l'oisiveté. Si des travaux trop pénibles, trop au-dessus de ses forces, ruinent sa santé, usent vite sa vie, l'inaction, la vie trop sédentaire, l'influencent d'une manière plus dangereuse encore. C'est dans un mélange bien pondéré d'exercice et de repos que la santé devient meilleure, que la longévité devient plus grande.

Ainsi, les personnes que leurs travaux portent à une dépense excessive de leurs forces, interrompront fréquemment ces travaux, pour retremper dans un repos suffisant leurs muscles fatigués et affaiblis. Celles, au contraire, qui se trouvent obligées à une vie sédentaire, demanderont à des exercices appropriés le rappel à l'extérieur de l'excédant de vitalité qui se concentre nécessairement sur les organes intérieurs, et qui devient souvent la source d'affections organiques très-meurtrières.

Les ouvriers dont les organes respiratoires sont exposés à l'action de certains corps pulvérulents dont se charge l'atmosphère des lieux où ils travaillent, les batteurs en grange, les batteurs de craon ou de plâtre, les meuniers, les chaufourniers, les cardeurs et batteurs de laine, les tailleurs de pierre, les balayeurs de rue, etc. etc., sont exposés aux maladies aiguës ou chroniques de l'organe pulmonaire, aux bronchites, aux pneumonies, à la phthisie tuberculeuse, etc., et courent des dangers d'autant plus grands qu'ils respirent davantage de ces poussières, et que celles-ci sont plus dures, plus résistantes et plus ténues.

A ceux de ces ouvriers qui pourront le faire, je conseille le travail *le vent arrière;* aux autres, je recommande de se couvrir la face d'un masque approprié, ou tout bonnement d'un morceau de gaze mouillé. Ce moyen si simple, et qui ne coûte guère que la peine de le mettre et de l'ôter, deviendra le palladium de bien des maux, de bien des malheurs.

Les ouvriers employés à la casse des cailloux sont principalement exposés aux lésions de la face et des yeux. Ces ouvriers éviteraient tous ces accidents, en se couvrant la figure d'un masque fait d'une toile métallique appropriée.

Les meuniers, alors qu'ils rebattent les meules de leurs moulins, les maréchaux et les autres ouvriers qui battent le fer, et généralement tous ceux dont les organes visuels sont exposés aux accidents des corps étrangers, se préserveraient cependant d'une manière bien simple de ces graves accidents : il leur suffirait de porter des conserves, dans les moments surtout où ils se savent le plus exposés.

Les peintres en bâtiments, de même que tant d'autres ouvriers dont je dois m'abstenir de m'occuper ici, ne doivent jamais négliger la petite précaution du masque ou de la gaze mouillée, toutes les fois qu'ils broient à sec les couleurs, les matières si vénéneuses dont leur industrie commande l'emploi. A l'action irritante que ces corps pulvérulents portent dans les organes respiratoires, se joint nécessairement une intoxication souvent extrêmement grave, et qui décime un bien grand nombre de ces ouvriers.

Tout à l'heure, messieurs, en prononçant le mot peintre en bâtiments, une tête s'est vite relevée, et deux yeux dont j'ai compris l'expression ont rencontré les miens... Je vous demande la permission de dire à ce vieil ami combien je suis sensible à son témoignage de gratitude... Il me doit beaucoup, c'est vrai, mais il se doit beaucoup aussi à lui-même. Sa vie régulière, son extrême tempérance, son excessive propreté, l'excellente précaution d'aérer, de ventiler fréquemment son atelier quand il prépare ses couleurs, le masque de gaze dont il se couvre la figure quand il les broie, les quelques verres de limonade sulfurique dont il fait usage, les bains sulfureux auxquels il recourt quand surtout il s'est davantage exposé aux émanations de la céruse, tout cela lui permet, depuis longues années, de jouir d'une santé aussi bonne que possible. De temps à autre, il éprouve bien encore quelques dérangements de cette santé, et cela à l'occasion de son état. Déjà j'ai donné à ce cher peintureur un petit conseil qui le mettrait cependant tout à fait à l'abri des souffrances qui lui reviennent. Je ne sais si c'est indifférence, si c'est force d'habitude, de routine, si c'est....... Mais ne rougissez pas, mon cher; je serais désolé de vous être désagréable... J'ai voulu vous répéter devant ces messieurs, qui vous le rediront aussi quand ils vont le savoir, de laisser enfin, pour jamais, le blanc de céruse, et d'adopter le blanc de zinc, cette nouvelle peinture que le Gouvernement voudrait voir employée partout, dans l'intérêt de la santé des peintres, de même que dans l'intérêt de la santé des nombreux individus qu'incommodent également les émanations des peintures plombiques récentes.

Un mot actuellement sur les professions qui ne peuvent s'exercer qu'au milieu d'une atmosphère plus ou moins chargée des miasmes fétides et putrides qui s'échappent des matières animales qui font l'objet de ces professions.

Ce serait donner dans une erreur bien grande, que de penser que les individus qui embrassent les professions qui s'exercent dans de semblables circonstances sont, par cela même, voués à un état morbifique presque permanent, et partant, à une mort beaucoup plus prompte que ceux qui travaillent à l'air libre et pur des champs. Nous n'avons qu'à regarder autour de nous, nous n'avons qu'à constater la santé comparative de ceux d'entre nous qui se livrent aux unes comme aux autres de ces professions, nous n'avons qu'à jeter un regard en arrière, qu'à rechercher, dans le passé, si les artisans à professions qui paraissent si insalubres laissent plus des leurs sur le chemin de la vie que ne le font ceux des autres ouvriers qui semblent se trouver dans des conditions sanitaires bien préférables, et nous demeurerons vite convaincus que leur santé, que leur existence ne se trouve pas plus en danger que celles des autres travailleurs.

Ces artisans, comme tant d'autres, jouissent des bienfaits de l'accoutumance, de la force de l'habitude qui les aguerrit, qui les cuirasse contre les dangers auxquels les expose leur métier. Et puis, les travaux rudes auxquels ils se livrent font souvent ruisseler la sueur de tous les pores de leur peau, ce qui les débarrasse d'autant du poison septique que nécessairement ils absorbent.

L'hygiène conseille à ces ouvriers la propreté la plus absolue, le renouvellement fréquent de l'air de leurs ateliers, un bon régime alimentaire, des vêtements appropriés à la plus ou moins grande humidité dans laquelle ils se trouvent, l'usage des bains, des boissons acides, de quelques doses de liqueurs spiritueuses. Elle leur conseille encore de faire de l'exercice en plein air, de répéter fréquemment ces exercices, et de ne jamais faire aucun excès.

Je dois appeler particulièrement ici toute l'attention des bouchers, des bergers, des tanneurs, des écarrisseurs, des marchands de peaux, etc., de tous ceux qui manient des chairs, des laines, des dépouilles animales, sur une maladie extrêmement grave à laquelle ils se trouvent plus particulièrement exposés par leur profession, qui d'un moment à l'autre peut les atteindre;

les faire horriblement souffrir, les tuer même, s'ils ne se hâtent d'y porter remède : je veux parler de la pustule maligne, du charbon.

Tous les jours, messieurs, vous nous voyez pratiquer une petite opération, la vaccine, et le résultat de cette petite opération vous prouve, d'une manière absolument indubitable, qu'il suffit d'une bien petite égratignure pour faire pénétrer un virus dans l'organisme... Ici, c'est vrai, c'est un virus bienfaisant, un virus dont les effets ont quelque chose de prodigieux, de surhumain ; mais ce n'en est pas moins un virus qui a pénétré dans l'économie par la petite porte qu'on lui a ouverte, auquel on doit les effets miraculeux que nous connaissons tous... Il est donc tout à fait ordinaire de voir une égratignure analogue, une piqûre, la plus petite érosion même, permettre la pénétration d'un virus désorganisateur, d'un virus destructeur, du virus qui donne le charbon, virus dont je veux vous dire un mot.

Vous frémiriez d'épouvante, messieurs, si je déroulais devant vous les tableaux saisissants que la science me permettrait, à cette occasion, de placer sous vos yeux. Qu'il me suffise de vous dire que l'on s'expose aux plus terribles, aux plus funestes accidents, quand on manie, sans de bien minutieuses précautions, des chairs, des laines, des peaux d'animaux morts de maladies charbonneuses. Vous vous rappelez tous, du reste, l'histoire de ce marchand de peaux, qui avait l'imprudence de conserver pendant plusieurs jours, de faire sécher sa marchandise dans sa propre demeure, et qui a tant souffert d'une tumeur charbonneuse qui s'est développée sur sa joue, et qui, sans des secours prompts et énergiques, l'eût infailliblement fait succomber... Eh bien ! c'était une mouche, pourtant, qui, après avoir sucé le putrilage d'une des nombreuses peaux au milieu desquelles habitait, vivait, couchait cet homme, lui avait, pendant son sommeil, inoculé ce venin !...

Que cet exemple, donc, serve de leçon, rende plus soigneux, plus prudent...

Que tous ceux qui manient des dépouilles animales, des dépouilles suspectes principalement, ne le fassent jamais quand ils ont aux doigts les plus légères écorchures, et que constamment après leur travail, ou pendant ce même travail, quand cela paraît nécessaire, ils se lavent les mains avec de l'eau fortement vinaigrée, de la lessive de cendres, ou mieux encore avec de l'eau chlorurée ou de l'eau de chaux.

Pour vous démontrer une fois de plus, messieurs, combien de malignité possède le virus du charbon, je vous dirai qu'un savant médecin-vétérinaire que nous connaissons tous, a tout récemment failli devenir victime de ce virus. Il venait de cautériser avec le fer rouge une tumeur charbonneuse; la main qui opérait, bien qu'assez éloignée, se trouvait cependant entourée du nuage de fumée résultant de la cautérisation ; à l'un des doigts, il se trouvait une très-légère écorchure, cette érosion devint une porte que franchit le poison, et sans de prompts et rationnels secours, on eût pu avoir à déplorer un grand malheur de plus... L'opérateur, de qui je tiens ce fait, *et qui assure* n'avoir point eu d'autre contact avec le virus charbonneux, en a été quitte pour ses souffrances, et pour le laps de temps pendant lequel il lui a été impossible de se servir de sa main.

Vous, savants, vous, messieurs, qui de ces leçons ne pouvez rien emporter qui soit susceptible de vous éclairer davantage, emportez du moins les sentiments de profonde gratitude que je vous adresse, et soyez assez bons pour venir fréquemment nous honorer de votre présence.

C'est à peine, messieurs, si je viens d'effleurer ce vaste sujet qu'il m'a fallu toucher. Je n'en crois pas moins que le peu qu'il m'a été possible de vous dire, vous sera profitable.

Je serai heureux, si j'ai pu contribuer à vous garantir de maladies terribles qui, je vous le répète, quand elles ne tuent point, forcent nécessairement à une interruption de travail, à des dépenses souvent excessives, à des privations toujours bien cruelles, de maladies qui, en laissant même de côté toutes les souffrances qu'elles donnent, toutes les inquiétudes qu'elles font naître, tout le danger qu'elles font courir, sont toujours beaucoup trop, deviennent fréquemment de bien terribles fléaux dans la vie d'un ouvrier...

Pour tous, messieurs, la maladie est une des choses les plus profondément malheureuses; pour l'ouvrier, c'est une véritable calamité.

Quand le fils du travail est étendu sur un grabat de souffrances, quand les bras qui gagnent le pain quotidien de la famille sont réduits à l'inactivité, trop souvent, hélas! le produit des sueurs de chaque jour disparaît bien vite... la petite armoire se trouve bientôt veuve du petit pécule que l'on y avait caché, les meubles sont vendus les uns après les autres, on se défait peu à peu de son linge... on vend tout... pour avoir de quoi soulager le malade, pour procurer à l'infortunée famille l'indispensable morceau de pain...

Quand le chef de la pauvre famille revient à la santé, c'est peu encore que tout cela... On se remet au travail, on redouble d'efforts, et, la Providence aidant, on oublie dans des jours meilleurs les malheureux jours que l'on vient de traverser... Mais quand la mort arrive, oh! alors quel terrible malheur! quel affreux dénûment!...

Il n'y a plus un sou, il n'y a plus à vendre ni linge ni meuble... rien... et pourtant les enfants crient du pain!... du pain!... Pauvres enfants!... ils ne savent guère de quel coup ils viennent d'être frappés!... Mais la charité est là, messieurs... et après avoir rempli le dernier, le plus pénible, le plus douloureux de tous les devoirs, la désolée mère vient puiser à cette source sacrée ce que de trop débiles mains restent impuissantes à lui procurer... Pauvre mère!!!...

Sans aucun doute, mes chers amis, j'admire avec vous la précieuse, la sublime source dans laquelle la pauvre délaissée veuve vient ainsi puiser un allégement à ses maux ; mais tous vous n'en conviendrez pas moins avec moi que cette source, si féconde même qu'on puisse la supposer, jamais n'approchera de l'abondance de cette autre source dans laquelle puisaient chaque jour les deux bras de celui qui n'est plus,..

Un mot encore, messieurs, et ce sera le dernier pour aujourd'hui.

Si constamment chacun doit faire tout ce qui dépend de soi pour la conservation de sa santé, ce n'est pas seulement de la santé présente qu'il faut s'occuper, il faut songer aussi à la santé à venir.

Si la santé, messieurs, c'est le bien-être, c'est la félicité, c'est la vie,... la possession de ce qu'il faut pour l'entretien de cette santé, l'épargne, cette poire que l'on conserve pour la soif, et qui un jour permet cette possession, devient à son tour la santé, le bonheur, l'existence.

La paresse, le chômage, la funeste habitude de fêter trop souvent, le vagabondage, l'intempérance, conduisent à la misère, à la ruine, à la criminalité!

L'assiduité au travail, la bonne conduite, l'amour de l'ordre, la tempérance, les mœurs pures, amènent le bien-être, l'épargne, l'aisance, la félicité.

Les années s'accumulent rapides, incessantes; une époque vient où la vue faiblit, où la main tremble, devient inhabile, où la force reste impuissante, où la machine entière se courbe sous la main de plomb de la sénilité; une époque où l'organisme éprouve un impérieux besoin de tant de douces, de tant de bonnes choses... et où forcément hélas! le salaire baisse; il deviendrait indispensable pourtant que ce salaire pût être augmenté.

Qu'elle est savante, messieurs, la main qui sait graver dans le cœur de tous le précepte si précieux qui peut parer à tant de maux! Ce précepte n'est pas long pourtant : un seul mot le renferme, et chacun sent ce mot vibrer en soi... Mais l'allusion déjà n'en est plus une : tous vous me devinez.... Oui, messieurs, ce mot, ce sublime mot, c'est la PRÉVOYANCE.........

Et qui ne sait, que pour l'immense majorité des hommes, c'est l'emprunt fait au présent, qui seul peut assurer l'avenir?...

Merci, messieurs, merci!... Vos applaudissements me prouvent que mes conseils seront mis en pratique, et que si la voix qui chaque soir frappe vos oreilles part d'un cœur qui vous aime, cette voix rencontre mille échos sympathiques en des cœurs reconnaissants!...

Je me proposais, messieurs, de revenir aujourd'hui sur l'important sujet des habitations, dont je ne vous ai dit que quelques mots par trop insuffisants; mais plusieurs d'entre vous m'ont demandé ce que je pense de l'usage du tabac; je vais donc m'empresser de les satisfaire.

CHAPITRE TREIZIÈME

Le tabac, de même qu'une foule de choses plus ou moins utiles, plus ou moins nuisibles, a eu ses partisans comme il a eu ses détracteurs.

Mon intention, assurément, n'est pas de vous reporter aux temps où des souverains lançaient des ordonnances qui proscrivaient le tabac; à ceux où un czar de Russie déclarait coupable de la peine de mort, ou tout au moins passible de l'amputation du nez ou de l'ablation des lèvres tout individu qui se livrait à l'acte soit de priser, soit de fumer; aux époques et plus reculées et plus rapprochées de nous, où cette plante, au contraire, était employée avec une sorte de fureur enthousiaste, où l'on fumait partout, partout, jusque dans les églises,.. ce qui, de la part de plus d'un chef de la chrétienté nécessita de fulminantes bulles d'excommunication... Je ne vous dirai rien non plus de ces temps où de nombreuses et charmantes dames rangeaient la pipe parmi les plus précieux de leurs bijoux; ces choses, tout intéressantes qu'elles peuvent être, m'entraîneraient trop loin de notre but à nous.

Vous tracer, le plus succinctement qu'il me sera possible, les avantages, les inconvénients, et les dangers du tabac, c'est ainsi, n'est-ce pas, que vous comprenez les quelques détails que vous attendez de moi dans cette causerie.

Si jamais, messieurs, vous n'aviez vu ni priser, ni fumer, ni mâcher du tabac, si jamais vous n'aviez ouï parler d'une pareille habitude, et si l'on vous disait que quelqu'un de votre connaissance déployât avec précaution un mouchoir bien propre, bien blanc, voire même un foulard des Indes, pour renfermer dans ce mouchoir quelque chose de sale, de noir, de puant, de dégoûtant,... vous vous récrieriez bien vite, n'est-ce pas, contre une semblable sortie. Je suis assuré même que si l'on accusait d'une telle action le maire, le curé ou le notaire, vous crieriez haro contre l'impertinent qui se permettrait d'avancer de pareilles choses : ce serait bien loin que quelqu'un d'entre vous voulût l'en croire.

Si l'on vous disait ensuite qu'après avoir soigneusement entortillé la chose sale dans le mouchoir, la personne en question introduisit sérieusement dans sa poche et le contenant et le contenu, oh! alors, où en seriez-vous?...

Mais si l'on ajoutait encore que cette même personne, qu'on vous aurait citée, a la fantaisie de s'introduire à tout instant dans les narines une poudre très-irritante, contre laquelle la membrane olfactive manifeste toute son antipathie par les brusques et fréquents éternuements à l'aide desquels elle cherche à se débarrasser de l'ennemi qui la touche.... si l'on vous disait que cette poudre deviendrait un des plus violents poisons si on l'avalait, à dose suffisamment élevée, bien entendu ; que cette poudre, par l'irritation incessante qu'elle entretient dans les fosses nasales, affaiblit l'odorat, nuit à l'intégrité du goût, impressionne d'une manière fâcheuse les voies où se font les larmes, porte atteinte à l'organe de l'intelligence ; que de l'avis de plus d'un savant l'usage habituel et abusif de cette poudre peut amener des polypes naseaux, des tumeurs et des fistules lacrymales, peut ébranler profondément tout le système nerveux, affaiblir la mémoire, déranger toute la machine, amaigrir, abrutir, énerver l'individu.... si l'on terminait enfin en établissant que la personne qui a contracté une telle habitude répand constamment tout autour d'elle une émanation bien pénétrante, et qui est loin assurément d'être un parfum ; que, dans de certaines circonstances, cette personne peut paraître atteinte de punaisie,... si l'on vous disait tout cela, et que vous fussiez dans les conditions dont je vous ai parlé, certainement vous ne pourriez croire qu'un tel état de choses pût exister... Il existe pourtant... Il s'opère à tout instant, au vu et au su de tous... Il s'est en quelque sorte identifié avec l'humanité... Mais poursuivons, continuons de nous diriger vers le but.

Je dois vous dire, messieurs, que le morceau de la plante narcotico-âcre que l'on s'amuse à mâcher, et que tout le monde connaît sous le nom prosaïque de *chique*, devient l'agent provocateur d'une salivation parfois très-abondante, mais qui constamment est suivie d'une sécheresse de la bouche toujours préjudiciable ; que l'action de chiquer détermine des vertiges, des nausées, des vomissements, surtout quand la tolérance de cette mastication n'est point suffisamment acquise ; que les glandes salivaires du chiqueur sont dangereusement influencées par l'irritation constante qui s'y trouve entretenue ; que ses dents se salissent, deviennent jaunes, que son haleine exhale une odeur repoussante, et que toujours son estomac et son cerveau finissent par recevoir de fâcheuses atteintes de l'habitude à laquelle il s'abandonne.

Une chique avalée par mégarde donnerait naissance à des accidents qui pourraient devenir extrêmement graves.

Arrivant au fumeur, je lui dirai que la fumée de sa pipe, de son cigare ou de sa cigarette présente absolument les mêmes inconvénients que la substance, le suc ou la poudre dont je viens de parler.

Si l'ingestion d'une dose suffisante de poudre, ou de jus de tabac, est susceptible de déterminer les accidents les plus formidables, et la mort elle-même, la fumée de tabac, elle aussi, peut devenir extrêmement dangereuse, à l'égard de certaines personnes principalement. On a vu cette fumée, par son absorption, et par l'action qu'elle exerce sur le système nerveux, à cause des molécules de nicotine qu'elle renferme, déterminer de véritables asphyxies. On conçoit d'après cela pourquoi, quand on n'a pas l'habitude du tabac, on se trouve si mal à l'aise au milieu de l'épais brouillard de tout endroit qui devient une tabagie.

Un fait sur lequel je ne dois point omettre de fixer toute l'attention du fumeur, c'est le crachotement parfois si désagréable et si ridicule dont il peut contracter l'habitude, et la perte de salive occasionnée par l'action de fumer. Le chiqueur, lui aussi, peut prendre sa part de cette petite observation.

Sachez, messieurs, que la salive est une liqueur des plus précieuses ; sachez qu'une extrême maigreur, que les affections les plus graves sont fréquemment le résultat de la déperdition de cette liqueur ; sachez que tout ce qui provoque ou favorise l'écoulement d'une grande quantité de salive doit être évité avec le soin le plus religieux.

Certains fumeurs trouvent une sorte de plaisir à fumer avec ce qu'ils appellent un *brûle-gueule* ; rien n'est plus dangereux que ce bout de pipe. Presque toute la *nicotine* contenue dans le tabac arrive ainsi dans la bouche, et principalement encore quand la pipe est fumée à fond, qu'on n'y laisse point ce que l'on appelle un *culot*. Ce culot lui-même ne doit point être fumé ensuite, à cause de la quantité de nicotine qui s'y est concentrée.

Des excoriations aux lèvres, et qui sont d'autant plus difficiles à guérir qu'elles se trouvent incessamment entretenues par la cause qui leur a donné naissance, de véritables cancers même, ont été plusieurs fois déterminés par le *brûle-gueule*, surtout, bien entendu, quand on se trouve prédisposé au développement de semblables affections.

Les personnes qui font usage du tabac, soit en poudre, soit comme masticatoire, soit au moyen de la pipe, etc., se soumettent donc volontairement à l'action d'un véritable poison ; et si l'on n'arrive point à la constatation d'un plus grand nombre d'accidents directs dus à l'action du tabac, c'est parce qu'on ne se met pas assez en quête de ces accidents, et parce que l'usage modéré ou la force de l'accoutumance atténue les propriétés toxiques de cette substance, permet d'y mieux résister.

On sait que les ouvriers qui se livrent aux différentes fabrications du tabac sont pris fréquemment de grands maux de tête, de vertiges, de tremblements musculaires, de coliques, de nausées, de vomissements, etc., qu'un assez grand nombre d'entre ces ouvriers, malgré l'espèce d'acclimatement auquel ils arrivent, deviennent sujets aux congestions passives, à un état cachectique tout particulier, qui altère, qui use vite même les meilleures constitutions.

On sait que des militaires ont maintes fois été pris d'accidents graves, pour avoir gardé trop longtemps sur la tête un schako dans lequel ils avaient placé une certaine quantité de tabac. Eh! qu'ai-je donc besoin de tant insister pour vous démontrer que le tabac est une substance extrêmement vénéneuse? Tous ne vous rappelez-vous point un procès fameux : je veux parler de l'horrible empoisonnement par la *nicotine*, dont les journaux ont tant retenti?...

On sait que l'habitude du tabac fait maigrir, altère la pureté des traits, flétrit la fraîcheur du teint, dessèche le nez, la bouche, la gorge et la poitrine. On sait que cette habitude dérange les fonctions digestives, nuit aux organes respiratoires, porte une atteinte profonde à tout l'arbre nerveux, à l'organe de l'intelligence en particulier, dont il finit par stupéfier l'action. On sait que cette habitude est surtout très-pernicieuse quand elle est contractée par des individus trop jeunes, par des enfants de 12 à 15 ans ainsi que cela se voit de plus en plus fréquemment de nos jours. Ce mal devient même si grand, qu'il est à désirer que l'administration s'efforce d'y mettre un terme.. Elle ferme l'entrée des cabarets aux jeunes gens au-dessous de 16 ans. Elle rendrait un grand service de plus si elle proscrivait l'usage du tabac à ceux qui en ont moins de vingt... Espérons que ce nouveau bien nous viendra.

Des médecins célèbres assurent que bon nombre de fumeurs et de chiqueurs périssent d'indurations du pylore, de cancers à l'estomac, parce que leurs fluides buccaux, qu'ils avalent, et leurs aliments, qui s'en trouvent imprégnés, deviennent, par la nicotine qu'ils renferment, une cause incessante d'irritation qui finit par amener ces incurables et si terribles affections.

Quand on voit le cancer de l'estomac sévir comme il le fait sur une aussi grande quantité d'hommes, comparativement au très-petit nombre de femmes qui s'en trouvent affectées, certes, il est logique de penser que l'habitude du tabac ne saurait être étrangère au développement de cette meurtrière et si désastreuse maladie...

On dit que le tabac est utile aux hommes de lettres!...

Si, parfois, le penseur trouve quelque bonne inspiration, au fond de sa tabatière, ou dans le nuage de fumée qui tourbillonne à ses yeux, s'il s'aperçoit d'abord que son intelligence s'alourdit quand il n'a pas sa tabatière, son cigare ou sa pipe, il acquiert bientôt la douloureuse certitude qu'il a plutôt perdu qu'il n'a gagné à l'emploi du tabac. Une fois la tolérance venue, l'heureuse stimulation disparaît... Il ne reste plus rien qu'un impérieux besoin, rien qu'un besoin dont la satisfaction est absolument stérile, rien qu'une habitude tout au moins inutile, fréquemment nuisible, toujours désagréable ou dégoûtante dans ses résultats, ses abus...

L'usage du tabac, ainsi que vous le voyez, messieurs, présente d'assez sérieux, même d'assez graves inconvénients pour que l'on y regarde *à cent fois* avant de contracter une pareille habitude.

Mais tout cela n'est rien encore, en comparaison de ce qui ne manque jamais d'arriver quand le tabac dont on se sert n'est pas pur, se trouve adultéré. Car fréquemment, dans les vues d'ajouter aux qualités du tabac, de modifier ces qualités, ou de lui en donner de nouvelles, on l'imprègne ou bien on l'additionne de substances irritantes, stupéfiantes, toxiques : d'opium, de sels délétères, d'oxydes métalliques, de verre pilé, etc., etc. Du train où nous allons en une foule de choses, je ne sais vraiment pas où nous nous arrêterons.

Je me hâte d'ajouter à ce que je viens de vous dire des diverses additions frauduleuses parfois faites au tabac, qui celui-ci, de lui-même, peut, dans de certaines circonstances, acquérir des propriétés extrêmement dangereuses et auxquelles on a dû déjà d'assez nombreux accidents : je veux parler des sels délétères dont s'imprègne constamment le tabac en poudre alors qu'il séjourne pendant un certain temps dans des boîtes de plomb, surtout qu'il y a été renfermé humide. On a trouvé par 250 grammes de tabac à priser conservé de la sorte, de 50 centigrammes à plus d'un gramme de ces sels plombiques ; ce qui donne de suite l'explication des accidents survenus qui se traduisent principalement par des coliques, des jaunisses, des gonflements d'os, des paralysies !... Oui, messieurs, l'empoisonnement saturnin peut amener de pareils accidents... C'est beaucoup, c'est plus qu'il n'en faut, n'est-ce pas, pour engager les priseurs à laisser désormais les boîtes de plomb dans lesquelles ils se complaisent à renfermer leur cher tabac, afin, comme ils le disent, de le savourer plus frais...

Mais, maintenant, tous les inconvénients du tabac ne se trouvent-ils pas rachetés par de nombreux avantages? Non, messieurs, non.

La science nous apprend que le tabac n'est guère utile qu'aux personnes molles, lymphatiques, très-obèses, qui ont besoin de cette sorte de stimulation. Il est même à remarquer que bon nombre des individus de cette constitution, après avoir essayé le tabac, d'après le conseil médical qui leur en avait été donné, ont été vite obligés de le laisser, tant il leur faisait de mal.

Ainsi, messieurs, d'après tout ce que nous venons de voir, il est bien et dûment établi que les personnes qui se mettent à l'usage du tabac, se soumettent par cela même, et tout volontairement, à une foule d'inconvénients, à des accidents même qui peuvent devenir très-sérieux.

L'habitude de la chique, de la pipe, du cigare ou de la prise, une fois bien établie, est très-difficilement déracinable, et cette habitude devient la mère d'une foule d'autres habitudes non moins préjudiciables : l'habitude de la boisson, du jeu, et de plus d'un autre genre de dangereuse dissipation.

Et tenez, messieurs, les inconvénients du tabac n'existeraientils rien que dans son inutilité, rien que dans l'impôt journalier qu'il prélève sur le pécule de chacun, rien que dans la puanteur du nez et la fétidité de l'haleine qu'il occasionne, rien que dans l'habitude impérieuse à laquelle il enchaîne,.... que je vous engagerais tous à ne jamais contracter une pareille habitude,... tous à rompre avec cette habitude.

Elle est bien puissante, je le sais; mais je sais aussi qu'une volonté ferme toujours sera plus puissante encore...

— Vous avez raison, docteur : vouloir c'est pouvoir, ainsi que l'a dit autrefois le plus sublime héros des temps modernes, cet autre libérateur de la France... Nous nous efforcerons de suivre votre conseil.

— Je suis charmé de votre détermination, messieurs. La victoire, j'en suis certain d'avance, est assurée à ceux qui seront persévérants.

S'il s'en trouve parmi vous, cependant, dont la lutte trop faible, la passion trop ardente laisse la victoire à l'habitude, qu'au moins ils ne perdent pas de vue que jamais il ne faut transiger avec les excès...

D'après les données que fournit la science, je dirais alors aux chiqueurs : N'avalez jamais votre salive en chiquant, à cause de la *nicotine* que nécessairement vous introduiriez ainsi dans vos estomacs, et lavez-vous soigneusement la bouche avant chacun de vos repas.

J'en dirais autant aux fumeurs, et je leur conseillerais de ne pas faire usage de tabac trop humide, ce tabac étant encore bien plus dangereux que le tabac sec. Je leur recommanderais de fumer à l'air libre plutôt que dans un appartement, de ne fumer leurs cigares ou leurs pipes qu'*à moitié*, et de rejeter l'autre moitié, qui contient constamment beaucoup de nicotine, celle-ci s'y étant accumulée pendant la combustion.

Je leur dirais encore qu'un excellent moyen d'atténuer, de presque anéantir, même, les propriétés nuisibles du tabac, c'est de se servir de pipes dont les tuyaux soient longs ou flexueux, à récipient ou pompe pour recevoir la nicotine, ou qui se trouveraient disposés de manière que la fumée du tabac n'arrive à la bouche qu'après s'être dépouillée, dans un réservoir d'eau qu'elle traverserait, de la majeure parite de la nicotine qu'elle renferme, de pipes, en un mot, qui, par un moyen quelconque, seraient réellement anti-nicotines.

Je dirais aux priseurs, qu'à part les inconvénients inséparables de la prise, ils ont moins que les deux autres à redouter les effets de la nicotine.

Quand ils sont jeunes encore de l'habitude du tabac, leur muqueuse nasale secrète un mucus abondant, et le tabac est vite expulsé au dehors. En un instant, du nez, ce mucus passe dans le mouchoir et du mouchoir dans la poche.

La vieille accoutumance a pour résultat une grande sécheresse des narines, et cette sécheresse devient à son tour un excellent moyen d'immunité : la nicotine ne se sépare point ; il lui manque un dissolvant.

A ces amis, je dirais toutes les petites choses que vous venez d'entendre, et je leur dirais une fois encore avec le Sage : « Usez,... mais surtout n'abusez pas. »

J'ajouterai en terminant le petit calcul que voici : dont vous-mêmes allez me fournir les chiffres, et qui, vous le trouverez avec moi, sans doute, devait aussi figurer au tableau dont je viens de vous présenter l'esquisse....

Jules, vous qui êtes un assez fort fumeur, mais qui ne me paraissez pas cependant un de ces fumeurs qui ont continuellement la pipe à la bouche, ayez donc l'obligeance de nous dire, à combien par jour vous pensez pouvoir évaluer ce que vous coûte le tabac que vous employez ? — A vingt centimes au moins. — Et vous, Arthur, qui ne fumez que des cigares, faites-nous le plaisir de nous faire connaître aussi à combien par jour s'élève la consommation que vous en faites ? — Je ne saurais trop préciser; mais, en moyenne, je suis sûr que j'en fume au moins pour cinquante centimes, sans compter, bien entendu, tous ceux que j'offre à mes amis... Jules, vous dites également que dans les vingt centimes dont vous nous parlez, vous ne comprenez pas non plus toutes les pipes d'usage que vous offrez, ni toutes celles qui vous sont offertes...

Actuellement, messieurs, calculons :

On fume en général depuis quinze jusqu'à soixante-dix ans, quand la vie ne se prolonge pas davantage... Eh ! bien, durant ces cinquante-cinq années, celui qui a fumé dans une pipe, a dépensé l'énorme somme de 3,432 francs ! ! et celui qui a fumé des cigares, a augmenté ses dépenses du chiffre effrayant de 9,900 francs ! ! !... Voyez donc à quel chiffre nous arriverions si nous prenions pour type de plus grands fumeurs encore, — et ils ne sont pas rares, vous le savez, — et si nous ajoutions aux chiffres précités, toutes les pipes, tous les cigares fumés par les amis; tous les petits et tous les grands verres, et les autres choses semblables, auxquels l'habitude du tabac entraîne.... de pareilles dépenses pour quelque chose d'absolument inutile !.... ces dépenses seraient-elles seules, ne seraient-elles accompagnées d'aucune autre sorte d'inconvénient, que, déjà, certes, elles pourraient fournir matière à de bien sérieuses, à de bien importantes méditations... Maintenant, réfléchissez donc à ce que je vous ai dit de l'usage, des inconvénients, des dangers et de l'utilité du tabac; appréciez, et jugez vous-mêmes si vous en devez contracter ou continuer l'habitude...

Nous ne demanderons pas aux chiqueurs ni aux priseurs le montant des dépenses que l'usage du tabac leur occasionne, nous savons à l'avance que nous arriverions à des résultats à peu près semblables à ceux que nous enregistrons.

Demain, messieurs, nous nous occuperons des habitations. Je suis forcé d'en rester là pour aujourd'hui ; on m'attend.

CHAPITRE QUATORZIÈME

Messieurs,

A peine déposé par la main du grand tout en un point donné de l'immensité de l'univers, l'homme peu à peu, a dû s'ingénier à se soustraire à toutes les choses qu'il reconnut lui être nuisibles, de même qu'il a dû s'efforcer de s'approprier, de faire devenir siennes toutes celles qu'il reconnut lui être soit utiles, soit agréables seulement. L'instinct de la conservation et le désir incessant d'une situation meilleure, ces deux puissants ressorts de la machine humaine, ont été, sont et seront toujours la cheville ouvrière des principaux faits de l'homme. C'est sous l'impulsion permanente de ces deux mobiles que se sont successivement ouvertes ces innombrables sources d'amélioration, de confortable, de félicité, de progrès, qui, constamment de plus en plus fécondes, ne doivent tarir enfin qu'au dernier souffle du dernier des humains.

Ainsi, messieurs, l'homme est loin d'avoir constamment joui de tous les avantages en sa possession aujourd'hui. D'abord il était nu, il apprit à se vêtir; son alimentation se trouvait extrêmement simple, excessivement restreinte, l'expérience augmenta peu à peu ses ressources alimentaires; il restait exposé aux intempéries de l'atmosphère, à l'inclémence des saisons, il sentit bientôt la nécessité de rechercher ou de se créer un abri.

Mais supposer, messieurs, que nos premiers parents étaient logés comme nous le sommes aujourd'hui, ce serait tomber dans une erreur bien grande. Des troncs d'arbres, certaines excavations naturelles, un trou, une caverne quelconque, tels furent les premiers asiles dans lesquels ils se retirèrent.

Je ne vous entretiendrai pas, messieurs, des différentes habitations qui, depuis la hutte percée d'un trou à sa partie supérieure pour le passage de la fumée, jusqu'à l'humble chaumière, jusqu'à la construction la plus ordinaire, jusqu'à la villa, le château, le véritable palais, ont été successivement les abris que l'homme s'est créés, suivant la partie du globe qu'il habite, suivant la fortune qu'il possède, suivant les besoins qui lui sont particuliers. Tous ces détails seraient de l'histoire, et je dois vous faire de l'hygiène, et vous parler surtout de vos habitations à vous.

Plusieurs choses très-importantes sont plus particulièrement à considérer en ce qui a trait aux habitations.

Les lieux où celles-ci sont établies, les annexes, les entourages qui leur sont propres, les dimensions des pièces, celles des portes et des fenêtres, l'aération, les matériaux employés dans la construction de ces habitations et les différents objets que l'on établit ou qu'on place dans leur intérieur.

D'après les notions d'hygiène que vous possédez, messieurs, vous connaissez tout le danger du séjour dans les endroits bas, humides, mal aérés, mal éclairés, et dont l'atmosphère se trouve viciée, soit par la réunion d'un trop grand nombre d'individus, soit par le concours de quelques autres circonstances d'insalubrité. Et ces premières données vous seront toujours profitables pour le choix, la construction ou la modification de vos demeures.

Si vous devez vous bâtir une maison, choisissez, autant qu'il vous est possible, un endroit suffisamment élevé, et dont le sol soit sec, que cette maison soit isolée des autres habitations, de manière que l'air puisse circuler librement à l'entour; qu'elle soit à l'abri de toute émanation désagréable ou nuisible, de tout effluve dangereux, et que des plantations dans le voisinage viennent apporter encore leur influence d'assainissement à l'air que vous devez respirer; viennent déverser dans l'atmosphère les flots d'oxygène pur que, sous l'influence de la lumière solaire, la nature dégage de leur verdure, comme de celle de tous les autres végétaux; qu'ils soient comme des remparts qui s'opposent sans cesse à la pénétration de toute sorte de miasmes venant du dehors. C'est à l'absence de semblables plantations, de l'espèce de cordon sanitaire qui en résulte, que certains villages doivent surtout le grand nombre des maladies qui frappent leurs habitants. Que vos appartements soient larges, élevés, spacieux; que les portes et les fenêtres soient en rapport de dimensions avec l'étendue des pièces; et que constamment ces ouvertures occupent les deux tiers au moins de la largeur des murs; quand rien ne s'oppose à cette disposition, que les fenêtres soient établies à 40 ou 50 centimètres du sol et qu'elles se terminent le plus près qu'il est possible du plafond; que ces ouvertures soient placées à l'opposite, afin de permettre une ventilation facile; qu'indépendamment de ces moyens d'aération, des ventouses munies d'opercules, de trapes ou de registres, et garnies d'une toile métallique, soient établies au niveau du parquet et au niveau du plafond, afin d'établir au besoin des courants d'air dans les appartements. Jamais on ne peut respirer une atmosphère trop pure, et puis, il est des moments où il n'est pas possible d'établir ces courants en ouvrant les portes ou les fenêtres de ces appartements.

Que la chambre à coucher, cette pièce dans laquelle on passe une si grande partie de son existence, soit vaste, que les chassis des fenêtres soient divisés en deux parties, dont la partie supérieure petite, mobile et basculant par un cliquet, permette une aération convenable, et sans qu'il puisse en résulter le moindre inconvénient pour les personnes qui sont au lit, ou bien qu'il y soit établi un nombre suffisant de ces ouvertures ventilatrices fermant à volonté, dont j'ai parlé plus haut, ouvertures qu'il serait du reste très-facile de masquer par une draperie quelconque, si l'on avait lieu de craindre d'elles un courant d'air trop vif qui puisse entraîner quelques inconvénients.

Que toujours les dimensions et l'aération des appartements se trouvent en rapport avec le nombre des personnes que doivent contenir ces appartements. Il ne faut jamais perdre de vue, messieurs, que l'atmosphère de la demeure est à la famille particulière ce que l'atmosphère du globe est à la grande famille humaine. Plus cette atmosphère est pure et salubre, plus ceux qui la respirent sont assurés d'une bonne santé.

Que les matériaux qui seront employés à la construction des habitations soient la pierre de taille et la brique. Le bois et le torchis sont moins bons. Inutile de dire que la pierre doit être de bonne qualité et extraite depuis un certain temps, que la brique doit être dure et parfaitement cuite.

Ainsi que vous le savez, messieurs, les pierres qui entrent dans la construction des habitations ne doivent pas être susceptibles de détérioration par la gelée. Il est un moyen très-simple pour s'assurer, à cette occasion, de la qualité des pierres. Il suffit de les bien imprégner d'une dissolution de sulfate de soude, et de les laisser ensuite exposées à l'air libre. Si elles restent intactes, on peut être assuré de leur complète résistance.

Dans nos pays où le sol est si généralement humide, il serait très-avantageux de n'établir les habitations qu'au-dessus de caves bien et dûment voûtées, ou du moins de les élever au-dessus du sol le plus qu'il est possible, et de toujours employer de bonne chaux, en grande quantité, ou mieux encore de la chaux hydraulique ou du ciment romain.

Les progrès de l'industrie nous ont appris qu'en déposant de distance en distance, entre les assises de pierres ou de briques, soit une lame de plomb, soit une feuille de zinc, soit une couche de bitume, de chaux hydraulique ou d'une matière hydrofuge quelconque, on s'oppose fructueusement aux imbibitions ascensionnelles et déclives des eaux du sol et de celles qui proviennent des pluies.

De bonnes couches de couleur à l'huile, ou tout au moins de lait de chaux, préserveront les murs des eaux météoriques dont ils sont si fréquemment baignés, de même que de tout autre espèce d'humidité dont ils pourraient se trouver imprégnés.

Les pièces d'habitation seront planchéiées, ou tout au moins carrelées ou dallées. Rien n'est plus insalubre qu'une maison dont le sol reste à nu.

Que de fois pourtant il en est ainsi dans nos communes rurales! Je suis certain, messieurs, que ce défaut de revêtement du sol est une grande cause de maladie. On sait que, des terrains argileux, s'élèvent des miasmes susceptibles de donner naissance aux affections scrofuleuses, aux fièvres intermittentes, aux goitres, etc.

Quand, comme c'est le plus ordinaire dans nos campagnes, il n'y a pas de cave voûtée au-dessous des pièces d'habitation, un moyen bien simple de préserver celles-ci de l'humidité du sol, c'est d'enlever, avant le dallage ou le carrelage, une couche de terre de 20 à 25 centimètres, et de remplacer cette terre par une épaisseur d'au moins 40 centimètres de cailloux, de pierres cassées ou de mâchefer.

Comme moyen plus économique, on pourrait remplacer les revêtements précités par un lit de béton, directement établi sur l'espèce de fondation que l'on vient de faire. Vous savez que le béton c'est une espèce de mortier fait de chaux, de sable et de gravier. Dans certains endroits, on fait entrer le mâchefer tamisé dans la composition de cette sorte de mortier.

Mais, le meilleur moyen de se préserver de l'humidité, — et ce moyen serait infaillible, — c'est le drainage.

Le drainage appliqué à l'agriculture a rendu d'immenses services; appliqué à l'assainissement des habitations, il deviendrait plus précieux encore; il éloignerait de l'humanité la cause la plus puissante des plus graves maladies qui la frappent.

Le plâtre, que l'on emploie avec tant d'avantage dans bien des endroits, ne vaut absolument rien dans nos localités. Le salpêtrage dont l'humidité ne tarde point à le recouvrir, ajoute bien vite sa fâcheuse influence à l'humidité qui déjà lui est si naturelle, à l'humidité qui est le propre du sol sur lequel sont établies nos habitations.

Vous ne perdez pas de vue, n'est-ce pas, messieurs, que la demeure que nous bâtissons est isolée des autres habitations, que l'air peut aisément circuler à l'entour, et que les rayons du soleil peuvent lui communiquer toute leur bienfaisante influence. Eh bien! puisque rien ne nous en empêche, établissons les appartements, les ouvertures de cette maison d'une manière telle, qu'en habitant successivement les différentes pièces qui la composent, nous nous procurions le confortable le plus agréable en même temps que le plus utile, nous ayons notre demeure d'été et notre demeure d'hiver, que nous nous trouvions, autant qu'il est possible, garantis des deux extrêmes qui tant nous impressionnent : de la chaleur torride et du grand froid. Nous occuperons durant l'été les pièces qui se trouvent exposées au nord, et nous resterons pendant l'hiver dans celles qui sont exposées au sud.

Quand le système de construction dont je parle se trouve au-dessus des ressources du constructeur, l'exposition au sud-est est celle qu'il convient de préférer.

L'exposition à l'est est aussi de beaucoup préférable à la situation à l'ouest; cette dernière expose aux influences nuisibles des vents prédominants qui, dans nos pays, soufflent de ce côté.

Des savants ont calculé que l'air atmosphérique doit être dispensé à l'homme dans les proportions d'un cube d'air de six mètres au moins par heure et par chaque individu, et que cette quantité d'air doit être de douze mètres pour les enfants, à cause de l'énergie plus grande de leur respiration, et parce que dans l'enfance l'absorption est plus rapide, et que les sécrétions et les exhalations sont aussi beaucoup plus abondantes qu'à toute autre époque de la vie. Vous voyez donc, de suite, messieurs, de quelle importance il est d'habiter des appartements suffisamment spacieux.

Pour cuber une pièce et savoir combien elle renferme d'air atmosphérique, rien n'est plus facile. On mesure d'abord la longueur, la largeur et la hauteur de cette pièce; on multiplie ensuite le chiffre de la longueur par celui de la largeur, et le produit de cette multiplication par le chiffre de la hauteur. On divise alors par 6, si l'on veut 6 mètres cubes par individu, et par 8 ou par 10, etc., si l'on veut 8 ou 10 mètres, etc.; le quotient est le nombre que l'on veut connaître.

En adoptant 6 mètres, par exemple, il faudrait donc, pour une pièce devant renfermer huit personnes, 4 mètres de longueur, 3 de largeur et 4 de hauteur : ce qui représente 48 mètres cubes d'air atmosphérique à respirer.

Inutile d'ajouter que, dans le cubage d'un appartement quelconque, il faut constamment tenir compte des meubles que cet appartement peut contenir, et en opérer la défalcation.

Mais, quelle que soit la dimension que l'on donne à une pièce d'habitation, on resterait encore le plus ordinairement beaucoup au-dessous du nécessaire, si l'on ne ventilait cette pièce tout autant que la salubrité le commande, et de manière à balayer les émanations, les effluves, les miasmes dont a pu se charger l'atmosphère confinée qu'elle renferme.

A propos de la quantité d'air atmosphérique nécessaire à chacun, vous vous expliquez de suite, n'est-ce pas, messieurs, pourquoi l'on se trouve généralement si mal à l'aise dans une salle de spectacle ou dans une église remplie de monde... Jamais de pareils édifices ne peuvent être trop fréquemment ouverts, trop fréquemment aérés, trop fréquemment et trop soigneusement ventilés... Déjà, dans ces endroits, il n'y a point assez d'oxygène pour les poumons des individus, et des bougies, des cierges, des becs de gaz consument encore une immense partie de cet oxygène, et altèrent très-fortement le reste... Une seule bougie vicie, par heure, environ 500 litres d'air, tout autant que le fait la respiration de chaque individu.

La chambre à coucher, je reviens sur ce point, messieurs, la chambre à coucher mérite encore à cet égard un redoublement d'attention. Des hommes très-compétents, des médecins très-éclairés, ont établi que rien ne prédispose davantage aux affections scrofuleuses, à la phthisie pulmonaire, à la fièvre typhoïde, cette maladie si terrible qui, de plus en plus, s'impatronise au milieu de nous, que la station nocturne dans l'air impur d'une chambre relativement trop étroite...

Je partage complètement l'opinion émise par ces savants, et je pourrais, au besoin, corroborer cette opinion par le récit d'observations très-concluantes.

N'oubliez donc personne, messieurs, le petit système de ventilation dont je vous ai dit un mot, et qui devient surtout si nécessairement indispensable pour la chambre à coucher, qui presque toujours est relativement trop petite, et que certaines personnes choisissent même telle... Les imprudentes! elles ne savent guère à combien de maux elles s'exposent!!...

La chambre à coucher doit être assez spacieuse pour représenter un cubage double de celui de la pièce que l'on habite pendant le jour, et dans laquelle l'air se renouvelle presque à tout instant et de mille manières différentes. Elle doit être d'une capacité de 40 à 45 mètres cube, par chaque individu.

Dans la saison des chaleurs, beaucoup de personnes laissent ouvertes pendant la nuit les fenêtres de leur chambre à coucher. Je dois vous prévenir que cette pratique n'est pas exempte d'inconvénients; qu'assez fréquemment il en résulte même de fort graves. Quand l'air atmosphérique est chargé de miasmes, ceux-ci n'exercent aucune action nuisible pendant les heures qui constituent le milieu de la journée: on sait qu'alors ils occupent les couches élevées de l'atmosphère, où ils ont été entraînés. Mais, vers le soir, et dans les nuits fraîches principalement, toujours ils retombent vers nous avec la rosée, et c'est alors, vous le voyez, qu'ils peuvent nous faire le plus grand mal... on sait que c'est le soir, dès le moment du crépuscule, qu'il est le plus dangereux de respirer l'air des marais, de même que celui de tout autre lieu reconnu insalubre.

Les murs des habitations doivent présenter une épaisseur convenable. Trop minces, ils permettent un trop facile accès au froid et à la chaleur; trop épais, ils sont trop frais en été, et peuvent être trop humides en toute saison. Revêtus intérieurement d'une boiserie, ces murs se trouvent dans les conditions les plus désirables. Dans ces derniers temps, on les a recouverts de feuilles de zinc, de couches convenables de bitume, d'huiles grasses, d'un enduit hydrofuge quelconque, avant le collage du papier, et l'on s'est ainsi préservé ou débarrassé de l'humidité, cet agent si constamment dangereux.

La libre pénétration d'une lumière suffisante dans les habitations n'est pas moins indispensable que l'air pur, à l'entretien de la santé des individus.

Vous savez tous, messieurs, que quand un végétal quelconque pousse dans un endroit obscur, dans une cave, par exemple, ce végétal est pâle, jaunâtre, étiolé. Transplantez-le à l'extérieur, vous ne tardez point à le voir verdoyer et reprendre sa couleur normale. Il en est absolument de même de nous; et voyez si pareille chose n'a pas lieu à l'égard des individus qui habitent des caves, des endroits souterrains, des lieux mal éclairés.

Cependant, messieurs, dans notre bourg, comme dans bien d'autres communes, du reste, au milieu du progrès incessant auquel on doit tant d'améliorations, tant d'excellentes choses, nous voyons encore de nombreuses habitations, des habitations assez récemment bâties même, dans lesquelles, par des fenêtres d'une exiguïté déplorable, filtre à peine assez de lumière pour y bien voir en plein midi... Aussi, quelle santé, quel *facies*, quelle mine ont la plupart des individus qui habitent de pareilles demeures !

Il coûterait bien peu pourtant, pour s'éclairer d'une manière plus convenablement salubre...

La plupart des bons paysans auxquels, à cet égard, j'ai fait des milliers d'observations, ne sont pas assez riches, disent-ils, pour opérer les changements que je leur conseille, Cela est tout-à-fait inexact, dans l'immense majorité des cas. Ils sont bien assez riches pour faire des dépenses beaucoup moins nécessaires; ils sont bien assez riches pour fétoyer entr'eux, pour se livrer à des jeux qui les entraînent fréquemment à des pertes très onéreuses ; ils sont bien assez riches pour fréquenter les cabarets, les cafés, pour *boissailler*, pour *nocer*, ainsi qu'ils le disent ; ils sont bien assez riches pour s'exposer volontairement à des dépenses bien autrement importantes que celles qu'il leur faudrait faire pour l'assainissement de leurs demeures, je veux parler des frais nécessités par les maladies que l'insalubrité de ces demeures fait naître dans leurs familles, et du chômage auquel sont nécessairement forcés tant de membres de ces familles, pendant que durent ces maladies... Ces braves concitoyens sont indifférents, insouciants, pleins d'incurie..... voilà tout...

Les toitures des habitations sont faites de chaume, de roseaux, de tuiles, de pannes, d'ardoises, de feuilles de zinc, de fer, etc.

Il est indispensable que ces toitures ne soient pas élevées outre mesure, ainsi qu'on le fait assez généralement, et qu'elles ne reposent pas immédiatement sur la pièce d'habitation. Il faut qu'entre cette pièce et la partie inférieure du toit, il se trouve un espace suffisant et un plafond d'une certaine épaisseur.

Les toitures de tuiles, d'ardoises, de pannes sont les plus usitées ; viennent ensuite celles de feuilles de zinc ou de fer : ces deux dernières sont un véritable progrès ; seulement, le fer est préférable au zinc, à cause de la combustibilité de celui-ci. Les toits de roseaux et de chaume doivent être totalement abandonnés. Je ne vous parlerais même point de ces dernières couvertures, si je ne voulais ajouter mon mot de proscription à toutes les proscriptions qui déjà les frappent...

Et, en effet, messieurs, combien ne serait-il pas à désirer que tous les toits de chaume disparussent de partout où ils peuvent exister encore ! La société entière gagnerait à cette disparition... Un seul instant suffit pour que soit réduite en cendres la chaumière du pauvre, et pour que celui-ci se trouve plongé dans le plus affreux dénûment... Que de fois aussi la maison de l'ouvrier plus aisé, l'habitation du bourgeois, la villa du riche elle-même, prend feu au chaume en flammes de l'infime demeure de l'infortuné prolétaire !...

Mais une solidarité peut-être plus grande encore que la solidarité des intérêts pécuniaires ici mis en cause, et dont le nœud relie fortement entr'elles toutes les branches du tronc commun que l'on appelle la société, c'est l'impérieuse nécessité dans laquelle se trouve cette société, de coordonner les nombreux, les incessants efforts qu'elle dirige vers le but commun, et la réalisation particulière du plus grand bien qui soit possible à l'homme : je veux parler de la conservation de la santé...

Tous nous respirons la même atmosphère, l'atmosphère du même voisinage, l'atmosphère du même lieu où nous nous trouvons réunis... Force est à chacun d'ouvrir ses poumons à l'atmosphère qui vient de vivifier le sang de ses voisins... Le pauvre aspire l'atmosphère qui sort de la poitrine du riche, et le riche reçoit dans la sienne l'atmosphère qu'expire le poumon du pauvre... Ici, complète égalité pour tous... Il est donc dans l'intérêt de tous que chacun avise, que chacun concoure à la salubrité de l'atmosphère commune...

Parmi les causes nombreuses qui viennent contribuer à l'altération de cette atmosphère, il en est une à laquelle à peine on a songé : je veux parler de la décomposition continuelle dont les toitures de chaume sont le siége, décomposition que favorisent et qu'accélèrent encore les pluies, les chaleurs, etc.

Qui pourrait nier, en effet, que dans les saisons pluvieuses, tièdes, ou chaudes surtout, il ne s'élève des toitures de chaume des émanations qui remplissent l'air que nous respirons d'effluves plus ou moins dangereux ?

Il est démontré par des milliers de faits, que des miasmes délétères s'échappent des matières végétales en décomposition, déterminent des fièvres intermittentes, des fièvres pernicieuses, et bien d'autres maladies extrêmement graves. Le chaume, le fétu de paille, n'est-il point un végétal aussi, et qui se décompose comme tous les autres végétaux, puisque comme eux, lui aussi se trouve soumis aux influences de l'air, de l'eau, de la chaleur, etc., de tout ce qui décompose les autres végétaux ?...

Je pourrais, messieurs, et avec raison ; je le pense, rattacher à la cause d'insalubrité que je vous signale plusieurs maladies graves, plusieurs épidémies même, qui ont sévi dans des villages dont presque toutes les maisons sont des chaumières, et dans lesquels l'aération est extrêmement difficile, à cause de la situation topographique et de la trop grande étroitesse des rues...

Combustibilité, insalubrité du chaume,... deux circonstances bien impérieuses qui doivent à tout jamais le faire bannir...

— Mais que deviendra le pauvre, si vous frappez son toit d'une telle proscription ? Sous quel abri reposera-t-il donc sa misère ?...

— Je vous réponds, messieurs.

Déjà vous connaissez l'extrême bon marché de plusieurs matières incombustibles pour toitures, et personne d'entre vous n'ignore que, chaque année, les conseils généraux votent des fonds destinés à encourager les bâtisses en matières incombustibles.

— Mais je suis de votre avis sur un point cependant...

— Je sais très-bien que si l'on accorde trois cents francs, par exemple, pour un objet qui nécessite une dépense de quatre cents francs, les cent francs qui manqueront seront un obstacle insurmontable, un empêchement formel à la réalisation de la volonté de celui qui n'a point ces cent francs,... qui quelquefois n'a rien du tout !... On lui a donné quelques pièces de bois, il s'est procuré un petit lot de baliveaux ; il ramasse du chaume, il en couvre son toit... Il n'a guère eu à dépenser que son temps...

Mais la bienveillance des administrateurs gouvernementaux, départementaux et municipaux est trop grande, messieurs, pour que l'on puisse supposer qu'ils s'arrêteront en aussi beau chemin. Les uns puiseront dans la caisse de l'Etat des encouragements précieux ; les autres voteront des sommes plus importantes, afin de pouvoir accorder des primes plus fortes ; les derniers feront des quêtes, établiront des souscriptions volontaires, sauront trouver, à cette occasion, quelque nouveau moyen d'augmenter les ressources de leur localité ; de cette manière, on viendrait en aide de toutes parts aux individus nécessiteux, et bientôt, plus n'existerait aucune chaumière. Eh, messieurs, la bienfaisance, la philanthropie, dans notre belle patrie, ne fait-elle pas d'incessants prodiges !!...

Que quelque calamité publique surgisse, qu'un sinistre plonge dans le besoin des familles pauvres, qu'une certaine partie de la population se trouve dans une détresse quelconque, vite toutes les bourses s'ouvrent, la bienfaisance publique et la bienfaisance privée rivalisent d'efforts et de zèle, et bientôt tous les malheurs sont adoucis ou complètement réparés...

Mais ces sommes immenses, messieurs, que l'on recueille dans ces douloureux moments, croyez-vous donc qu'on les refuserait, s'il s'agissait de prévenir des malheurs semblables à ceüx qu'elles sont destinées à réparer? Non,... oh ! non... Prévenons les sinistres qui nous peuvent atteindre, prévenons les maladies auxquelles nous pouvons devenir en proie, et nous aurons fait faire au progrès un immense pas de plus...

L'humanité, la philanthropie ne commanderaient pas les religieux sacrifices dont je parle, que l'intérêt de chacun y pousserait...

A l'œuvre!... à l'œuvre donc!...

On puiserait dans ces réserves, dans ces dépôts volontaires, de quoi verser, chaque année, dans la caisse départementale des incendies, ce qu'il serait nécessaire d'y verser, pour relever le pauvre de la perte qu'il pourrait faire de sa chaumière. Chaque année aussi, à l'aide des ressources que l'on posséderait, on ferait disparaître un certain nombre de ces chaumières, et dans un temps prochain, il n'en existerait plus...

Quel précieux résultat, auquel on arriverait si facilement, messieurs! et combien peu il en coûterait à chacun !... Mais poursuivons...

Dans l'établissement des cheminées, on évitera les dimensions exagérées que l'on rencontre encore dans un grand nombre de nos localités. On ne donnera guère au tuyau conducteur de la fumée que le diamètre nécessaire au passage du ramoneur. En tant que cela sera possible, les cheminées seront munies de conduits-ventouses et de bouches-calorifères. Les ventouses permettront à l'air extérieur de venir activer la combustion, et s'opposeront fortement aux inconvénients de la fumée, tout en ménageant l'oxygène de la pièce, et les bouches de chaleur déverseront dans l'appartement des masses d'air provenant aussi du dehors, et qui, au préalable, se seront convenablement échauffées dans l'appareil calorifère que l'on aura fait établir.

Du reste, messieurs, l'industrie, de nos jours, est riche de tant d'excellentes choses en fait de chauffage artificiel, que je recommande ces précieux appareils à tous ceux qui se trouvent en position de jouir de ce confortable...

Je dois vous dire un mot, pourtant, d'un moyen de chauffage qu'il serait bon de voir se généraliser, parce que ce moyen fournit un chauffage très-salubre, et à cause de la bienfaisante ventilation qui l'accompagne.

Les ventilateurs à opercules, à registres, à soupapes, que l'on doit établir au niveau du plancher et du plafond, et qu'il est facile de multiplier suivant les besoins, présentent des avantages incontestables. Chacune de ces ouvertures ayant 20 centimètres de diamètre, donne issue, par heure, à environ 5 mètres cubes d'air altéré, et permet l'accès, dans la pièce, d'une même quantité d'air sain, ce qui fournit à la respiration commune 120 mètres cubes d'air par jour.

Ces ouvertures, au printemps, en été, en automne et pendant la nuit, alors que tout reste clos, rendent les plus grands services. Mais en hiver, il est nécessaire de recourir à d'autres ventilateurs, et je vous conseille surtout le système de ventilation que voici :

Presque tous vous avez un poêle de terre cuite, de tôle ou de fonte. Il s'agirait de faire entourer ce poêle d'une feuille de tôle, qui laisserait entre elle et le fourneau une cavité spacieuse et sans communication directe avec ce dernier. Cette cavité communiquerait par sa partie inférieure avec l'air du dehors au moyen de tuyaux, et par sa partie supérieure munie de bouches de chaleur, elle verserait dans la pièce un air abondant et convenablement échauffé. Des registres, du reste, étant placés à l'orifice des bouches de chaleur et des tubes d'appel, on réglerait à son gré la température devenue nécessaire.

Vous vous rappelez, messieurs, qu'en vous parlant du chauffage par les poêles, je vous ai dit un mot des inconvénients de l'air trop sec, sur les lèvres, la gorge, la poitrine, etc., et que je vous ai conseillé un vase rempli d'eau sur les poêles, pour, par l'évaporation de celle-ci, parer aux inconvénients de cette trop grande sécheresse. C'est encore ce que je pourrais vous répéter ici relativement au système de chauffage ventilateur dont je vous entretiens...

Ceux qui n'ont pas de poêle n'en achèteront pas un, bien entendu, pour le faire arranger ensuite ainsi que je viens de l'expliquer. Ils se procureront directement un calorifère-ventilateur,... et le coût n'en est pas très-élevé.

L'escalier doit être large, facile, bien aéré et convenablement éclairé.

Je vous ai dit, messieurs, que le meilleur revêtement du sol, c'est le bois; j'ajoute ici que le bois dur doit être préféré au bois tendre, au bois poreux, et que les parquets cirés sont beaucoup plus sains que ceux qui ne le sont pas.

Il serait d'un très-grand avantage que les dallages et les carrelages fussent recouverts de nattes de paille, de joncs, etc. On se préserverait de la sorte de bon nombre d'indispositions et de différentes maladies...

Un excellent moyen encore d'assainir un appartement, et de se préserver de l'humidité, je l'ai dit, c'est d'en revêtir les murs de boiseries, qui, placées à une certaine distance de ces murs, permettent l'interposition d'une petite couche d'air atmosphérique.

Le choix du papier de tenture n'est pas chose aussi indifférente que généralement on se l'imagine.

Il est des papiers dont les teintes ou les dessins renferment de l'orpiment, du vermillon, du minium, de la céruse, etc. L'arsenic, le mercure, les sels plombiques, qui constituent ces couleurs, sont de véritables poisons, dont les émanations peuvent devenir très-nuisibles.

Il est d'autres papiers qui, par l'éclat, la vivacité de leurs couleurs, la profusion des teintes rouges, le bigarré, le papillotage de leurs dessins, fatiguent et exposent la vue on ne peut davantage.

Il est enfin des papiers dont les teintes sombres, sévères, rembrunies, portent aux idées tristes, à la mélancolie.

D'après cette courte explication, vous voyez de suite, messieurs, quelle attention, quel discernement il faut apporter dans la préférence à donner à tel papier plutôt qu'à tel autre papier.

Les personnes qui ne voudront ou qui ne pourront pas faire usage de papier de tenture, recourront à de bonnes couches de lait de chaux. C'est un excellent moyen contre l'humidité des murs et contre la dangereuse influence des miasmes, etc.; mais il serait bon de revenir à ce moyen une fois au moins par année.

Je ne vous parlerai pas des volets ni des persiennes ; chacun connaît le bon office qu'on leur doit. Je vous dirai seulement que les portes doubles, les portes munies de tambours, garantissent bien du froid, mais que par cela même, ces portes ont le grand inconvénient de s'opposer à la ventilation, toujours si salutaire.

Il est un appareil très-nuisible dans beaucoup de maisons, et dont je dois vous dire un mot. C'est un fourneau culinaire, à un plus ou moins grand nombre de bouches, et qui se trouve placé ailleurs que sous une cheminée. Vous appréciez de suite, n'est-ce pas, tout ce que doivent avoir d'insalubre l'acide carbonique, les vapeurs des fritures, etc., qui viennent ainsi se mélanger à l'air que l'on doit respirer.

Tout fourneau de cette sorte doit donc être établi sous une cheminée, et se trouver surmonté d'une hotte qui favorise la libre issue de toutes les émanations qui s'en élèvent.

Dans la plupart des habitations, il y a un endroit qui est destiné à la conservation des boissons dont on doit faire usage : la cave. Celle-ci doit être établie au nord, tenue dans la plus grande propreté, et se trouver éloignée de tout lieu susceptible d'y laisser pénétrer aucun miasme, aucune mauvaise odeur, aucun fluide pouvant y introduire quelque insalubrité. Je pourrais vous citer des caves dans lesquelles les boissons se sont altérées au point de n'en pouvoir faire usage, et cela, parce que ces caves sont établies tout près de lieux d'aisances, ou dans le voisinage de quelqu'autre foyer permanent d'insalubrité. Mais c'est assez sur ce point, n'est-ce pas ?

La cour, cette dépendance de la plupart des habitations, doit être large, spacieuse, et de la plus scrupuleuse propreté. Le fumier, dont je vous ai parlé déjà, devrait en être absolument banni. Je vous en dirai tout autant des *roussies* non couvertes, desquelles des émanations dangereuses s'élèvent à tout instant, et dont les infiltrations rendent beaucoup plus insalubres encore les eaux de nos puits, déjà si mauvaises, à cause de la quantité de sels calcaires qu'elles renferment.

Les puisards, que l'on remarque dans un grand nombre de cours, devraient bien disparaître aussi... Les eaux sales et fétides qu'ils renferment empoisonnent peu à peu le sol de leurs miasmes délétères, et deviennent fréquemment une cause d'insalubrité de plus pour les eaux qui servent à nos usages de chaque jour.

Les cours doivent être dallées à la chaux ou au ciment, ou tout au moins présenter une pente convenablement établie pour le rapide écoulement des eaux pluviales et des eaux ménagères.

A propos de ces dernières eaux, il serait de la plus grande utilité que les caniveaux destinés à les transmettre au dehors fussent disposés de manière que toute infiltration demeurât impossible, et que leur partie supérieure fût fermée d'une telle sorte, qu'aucune émanation nuisible ne pût s'en échapper. On pourrait aussi s'arranger de façon que les lavages, à l'aide desquels on tiendrait ces chéneaux dans la plus grande propreté, trouvassent dans les eaux météoriques un utile, un puissant auxiliaire.

Les devantures de toutes les habitations doivent être pavées ou dallées, offrir ce que l'on appelle un trottoir, et celui-ci doit être très-large. Le caniveau se trouvant ainsi plus éloigné des habitations, celles-ci sont plus sûrement garanties de l'humidité provenant de l'infiltration des eaux. Il serait extrêmement avantageux aussi que nos villages fussent pavés ou macadamisés dans toute leur étendue, et que les eaux pluviales fussent conduites au loin par les caniveaux dont je viens de parler. Ces caniveaux sont bien le long des trottoirs; ils seraient encore beaucoup mieux en-dessous.

Il serait enfin d'une bonne administration, et d'une excellente hygiène, que le sang des animaux que l'on vient d'abattre, que les eaux ménagères, les eaux des *roussies*, etc., jamais ne séjournassent dans les caniveaux, et que la voie publique fût fréquemment débarrassée de la boue et des autres immondices qui la souillent.

Il serait d'une extrême importance également, que lors du curage des mares, on ne laissât plus sur leurs bords, ainsi que généralement on le fait, tout le bourbier fétide que l'on extrait de celles-ci, et d'où s'échappent incessamment des gaz et des émanations qui toujours sont extrêmement nuisibles.

Dans nos campagnes, on opère le curage des mares en plein été, alors que les eaux se trouvent à peu près complètement évaporées. On ne peut pas choisir une époque qui expose davantage la santé publique.

Sauf à plus d'embarras, sauf à recourir à quelque manœuvre, à quelque machine d'épuisement, il serait préférable de ne curer ces mares que dans les temps froids. Du reste, il faut immédiatement transporter au loin toute la vase que l'on en retire.

Quand les mares sont situées à peu de distance des habitations, il est extrêmement avantageux qu'elles soient entourées d'arbres. Il serait plus avantageux encore que l'on supprimât dans les villages toutes celles qu'il serait possible de supprimer.

Sans les précieux services que rendent les mares dans les moments d'incendies, il faudrait incontestablement les supprimer toutes.

Les écuries, les étables, et toute espèce de réceptacle d'animaux domestiques, doivent être le plus qu'il est possible éloignées des habitations. Rien n'est plus nuisible que le voisinage de ces annexes.

En général, messieurs, on apporte trop peu d'attention dans la construction des bâtiments que l'on destine aux animaux domestiques, et cette fâcheuse imprévoyance devient fréquemment la source de bien des malheurs et de bien des regrets.

Dans la plupart des étables, c'est à peine si l'on voit d'autres ouvertures que la porte d'entrée. Aussi, croirait-on que l'air, d'une si constante insalubrité que force est aux animaux de respirer, n'entre pas pour beaucoup dans la production d'un grand nombre de leurs maladies? Croirait-on que le passage fréquent de l'obscurité de l'étable à la lumière du dehors n'est pas une grande cause d'affections oculaires pour les animaux, une cause bien funeste à la race chevaline principalement ?...

Vous savez, messieurs, ce qui arrive aux plantes quand elles végètent dans des endroits obscurs et aérés à peine, vous savez ce qui arrive à l'homme quand il vit dans de semblables conditions; je n'ai pas besoin d'insister davantage pour vous démontrer toute la nécessité de remédier au mal que je vous signale.

On donnera aux écuries, aux étables, une capacité en rapport avec le nombre d'animaux qu'elles doivent contenir. On établira de larges ouvertures pour le renouvellement de l'air et le passage de la lumière, on opérera de fréquentes ventilations, et l'on tiendra ces étables dans la plus extrême propreté... par là, on évitera au bétail de nombreuses maladies; on ne verra plus surgir tant de ruineuses épizooties ; on atténuera , on fera disparaître , peut-être, la terrible affection oculaire à peu près constamment suivie de cécité, qui porte un si grand préjudice aux propriétaires et aux éleveurs de chevaux; on deviendra moins exposé soi-même aux inconvénients des émanations nuisibles qui s'échappent des étables; et, en entretenant ainsi les animaux dans un bon état de santé, on n'aura pas à redouter les accidents auxquels on peut devenir en proie par l'usage de viandes provenant d'animaux malades. La nourriture que fourniront ces animaux sera réconfortante et saine, et puis, quel service n'aura t-on pas rendu à des milliers de bergers, de charretiers, qui, obligés d'adopter pour chambre à coucher la demeure même des animaux qu'ils conduisent, viennent disputer à ceux-ci une portion de l'air confiné, de l'air chaud, de l'air vicié qu'ils respirent, et s'exposer ainsi à de nombreuses maladies...

Je préviens une objection que l'on pourrait me faire.

L'air des étables n'est point insalubre, dira-t-on peut-être: on conseille parfois à des malades de coucher au milieu des vaches.

C'est vrai, messieurs; mais ici on a affaire à un malheureux dont la vie s'éteindrait bien vite au souffle de l'air pur, de l'air trop vif, trop oxygéné. On essaie un air qui a perdu de ces qualités, et qui se trouve chargé d'émanations que l'on croit salutaires... De même que l'on prescrit l'emploi de certains médicaments qui ramènent la santé, mais qui dans l'état de santé rendraient assurément malade, tueraient peut-être !... L'exception morbide justifie donc ici le moyen conseillé.

Dans la plupart de nos communes rurales, c'est à peine s'il y a quelques latrines. Chacun dépose sur son fumier ou dans un trou pratiqué dans le jardin, et que l'on comble à mesure, les matières que les latrines sont destinées à recevoir.

Quand on veut avoir des latrines, ce qui toujours serait préférable, il les faut établir dans l'endroit le plus éloigné qu'il est possible des habitations, et préférer le système dit à fosses mobiles, qui me paraît meilleur que tous les autres.

Inutile de dire que le cabinet que l'on destine à cet usage particulier doit être convenablement aéré, et tenu dans la plus extrême propreté.

Les chlorures, le sulfate de zinc, et mieux encore le sulfate de fer, le charbon en poudre, etc., sont de précieux désinfectans, dont, au besoin, on pourra faire usage.

Les habitations situées dans le voisinage des bois sont dans de bonnes conditions de salubrité, à moins cependant qu'elles ne s'en trouvent trop près, et que ceux-ci les privent de la bienfaisante influence des rayons solaires, du renouvellement de l'air, et qu'ils y entretiennent une trop grande humidité.

Les plantations d'arbres sont extrêmement avantageuses pour préserver les habitations des miasmes qui se dégagent des usines insalubres, des marais, des étangs, des mares, des routoirs, etc.

Quand on est forcé d'habiter une maison établie dans un tel voisinage, en même temps qu'on doit s'occuper d'isoler cette demeure par des plantations d'arbres, et de l'entourer de végétations diverses, celles-ci jouissant de propriétés tout aussi avantageuses que les arbres, il est nécessaire de boucher les ouvertures qui se trouvent exposées de manière à donner accès aux vapeurs malfaisantes que l'on veut éviter, et de percer d'autres ouvertures dans les murs qui sont situés à l'opposite.

Quand une habitation est placée tout près d'un four à chaux, de graves accidents peuvent d'un moment à l'autre surgir. Des fissures dans le sol, et qui du four à chaux s'étendraient jusque dans une chambre à coucher, par exemple, livreraient nécessairement passage au gaz acide carbonique, et celui-ci pourrait déterminer la mort. On a vu des familles entières se trouver asphyxiées dans de telles circonstances.

On n'aura donc jamais trop de soins, trop d'attention, quand force sera d'habiter un tel voisinage ou quelqu'autre voisinage analogue, une usine à gaz délétère quelconque, etc.

Je vous ai fait connaître ailleurs, messieurs, les inconvénients qui résultent de l'encombrement des habitations par des meubles inutiles, par la présence d'objets insalubres, par celle d'animaux que quelquefois on loge avec soi, etc.

Je pourrais m'élever encore contre une bien mauvaise habitude en vigueur chez la plupart des personnes pauvres, l'habitude de faire sécher dans leur pièce d'habitation, — souvent la seule qu'elles possèdent, — le linge qui vient d'être lavé, et d'entourer chaque jour leur feu ou leur poêle de tous les objets de literie mouillés de l'urine des petits enfants. Il suffit, messieurs, de signaler de pareilles coutumes, pour en faire comprendre de suite toute l'insalubrité.

Mais je ne dois point omettre d'appeler plus particulièrement ici votre attention sur une autre pratique assez généralement répandue, et que l'on croit d'une complète innocuité : je veux parler des arbustes, des pots de fleurs, des bouquets de roses, de lilas, de muguet, etc., qu'on place dans les appartements, et souvent même dans la chambre à coucher, ce qui est bien plus insalubre encore, surtout quand cette chambre est étroite. On a vu de grands maux de tête, des vertiges, des étourdissements, des syncopes, des vomissements, de véritables symptômes d'asphyxie, d'empoisonnement, être le résultat de la présence de ces arbustes ou de ces fleurs.

Mais afin que vous compreniez mieux la cause du fâcheux résultat dont je vous parle, je dois entrer dans les quelques développements qui suivent.

Vous savez, messieurs, que dans l'acte respiratoire, nous nous approprions de l'oxygène, et que nous expulsons au dehors de l'acide carbonique... Les végétaux aussi respirent; seulement ils conservent momentanément l'acide carbonique de l'air qu'ils absorbent, et ils rendent l'oxygène à l'atmosphère. Admirable combinaison, devant laquelle force est encore à l'homme d'incliner jusqu'à terre toute son orgueilleuse organisation !...

A mesure que l'air atmosphérique perd de ce qui le rend propre à l'entretien de la santé et de la vie des êtres animés, des êtres organisés, les végétaux restituent à cet air le principe précieux sans lequel toute existence animale resterait impossible.

Mais vous me trouveriez dans une bien flagrante opposition avec moi-même et avec le fait du danger des végétaux dans les appartements, si j'en restais là : je poursuis.

Il est d'observation qu'à l'inverse des animaux, qui respirent incessamment, les végétaux ne respirent qu'à l'air libre, et sous l'influence de la lumière solaire. Pendant la nuit ou à l'ombre, ils exhalent dans l'atmosphère tout l'acide carbonique qu'ils avaient absorbé : ils n'en retiennent point; tandis que quand ils sont au soleil, ils décomposent incessamment cet acide carbonique afin de s'approprier la quantité de carbone qui leur est nécessaire pour leur végétation; et, par toutes leurs parties vertes, ils laissent échapper des milliers, d'innombrables petites bulles d'oxygène pur; vous le saviez, n'est-ce pas?...

L'oxygène est indispensable à l'homme : — il est sa vie... le carbone est indispensable au végétal : — il en est la base... C'est ainsi que dans la nature tout s'enchaîne, tout s'harmonise, que l'équilibre se maintient; que l'air atmosphérique incessamment vicié, sans cesse se renouvelle, et qu'il reste dans la vitalité que la Providence lui veut....

Le bouquet de fleurs, lui, outre l'acide carbonique qu'il peut exhaler dans l'atmosphère, remplit constamment celle-ci de particules odorantes, qui entrent pour une large part dans la production des accidents qui sont dus à cette cause.

On a vu des personnes s'endormir auprès d'un champ de pavots ou sous l'ombre d'un noyer, éprouver des accidents extrêmement graves... Je pourrais vous rapporter ici l'observation d'une dame qui a été très-malade, pour avoir respiré les émanations de la tubéreuse pendant un temps d'orage... Mais je m'aperçois, que je me laisse entraîner trop loin de mon sujet; j'y reviens et je le termine...

Assurément, messieurs, une habitation construite d'après les données qui ont été établies dans nos différents entretiens sur ce sujet si important, présenterait d'excellentes conditions de salubrité; mais dans l'immense majorité des cas, il n'en peut être ainsi. On habite généralement des maisons depuis longtemps établies, et qui se touchent les unes les autres. On ne peut tout au plus que leur faire subir des modifications qui les assainissent.

En vous pénétrant bien de ce que je viens de vous exposer, vous modifierez donc chacun votre demeure, le plus convenablement et de la manière la plus salubre que cela vous sera possible...

Une chose, qu'en terminant, je ne saurais trop vous recommander, c'est de ne jamais habiter trop tôt une maison récemment bâtie, récemment recrépie et récemment peinturée. Des maladies très-graves, et que l'on voit souvent devenir mortelles, ont bien des fois surgi sous l'influence des émanations insalubres et délétères que l'on respire dans de telles circonstances. Les médecins de tous les temps ont constaté des faits nombreux de cette nature; j'en ai recueilli moi-même, dans ma pratique, un certain nombre de semblables, et si vous recherchiez dans vos souvenirs, il est probable que vous pourriez, par de nouveaux faits, corroborer encore ceux qui existent déjà : l'imprudence dont je vous parle est si fréquemment commise!

Mais, comment savoir si une maison neuve qui depuis plusieurs mois est achevée, peut être habitée sans inconvénients pour la santé de ceux qui doivent y résider? La solution de cette question, messieurs, est d'une extrême importance, écoutez; la voici :

On sait que les émanations des peintures, des vernis, des papiers de tentures, de l'escence de térébenthine elle-même, peuvent donner naissance à des accidents graves, à des accidents qui peuvent aller jusqu'à déterminer la mort. Il faudra donc bien se garder de jamais s'installer dans des pièces où toute odeur de ce genre n'aurait pas complètement disparue.

On sait aussi que l'humidité des habitations est la mère de bien des maux, et des plus terribles de tous ceux qui viennent affliger l'humanité. Ici, la présence de l'agent dangereux est un peu plus difficile à constater; ce n'est plus l'organe de l'olfaction, de l'odorat qui peut nous faire connaître si les pièces de la demeure sont assez sèches; c'est à d'autres genres de recherches qu'il convient de recourir pour cela.

Tant que les murs se perleront de gouttelettes, que les carreaux des vitrages se nuageront de vapeurs aqueuses, pour tout le monde l'humidité sera trop dominante encore. Mais quand ces deux effets ne se montreront plus, suivra-t-il de là que la maison soit impunément habitable ? cela se pourrait, sans doute, de même que le contraire serait possible également... Il est indispensable de demander au moyen dont je vais vous parler une réponse précise à la question que tant il importe de positivement résoudre...

Il faut se procurer de la chaux vive toute récemment cuite, et, de la même fournée ; pulvériser cette chaux, en mettre la même et bien exacte quantité de quatre ou cinq cents grammes dans autant d'assiettes de mêmes dimensions que besoin, — une pour chaque pièce. — Le tout pesé bien juste et dans des balances très-sensibles... Il faut être extrêmement minutieux dans cette partie de l'expérimentation.

A mesure que les assiettes sont chargées de poudre de chaux, il faut les placer une dans chaque pièce de la maison neuve, avec la précaution de soigneusement refermer les portes sur soi ; et répéter la même opération dans des pièces d'habitation du voisinage, vieilles déjà de construction, parfaitement saines, et dont la bonne santé des propriétaires atteste d'ailleurs toute la salubrité.

Après 24 heures de séjour, les assiettes chargées de chaux sont pesées une nouvelle fois. On constate que toutes ont augmenté de poids, même celles que l'on a placées dans les pièces à l'avance reconnues saines ; mais on constate en même temps que l'augmentation de poids dans ces dernières est de bien peu de chose, d'un à deux grammes tout au plus ; tandis que dans les autres cette augmentation est d'autant plus considérable que l'humidité l'est elle-même. On l'a vue s'élever jusqu'à douze grammes, quoique, assez généralement, les caves ordinaires n'en produisent guère que sept à huit grammes seulement.

Ainsi donc, en prenant pour type de salubrité, les pièces qui n'auront permis la constatation que de un à deux grammes de principe aqueux, il sera on ne peut plus facile de juger de la salubrité des autres, qui, nécessairement, seront d'autant plus humides encore que le poids de la chaux se sera montré plus élevé...

Comme vous le voyez, messieurs, il n'est nullement difficile de s'assurer si une maison neuve est habitable ou si elle ne l'est point. J'appelle toute votre attention sur le moyen dont je viens de vous entretenir, et je vous engage à le répandre, à le populariser : bien des maladies graves seraient prévenues si son emploi se généralisait...

L'homme, l'ouvrier, le prolétaire surtout, ne réfléchit point assez que l'habitation est le lieu dans lequel s'écoule la majeure partie de son existence ; que de la bonne construction, de l'aération, de l'insolation, du chauffage, de l'éclairage, de la propreté, de la salubrité de celle-ci, dépend beaucoup la force de son bras, l'énergie, l'intégrité de ses organes, la durée de sa vie,... l'état de santé dont il jouit,... et par conséquent la dose de bien-être et de félicité nécessairement attachée à la plus ou moins complète possession d'un pareil trésor... Il ne songe point assez non plus que l'insalubrité de sa demeure lui donne une foule de maladies, que ces maladies le conduisent fréquemment à la misère, et que la misère le mène bien souvent à l'immoralité, à la démoralisation, à l'abrutissement,... à des milliers de maux... La misère, messieurs, est la mère de bien des vices, de bien des crimes, de bien des malheurs domestiques, et de bien des perturbations sociales!!...

Combien il serait avantageux de voir dans chacune de nos communes rurales un comité d'hygiène et de salubrité, auquel il faudrait s'adresser toutes les fois que l'on devrait bâtir à neuf ou qu'il deviendrait nécessaire de modifier son habitation! Ce comité renseignerait sur les dimensions des pièces, sur tout ce qui devrait contribuer à la salubrité de la demeure.

L'administration nous met bien dans l'obligation de nous adresser à elle pour les alignements de nos maisons, pour les ouvertures à établir, etc. Il serait extrêmement utile à la santé publique qu'elle nous mît dans la possibilité, dans la nécessité même, de recourir à des conseils dont l'heureuse intervention rendrait assurément les plus immenses services. L'administration, j'en ai l'espérance, messieurs, ne tardera point à réaliser le vœu que je viens de former. Endormons-nous donc ce soir dans l'espoir de cette prompte réalisation, et demain, nous nous occuperons de l'hygiène des saisons....

CHAPITRE QUINZIÈME

Pas un d'entre vous n'ignore, messieurs, que l'espace de temps qui se trouve compris entre le premier janvier et le trente et un décembre de chaque année, a été divisé en quatre parties à peu près égales, que l'on appelle saisons : le printemps, l'été, l'automne et l'hiver.

Deux phénomènes sont plus particulièrement à considérer par l'hygiéniste dans ces quatre grandes divisions, la chaleur et le froid, dont le retour coïncide constamment avec la venue des deux plus belles fêtes instituées par notre religion : la fête de Pâques, qui, en célébrant la résurrection du Christ, célèbre en même temps la résurrection de la nature, et la fête des Morts, qui, en répandant ses prières et ses larmes sur ceux qui ne sont plus, répand en même temps le plus lugubre aspect sur la nature aux abois, dont le dernier souffle vivificateur laisse enfin retomber sur elle un immense linceul de mort...

Les deux variations de température dont je parle réagissent sur nous avec une grande influence. L'une nous assombrit, nous attriste, nous resserre en nous-mêmes, nous refroidit, nous fait frissonner, nous glace, nous force de nous emprisonner chez nous, et nous prédispose à une infinité de maladies. L'autre nous rend allègres, nous égaie, nous épanouit, dilate tout notre être, imprime à notre organisme un état de douce, d'indicible quiétude, nous est bien quelque peu désagréable dans les instants du jour où la chaleur solaire se fait le plus vivement sentir, mais nous est en tout plus favorable que la première, nous donne de moins fréquentes maladies.

Entre ces deux températures si différentes, il y a des températures intermédiaires qui constituent pour nous les deux autres saisons.

A l'arrivée de chacune de ces saisons, la température atmosphérique présente encore de grands rapports de similitude avec la température de la saison qui fuit, et l'on conçoit qu'il doit effectivement en être ainsi, que les premiers jours du printemps doivent généralement se trouver plus froids que les premiers jours de l'automne.

La saison qui s'en va semble ne le faire qu'à regret, et paraît vouloir dominer encore de son influence la saison qui la chasse.

Et puis, au printemps, bien que les rayons solaires soient moins obliques qu'ils ne le sont en automne, il ne faut point oublier que dans le premier cas, ils tombent sur une terre considérablement refroidie par les glaces de l'hiver, tandis que dans le second ils rencontrent un sol fortement échauffé par la chaleur estivale, circonstances qui entrent aussi pour une bonne part dans la température différentielle des premiers jours de ces deux saisons...

Pendant la durée de chacune des saisons, on a, du reste, à constater de plus ou moins longs intervalles de sécheresse et d'humidité, de plus ou moins brusques transitions, qui toujours sont pour beaucoup dans la production d'un grand nombre de maladies.

Nous n'avons plus, messieurs, à nous occuper de la saison d'hiver; nous avons commencé nos causeries par l'hygiène qu'il convient plus particulièrement de suivre pendant cette saison. Nous allons nous occuper ce soir des principales règles hygiéniques qui sont applicables à la saison d'été.

Il me paraît inutile d'entrer, messieurs, dans une foule de considérations scientifiques sur la chaleur, et sur la manière dont le calorique agit sur nos organes. Quelques détails pratiques suffiront à nos besoins.

Vous savez que quand il fait chaud, chacun a de la tendance à une transpiration plus ou moins abondante, que la circulation est plus active, que la respiration est plus fréquente, que toute la vie paraît attirée au dehors.

L'homme, placé au milieu d'une pareille atmosphère, succomberait bien vite, si deux issues n'étaient incessamment ouvertes à l'excédant de calorique, si les fluides qui s'échappent par la peau, et par l'action de l'expiration pulmonaire, n'entraînaient avec eux cet excédant de calorique, et ne maintenaient ainsi l'équilibre.

Vous n'avez point oublié, n'est-ce pas, que pendant l'hiver, tout au contraire, les fonctions de la peau se trouvent considérablement réduites, que cette enveloppe, au lieu d'ouvrir ainsi les innombrables petites ouvertures qui la traversent, les resserre fortement, les obstrue presque, afin de mieux conserver le calorique, que, durant cette saison, la vie semble refoulée à l'intérieur.

Dans les deux saisons extrêmes dont je vous parle, l'alimentation est différente, les vêtements sont différents, les habitudes de la vie ne sont plus les mêmes.

Pendant l'hiver, des vêtements chauds, moelleux, épais, des mouvements, des exercices répétés, une alimentation abondante, des aliments analeptiques, excitants, renfermant beaucoup de carbone, le développement autour de nous d'un calorique artificiel, etc., sont indispensables à notre économie.

Pendant l'été, toutes ces choses nous seraient nuisibles. Aussi recherchons-nous les vêtements légers, avons-nous une grande propension à l'inactivité, au repos, notre appétit est-il moindre, et l'appétence porte-t-elle plus particulièrement sur les substances alimentaires plus riches en oxygène qu'en carbone, sur les aliments moins animalisés, sur les végétaux, les fruits acides, les boissons acidules, etc.

Ici, messieurs, il est un fait bien digne de remarque : l'élimination au dehors de tout le carbone, désormais inutile contenu dans nos aliments, carbone que ne brûlent point nos poumons, puisque déjà notre organisme renferme trop de calorique... La nature, toujours si admirable, a tout prévu. Elle a chargé un autre organe, le foie, de venir en aide aux poumons et aux reins, frappés d'une sorte d'interdit, pour l'élimination de ce carbone trop abondant, et dont la présence en nous deviendrait la cause de phénomènes morbides extrêmement graves, ce qui nous explique la sécrétion beaucoup plus abondante de la bile dans cette saison de l'année et la coloration bistrée de la peau, due en grande partie à l'absorption de ce produit...

Mais comme je m'élance encore dans la voie des considérations scientifiques!... Soyez-en fiers avec moi, messieurs ; il n'en est plus, en effet, à présent, comme il en était lors des premiers jours de nos réunions : je parle actuellement à des gens qui peuvent me comprendre, et qui me comprennent parfaitement. Quelle heureuse différence de ces hommes à peu près neufs, il y a si peu de temps encore, à tout ce qui avait trait à la belle science de l'hygiène, avec les hommes qui m'écoutent en ce moment!... Les progrès que vous avez faits, messieurs, me permettent donc de plus en plus de m'élever, quand cela me vient, quelque peu au-dessus du populaire, et sans que pour cela je m'écarte le moins du monde du but vers lequel tendent tous mes efforts.

L'activité perspiratoire de la peau et des poumons devenant excessive pendant les fortes chaleurs, les urines sont rares, les membranes muqueuses se dessèchent, la soif devient vive, ardente, parfois même inextinguible,... et toujours cette soif est en rapport avec la perte de liquide éprouvée par l'économie.

La chaleur sèche est beaucoup plus salutaire, est beaucoup mieux supportée que la chaleur humide.

Au milieu d'une atmosphère sèche et chaude, la transpiration est plus abondante, s'opère librement; la peau se trouve peu à peu débarrassée, par l'évaporation de la sueur dont elle est inondée. La santé, généralement, se conserve excellente. Quand au contraire cette atmosphère contient beaucoup d'humidité, cette humidité devient un obstacle à l'admission de toute celle qui s'échappe de la peau et de la muqueuse pulmonaire. De là cette sueur qui ruisselle et dont on est littéralement baigné, de là cette respiration si pénible, si anxieuse, dont on se plaint, de là cette débilitation générale sous laquelle on se courbe accablé, de là le poids énorme qui affaisse tout l'organisme, de là les nombreuses maladies qui surgissent,... surtout quand une pareille température est de longue durée.

Vous vous rappelez parfaitement tout ce qu'a de précieux pendant l'hiver la laine de couleur blanche. Vous savez que c'est un très-mauvais conducteur du calorique, une substance isolatrice par excellence. Eh bien! ainsi que je vous en ai dit un mot déjà, cette laine blanche nous devient encore extrêmement précieuse dans la saison dont nous nous occupons; elle facilite l'évaporation de la transpiration, elle représente un écran qui nous préserve de la pénétration de la chaleur extérieure. Seulement, au lieu de recourir à des tissus épais, moelleux, ainsi que nous le faisons en hiver, nous recourons à des étoffes très-légères et très-fines.

Dans les pays chauds, les naturels de ces pays se ceignent la tête de turbans blancs, et se drapent dans de larges manteaux de laine blanche, afin de mieux se préserver de la dangereuse influence d'un soleil brûlant et d'une chaleur excessive.

Si vous vouliez, messieurs, au lieu de vous reporter à la petite expérience du thermomètre pour corroborer encore votre opinion sur la propriété éminemment isolatrice de la laine blanche, recourir à une nouvelle expérimentation, rien ne vous serait plus facile. Il vous suffirait d'envelopper trois morceaux de glace d'une égale grosseur, l'un dans une couverture de laine blanche, l'autre dans une couverture de laine noire, et le troisième dans une étoffe faite de fil ou de coton. Vous verriez bien vite que la glace se conserverait beaucoup plus longtemps dans la couverture de laine blanche que dans aucun des autres tissus.

Cette explication, du reste, ne vous sera pas complètement

inutile : elle vous fait connaître un excellent moyen de conserver de la glace dans cette saison.

Vous savez que dans nos climats tempérés, les saisons sont excessivement capricieuses, que la température atmosphérique, loin d'être stable, présente au contraire de bien grands contrastes, est le plus ordinairement d'une inclémence à donner de nombreuses maladies. C'est principalement en raison de ces dangereuses intempéries que je vous conseille les tissus de laine légers préférablement à tous les autres tissus.

Les tissus de fil de chanvre ou de lin, à cause de la porosité de la fibre qui les constitue, sont très-hygrométriques, c'est-à-dire qu'ils se laissent facilement pénétrer par les liquides.

Une fois mouillés, soit par la pluie, soit par la sueur, ces tissus rendent promptement à l'atmosphère, par une rapide évaporation, les liquides dont ils sont pénétrés ; de là la sensation réfrigérante que l'on éprouve ; et de la réfrigération qui en résulte, les nombreuses maladies qui reconnaissent pour cause l'action subite du froid humide sur la peau.

Les vêtements d'étoffes de fil, du reste, sont meilleurs pour les personnes inactives et casanières, que pour celles qui travaillent ou qui prennent beaucoup d'exercice en plein air.

Les tissus de coton, beaucoup moins poreux, beaucoup moins hygrométriques que les étoffes de fil, doivent être préférés à ces derniers ; ils n'exposent pas le corps à un aussi brusque refroidissement. Aussi est-ce avec raison que la plupart des travailleurs adoptent, dans les saisons chaudes, les étoffes vestimentaires faite de fils de coton. Ces étoffes, du reste, sont plus à la portée de la bourse de l'ouvrier que les étoffes fines de belle laine dont je parlais tout à l'heure.

Je n'en crois pas moins devoir vous répéter ici, messieurs, afin qu'en puissent faire leur profit ceux d'entre vous qui sont dans la position de le faire, que les tissus de laine légers, souples, de couleur blanche, ou de teintes très-claires, isolent parfaitement le corps, s'opposent à la pénétration du calorique extérieur, qu'ils préservent des variations si fréquentes de la température, et que par l'évaporation lente des liquides, quand ils en sont pénétrés, ils mettent à l'abri des influences dangereuses du passage rapide d'une température très-élevée à une température beaucoup plus basse.

Tous vous avez remarqué, messieurs, que dans les saisons froides, les vêtements quelque peu étroits tiennent beaucoup plus chaud que les vêtements larges. Tirant parti de ce fait, vous ferez donner beaucoup plus d'ampleur à vos habits d'été. La douce ventilation que vous permettrez ainsi, en renouvelant plus facilement la petite couche d'air atmosphérique qu'emprisonnent nécessairement ces vêtements, et en imprimant un peu plus d'activité à l'évaporation de la transpiration, vous fera bénéficier d'une douce, d'une agréable fraîcheur, dont vous priveraient certainement des vêtements trop serrés.

Dans les saisons chaudes, nous sommes principalement exposés aux congestions, aux inflammations du cerveau et de ses annexes, à certaines maladies de la peau, aux inflammations aiguës de l'estomac et des intestins, aux affections dites bilieuses, et à celle de l'organe qui sécrète la bile, etc.

Les principales règles hygiéniques à suivre, pour se préserver de ces différentes maladies, peuvent se résumer de la manière suivante :

Se garder le plus qu'il est possible de l'action directe de la chaleur du soleil, et quand force est de rester exposé à l'ardeur des rayons solaires, ne jamais négliger l'emploi d'une coiffure protectrice, et par ses larges bords et par la propriété réfringente de sa couleur. — Le chapeau blanc est beaucoup plus frais que le chapeau noir. —

Se vêtir ainsi que je l'ai dit il n'y a qu'un instant.

Changer très-fréquemment de linge de corps, avoir une chemise pour le jour et une autre chemise pour la nuit, et que toujours ce linge soit bien aéré et bien sec...

Je considère comme une excellente habitude l'essangeage hebdomadaire du linge de la famille ; et à celui qui n'a pas beaucoup de linge, je conseille de se servir, pour la nuit, d'une chemise essangée, plutôt que d'une chemise puante de sueur...

Composer son régime d'aliments légers, peu excitants, d'une digestion facile, et autant que faire se peut, constitué de moins de viandes que de légumes frais et de fruits... Faire usage de boissons quelque peu stimulantes, de cidre, de bière, de vin mélangé d'eau, d'eau pure le moins qu'il est possible, et quand on en est réduit à cette boisson, toujours l'additionner d'une petite quantité de vinaigre ou d'eau-de-vie...

Les boissons émulsionnées, les limonades, les sirops acides et les fruits rouges, rendent de grands services pendant la durée des fortes chaleurs...

Ne jamais ingurgiter des *flots d'eau*, ainsi que le font, et à leur grand détriment, un grand nombre de travailleurs... Plus on boit, plus on veut boire, et cela, le plus ordinairement sans étancher le moins du monde la soif qui vous dévore... Plus on boit, plus aussi on transpire, et plus ainsi on ajoute à la débilité générale dont on se plaint... je vous l'ai déjà dit...

Eviter l'abus des alcooliques, de même que tous les excès énervants...

Diminuer le nombre des couvertures de son lit, se coucher tard, se lever de bonne heure, et adopter la méridienne quand on fatigue beaucoup...

Le travailleur se couche très-tard, il se rend dans la plaine avant l'aube ; il ne dort point assez, et ce défaut de sommeil l'expose à devenir malade...

Ne rien négliger de ce qui peut s'opposer aux fâcheuses influences d'un froid subit sur la peau, quand celle-ci est fortement échauffée...

Fermer les persiennes et les rideaux des appartements pendant les heures de la plus forte chaleur, arroser matin et soir les alentours des habitations, faire un emploi judicieux des bains, éviter avec un soin extrême tout ce qui serait susceptible d'entraver encore l'exercice d'organes, le rhythme d'une *fonctionnalité* déjà si profondément bouleversés,... voilà, en somme, ce qu'il convient plus particulièrement d'observer dans la saison dont nous nous occupons.

A vous, travailleurs, à vous surtout qui, au milieu de la chaleur la plus ardente, devez tout braver, et ne devez prendre ni repos ni cesse qu'après avoir arraché à la terre tous les trésors dont chaque année la nature la comble, afin de nous combler nous-mêmes, vous dirai-je ici quelque chose de particulier ?... Non, n'est-ce pas... Tous vous connaissez les dangers d'une chaleur trop intense, ceux de la suppression brusque de la transpiration, de l'ingurgitation d'une trop grande quantité de boissons aqueuses, des excès alcooliques, de l'abus des excitants, de tout ce qui énerve, etc., etc. Vous réglerez donc chacun votre hygiène de l'été, du mieux que vous le pourrez, en faisant encore ici l'application des connaissances que vous avez acquises.

Vous désirez, messieurs, que je vous parle avec quelques détails des bains : vous prévenez mon intention. Mais comme il se fait tard aujourd'hui, nous ne nous en occuperons que demain.

L'usage des bains, remonte aux premiers âges du monde, et la sanction de la plus concluante expérience est venue jusqu'à nous, attester à tous, et d'une manière absolument indubitable, que rien n'est plus éminemment salutaire que la salubre pratique des bains.

Dans les temps les plus reculés, alors surtout que le linge de corps n'était point usité, les bains rendaient des services tels, que la plupart des religions en faisaient des préceptes de culte. De nos jours, c'est la seule religion d'Hygie qui a pour mission d'apprendre aux peuples à se rendre les bains obligatoires.

Dans toutes les saisons, les bains représentent un des moyens de propreté les plus précieux ; ils nettoient la peau de produits perspiratoires, d'impuretés qui la souillent, et qui obstruent plus ou moins fâcheusement les myriades de pertuis dont la nature l'a criblée.

Dans la saison dont en ce moment nous nous occupons plus particulièrement, les bains, et j'entends parler ici des bains que l'on prend dans une rivière, dans un lac, dans une pièce d'eau quelconque, sont constamment d'un excellent effet : ils débarrassent l'économie d'un excédant de calorique qui l'opprime ; ils tonifient la peau, ils diminuent l'abondance de la transpiration qui la baigne ; ils relèvent les forces, rappellent l'appétit, font éprouver une sensation de bien-être indicible, et ils amoindrissent la tendance aux maladies qui règnent principalement pendant la durée de cette saison.

Mais, messieurs, quand je vois un grand nombre d'entre vous partir à toutes les heures du jour, parcourir une certaine étendue de terrain, pour arriver à l'endroit où ils doivent se baigner, et où, le plus ordinairement, ils arrivent, le corps inondé de sueur; quand connaissant toutes vos habitudes comme je les connais, je vois ces mêmes personnes se jeter ainsi à l'eau, dans d'aussi mauvaises conditions, ayant même très-fréquemment encore l'estomac plein du repas qu'elles viennent de prendre, et pousser l'imprudence jusqu'à rester dans cette eau des heures entières, jusqu'à s'essuyer et se revêtir à peine au sortir d'un semblable bain,... quand je vois tout cela, dois-je donc m'étonner des nombreuses affections morbides qui surgissent après de tels actes?... Ah! messieurs, combien j'ai vu payer cher de pareilles imprudences! La vie,... oui la vie elle-même a été bien des fois le terrible tribut avec lequel il a fallu les solder.

Dans le temps des chaleurs, deux ou trois bains par semaine sont on ne peut plus salutaires. Mais il faut soigneusement éviter de se mettre à l'eau quand on est en sueur ou que l'on a très-chaud; il faut encore que l'estomac soit libre de tout aliment, et qu'un intervalle de quatre heures, au moins, sépare la fin du dernier repas de l'instant où l'on se met à l'eau; il faut ne se plonger dans l'eau que petit à petit, afin d'éviter le frisson que détermine constamment une immersion trop brusque; il faut, quand on le sait, s'exercer à la natation, et quand on ne sait pas nager, se livrer du moins à des mouvements répétés, afin de lutter avantageusement contre la basse température de l'eau; il faut ne se baigner que dix ou quinze minutes au plus; il faut, au sortir de l'eau, s'essuyer convenablement, s'habiller prestement, pour éviter le refroidissement subit de la peau par un courant d'air; il faut se hâter de se promener, de prendre de l'exercice, afin de favoriser la réaction nécessaire qui doit s'établir.

Quand cette réaction est imparfaite, quand l'individu est faible, ou qu'il recèle en ses organes quelque phlegmasie latente, le bain frais est nuisible : fréquemment même il devient la cause déterminante d'une maladie...

Le bain frais ne convient ni aux enfants ni aux vieillards. Il est principalement utile aux jeunes gens et aux adultes, et surtout encore quand ceux-ci sont forts, d'une bonne constitution, d'une parfaite santé.

Les sujets très-âgés ou très-jeunes doivent faire usage de bains tièdes.

Le moment le plus favorable de tous pour se baigner n'est pas celui que généralement vous choisissez. Pour obtenir du bain frais les effets salutaires que l'on est en droit d'en attendre, il faut prendre ce bain alors que la circulation est au minimum de son activité diurne, que les artères pulsent le moins vite, c'est-à-dire sur les huit heures du matin.

Quand le bain frais doit être pris dans une baignoire, il est nécessaire que sa température soit un peu moins basse ; l'immobilité que l'on y garde commande cette précaution.

Ne devant m'occuper ici que de l'homme dans l'état normal, je laisse aux médecins à prescrire, relativement aux différentes températures et à la durée des bains, etc., ce qui devient nécessaire au rétablissement de la santé de l'homme malade.

Vous me demandez, Jules, ce qu'il convient de faire pour se soustraire aux importunités parfois si douloureuses d'un petit insecte généralement connu sous le nom de cousin... Vous avez été assailli parfois par de petites troupes de ces malencontreux *parents*.

Il faut, mon cher, quand on se sait la peau du goût de ces insectes, ou que l'on doit s'aventurer là où on les sait nombreux, avoir continuellement sur soi un petit flacon d'alcali (ammoniaque liquide), et tout aussitôt la piqûre faite, toucher celle-ci d'un peu de la bienfaisante liqueur... La douleur se tait à l'instant même, et tout gonflement ultérieur est conjuré.

Le même remède peut être utilisé contre les piqûres du taon, contre celles de l'abeille, de la guêpe et du frelon ; seulement, dans ces trois dernières circonstances, il faut se hâter, avant tout, d'arracher de la petite plaie l'instrument qui l'a faite, si l'insecte a poussé la cruauté jusqu'à y laisser cet aiguillon... Mais revenons à nos bains.

Le bain est dit frais, de 25 à 30 degrés centigrades ; tiède, de 30 à 35 ; et chaud, de 35 à 40.

Le bain frais convient particulièrement dans la saison d'été, le bain chaud pendant l'hiver, et le bain tiède dans les deux saisons intermédiaires.

Il me reste à vous dire, messieurs, que si, dans la saison dont nous nous occupons, vous devez, avec avantage, prendre, à l'air libre et dans une pièce d'eau propre, deux ou trois bains par semaine, pendant l'hiver, le printemps et l'automne, il est nécessaire de vous baigner encore, mais qu'alors il vous faudra recourir aux bains domestiques, aux bains dans des baignoires.

En hiver, vous prendrez au plus deux bains par mois. Dans les deux saisons intermédiaires, vous n'en prendrez qu'un tous les huit ou dix jours, et constamment vous serez soigneux de la température de vos bains. Le thermomètre vous sera un excellent guide, sans aucun doute ; mais votre impressionnabilité particulière vous sera un meilleur guide encore.

Après chaque bain, vous aurez soin de vous mettre au lit, ne serait-ce que pendant une demi-heure. Sans cette précaution, et quelque bien que vous pourriez vous essuyer, votre enveloppe tégumentaire conserverait toujours une certaine dose d'humidité, qui vous exposerait à la fâcheuse influence des refroidissements.

Beaucoup de personnes, pour ne pas avoir l'embarras d'un

bain, recourent aux lotions et aux ablutions. Celles-ci sont en effet extrêmement salutaires.

On sait que deux des plus grands législateurs de l'antiquité, Moïse et Mahomet, ont fait, des ablutions et des purifications, de véritables préceptes religieux.

N'oublions pas, messieurs, que toutes les fois que les religions ont cru devoir revêtir de leurs prestiges certaines règles hygiéniques, c'est parce que ces règles hygiéniques présentaient un immense degré d'utilité... Mais revenons pour un instant aux bains pris dans une rivière, une pièce d'eau quelconque.

Si ces sortes de bains, quand on les prend avec les précautions que je vous ai sommairement indiquées, présentent constamment de très-grands avantages, que de fois aussi on les voit devenir la source des plus déplorables accidents!..... Combien d'imprudents ou d'infortunés baigneurs ont été chercher la mort là où ils ne croyaient rencontrer que le mieux-être!...

Qui de nous ne se rappelle en cet instant plusieurs catastrophes semblables arrivées en quelque sorte sous nos yeux?... Qui de nous dont le cœur ne saigne encore au souvenir du dernier de nos concitoyens que nous avons vu périr ainsi?

Vous désirez, messieurs, que je vous fasse connaître ce qu'il y a de mieux à faire quand on retire de l'eau une personne qui vient de se noyer. J'acquiesce d'autant plus volontiers à votre demande, que le plus fréquemment, le succès dépend et des premiers soins que l'on donne, et de la manière dont ces soins sont donnés.

Mais avant d'entrer dans les quelques détails thérapeutiques qui vont suivre, je vais vous narrer un fait de circonstance dans lequel j'ai dû figurer...

Cinq ou six enfants, de dix à douze ans, se baignaient dans un des grands trous à cendres situés lieu dit la Cendrière-May. Moi-même, alors enfant du même âge, je me rendais auprès de mes parents, qui étaient occupés à la fenaison dans un pré à quelque distance de cette cendrière. Tout à coup j'aperçus tous les petits baigneurs se sauvant, nus comme vers, et criant effarés: Mon Dieu, quel malheur!... Mon Dieu, quel grand malheur!.... Mon Dieu, Biel se noie!... Biel se noie!...

Accourant de suite, et rappelant tous mes petits camarades, j'aperçus en effet l'infortuné Biel enfoncé dans l'eau, se débattant, luttant contre la mort... Arracher un des petits peupliers récemment plantés autour de cette pièce d'eau, le jeter au malheureux Biel, qui le saisit tout aussitôt, et que nous retirâmes ainsi du gouffre, tout cela fut fait plus vite encore que je ne vous le raconte...

Vous imaginez facilement, messieurs, combien grande fut notre joie dans un pareil moment... Mais ô douleur!... A peine l'infortuné fut-il étendu sur la berge, après nous avoir regardés tous avec de grands yeux, il perdit connaissance...

Il est mort, mon Dieu!... il est mort... Vite, vite, s'écrièrent plusieurs, prenons-le par les pieds, mettons-lui la tête en bas, afin de lui faire rendre l'eau qui l'étouffe... Mais la Providence ne permit point qu'un tel projet fût réalisé : notre malheureux camarade ouvrit de nouveau de grands yeux, et voulut balbutier quelques mots que d'abord nous ne pûmes comprendre. Nous l'essuyâmes de notre mieux, nous lui remîmes sa chemise, puis ses habits, et au bout d'une demi-heure environ, nous pûmes l'accompagner jusque chez lui.... Je ne vous dirai pas le reste, messieurs; je laisse à vos cœurs à se représenter tout ce que dut éprouver une mère à laquelle nous rendions un fils qu'elle devait perdre; et avec quel sentiment de bonheur et de sainte gratitude, elle pressait tour à tour sur son sein tout gonflé, tout palpitant d'indicibles émotions, et le fils adoré qu'elle ne devait plus revoir, et l'heureux enfant qui avait tant de bonheur de le lui avoir sauvé.... ce souvenir de mes jeunes ans est encore là, messieurs, tout aussi beau qu'au premier jour...

Ce que prétendaient faire mes camarades, en voulant placer ce pauvre Biel la tête en bas, n'était pas de leur invention, sans aucun doute. Ils avaient ouï dire qu'il fallait s'empresser de pendre les noyés par les pieds, et ils voulaient simuler cette pratique; pratique, messieurs, qui, en même temps qu'elle est absurde, se trouve on ne peut plus dangereuse.

Aussitôt que l'on a retiré de l'eau un baigneur qui vient de se noyer, il faut, avant de transporter ce noyé dans un endroit où des soins plus étendus lui soient administrés, si cela devient nécessaire, il faut se hâter de le placer sur l'un des côtés, la tête quelque peu élevée et penchée en avant, de manière que si la bouche, la gorge, les narines contiennent une certaine quantité d'eau, cette eau puisse plus facilement s'écouler au dehors, et que si le vomissement doit avoir lieu, ce vomissement puisse plus aisément s'effectuer.

Assez souvent, un noyé a les mâchoires fortement contractées, les dents serrées les unes contre les autres. Il faut lui ouvrir la bouche avec une palette de bois que l'on introduit forcément entre les arcades dentaires, et que l'on fait agir comme un levier. On maintient alors ces mâchoires dans un écartement convenable, à l'aide, soit d'un bouchon de liége, soit d'un morceau de bois taillé en forme de coin.

Avec les doigts, un mouchoir, un linge roulé, un lambeau arraché à la chemise, il faut précipitamment débarrasser *entièrement* la bouche, la gorge, les narines, d'une sorte d'écume verdâtre qui obstrue des ouvertures que l'air doit nécessairement traverser.

Il arrive parfois que le chatouillement que l'on produit dans les narines, au moyen du tortillon de linge, des barbes de plume, d'un petit rouleau de papier ou des brins d'herbe que l'on y introduit, pour les titiller en même temps que pour les désobstruer des mucosités qu'elles contiennent, déterminent un éternuement... Oh! alors quel bonheur! Cette salutaire secousse doit plus que jamais être saluée du *Dieu vous bénisse!...* Le malade est sauvé,... l'éternuement l'a rappelé à la vie.

Mais quand il n'en est point ainsi, pendant que plusieurs personnes s'occupent des premiers soins dont je viens de parler, d'autres personnes ont ramassé du bois, des herbes sèches, ont fait du feu, et sont en train de chauffer les linges, les étoffes qu'elles ont sous la main, afin de réchauffer le noyé.

Il faut, par d'énergiques frictions pratiquées avec ces linges et ces étoffes, sur toute la surface du corps, l'essuyer prestement, et s'efforcer d'y ramener la chaleur. Il faut employer beaucoup de force dans la rude besogne de ces frictions, et ne pas craindre de se mettre soi-même tout en nage, en cherchant à ranimer l'infortuné baigneur.

Un bon *bouchon* de paille ou de foin a bien des fois rendu de grands services dans la pratique de ces frictions.

Mais le noyé reste mort; sa respiration ne se rétablit point.

Il faut placer les deux mains, bien à plat, l'une sur la poitrine, l'autre sur le *creux de l'estomac,* presser en même temps avec ces deux mains, ainsi que déjà je vous ai appris à le faire, et de manière à simuler le jeu naturel de la respiration, ou mieux encore, placer le noyé la face en dessous, et agir comme je vous l'ai enseigné précédemment.

Si ce moyen reste infructueux encore, vite il faut appliquer sa bouche sur la bouche du noyé lui insuffler de l'air dans les poumons, et revenir à plusieurs reprises à ces insufflations, si les premières tentatives n'ont point été couronnées de succès.

Vous n'avez pas oublié, n'est-ce pas, messieurs, qu'il est indispensable de fermer les narines du sujet que l'on secourt, pendant que l'on s'efforce de pousser ainsi dans sa poitrine l'air que l'on croit propre à y rallumer une nouvelle vie...

Malgré tout ce qui vient d'être fait, aucun résultat appréciable... On va venir chercher avec une civière, une brouette, une voiture, le malheureux que jusqu'ici on a vainement essayé de faire revivre. Il reste un moyen encore; il faut l'utiliser. Il faut promener sous les narines un peu d'amadou brûlant, des allumettes bien soufrées allumées, un morceau de bois brûlé par le bout, un fumeron... Il ne faut jamais se décourager... S'il ne faut qu'un instant pour tout perdre, il ne faut aussi qu'un instant pour tout gagner.

On transporte le noyé là où il est attendu. On le place dans un lit bien bassiné. On entretient dans la cheminée un feu clair. On ouvre les fenêtres, afin d'obtenir un bon courant d'air. On revient aux insufflations pulmonaires et aux titillations des narines. On recommence les frictions avec des brosses, des serviettes, des étoffes de laine, des flanelles bien chaudes. On imprègne ces tissus d'eau-de-vie, d'eau de Cologne, d'alcool camphré, d'essence de térébenthine, de quelque liqueur aromatique. On promène des fers à repasser bien chauds, sur la poitrine, le ventre, la colonne vertébrale, ces parties ayant été préalablement recouvertes d'étoffes imbibées de l'une des liqueurs que je viens d'indiquer, de l'essence de térébenthine principalement...

On promène à sec alors, mais avec plus de lenteur, une bassinoire, des vessies pleines d'eau chaude, des bouteilles d'eau bouillante, des briques chauffées et enveloppées dans des linges. On laisse aux pieds un des moyens de caléfaction précités, on entoure les différentes parties du corps de serviettes bien chaudes, fréquemment renouvelées, et pendant que plusieurs personnes se sont occupées de tous ces détails, d'autres, et à plusieurs reprises, ont passé et repassé sous le nez du sujet le flacon d'alcali que l'on a dû se procurer, ont administré un lavement d'eau vinaigrée ou fortement salée, ont cherché à faire pénétrer dans l'estomac un peu d'eau-de-vie ou de vin sucré chaud.

Mais le médecin n'arrive pas... Que faire ? Il faut continuer, il faut recommencer encore tout ce que l'on a fait... Il faut surtout ne jamais se lasser. On a vu des noyés ne revenir à la vie qu'après plusieurs heures non interrompues de tous les soins susmentionnés.

Comme ressource extrême, messieurs, il faut brûler, sur le creux de l'estomac, sur la région du cœur, sur le ventre, sur les bras et sur les jambes, de petits morceaux d'amadou, de linge ou de papier ; il faut chercher à utiliser les autres procédés de cautérisation que vous connaissiez déjà...

Malgré tous les moyens à l'aide desquels on vient de s'efforcer d'arracher à la mort un malheureux noyé, le corps est toujours là, froid, insensible, inanimé... Il ne reste plus qu'à demander à la religion ses consolations, ses prières, ses espérances et ses miséricordes...

Mais au lieu d'abandonner entièrement cette infortunée victime de la submersion, il est encore une dernière tentative à faire, un dernier moyen à essayer,... il faut entourer l'asphyxié de cendres chaudes...

Déjà, messieurs, plusieurs noyés ont été sauvés de la sorte.

Il est d'observation, du reste, que des poulets retirés de l'eau après deux heures de submersion, ont été rappelés à l'existence en les entourant d'une forte couche de cendres chaudes... Et quel est celui d'entre vous qui ne se rappelle, en cet instant, qu'une mouche asphyxiée dans de l'eau pure ou dans de l'eau de savon, reprend vie après quelque temps de séjour sous un petit tas de cendres ou de sel ?...

Sur un lit déjà bien bassiné, on étendra donc une forte couche de cendre, préalablement chauffée dans des chaudrons ou dans une grande chaudière, on placera le corps du noyé sur cette cendre, on le couvrira d'une pareille couche de nouvelle cendre, on lui entourera le cou d'un bas de laine rempli de cendre chaude, on en mettra sur la tête et dans le bonnet dont celle-ci devra être recouverte, on étendra enfin le drap et les couvertures, et l'on attendra le résultat.

Quand l'accident arrive dans un des trous d'une cendrière, pourquoi, lorsqu'on aurait échoué avec la série de moyens précédemment indiqués, n'entourerait-on pas l'asphyxié d'une couche épaisse des cendres minérales que l'on a sous la main?...

Si la cendre de bois est utile à cause de sa propriété absorbante, à cause surtout de la potasse qu'elle contient, et qui agit sur les extrémités des nerfs et sur les capillaires de la peau, sans doute que les sels de la cendre vitriolique ne seraient pas moins efficaces...

Je ne parle pas de la saignée, ni de quelques autres moyens thérapeutiques usités dans différents cas d'asphyxie par submersion ; le médecin seul doit se faire juge de l'opportunité de ces moyens.

Je ne recommande pas non plus de se hâter d'enlever les vêtements d'une personne qui serait tombée à l'eau tout habillée : ce serait faire injure à mon auditoire... Je l'aime et je l'apprécie trop pour cela.

Maintenant, messieurs, je vais terminer, par quelques conseils relatifs aux orages, ce que je me suis plus particulièrement proposé de vous dire à l'occasion de la saison d'été.

Vous êtes occupés à la fenaison, à la coupe des céréales, à un travail champêtre quelconque, quand tout à coup le ciel se rembrunit, se charge de gros nuages noirs que des éclairs en tous les sens sillonnent, et dans lesquels le tonnerre roule ses effrayants échos,... quand un orage vient d'éclater, et que la pluie menace de tomber par torrents...

Allez-vous donc, comme tant d'autres, courir à la recherche de quelque funeste abri?...

Ah! n'oubliez jamais qu'une longue série de malheurs est venue surabondamment prouver à tous qu'il est extrêmement dangereux de courir quand il tonne, qu'il est excessivement dangereux surtout de se placer sous un arbre, et principalement encore quand cet arbre est isolé, qu'il est très-élevé, ou qu'il se trouve sur un petit monticule de terre.

Vous me demandez si vous pouvez vous mettre près d'une meule...

Vous ne vous rappelez donc plus la terrible catastrophe arrivée, il y a quelque deux années, à trois personnes d'une de nos communes voisines, qui avaient cru devoir demander protection à un pareil abri?...

L'une de ces trois personnes est morte sur-le-champ, l'autre a été paralysée d'un membre, et la troisième très-gravement brûlée.

Croyez-moi, messieurs, en pareilles circonstances, supportez l'averse en rase campagne. Rentrés chez vous, vous en serez quittes pour quelques précautions. Vous changerez de vêtements, vous vous mettrez au lit, vous prendrez un bain chaud, si la réfrigération de la peau a été poussée à l'extrême ; vous vous bornerez au bain de pieds, si les pieds seulement sont très-froids; et vous n'userez ni de l'un ni de l'autre de ces bains, si leur intervention ne vous paraît pas nécessaire.

Quand vous êtes chez vous au moment où surgit un orage, ne laissez point ouvertes ni vos portes ni vos fenêtres. Placez-vous constamment à une certaine distance de la cheminée, dont la suie est un excellent conducteur du fluide électrique; éloignez-vous le plus qu'il vous est possible des masses métalliques très-volumineuses, des magasins de fers, des tuyaux de conduite des eaux pluviales et des eaux ménagères, etc. J'allais ajouter : Ne fixez jamais les éclairs... Mais vous savez, messieurs, que l'affaiblissement, la perte même de la vue, peuvent être le résultat d'une telle imprudence.

Il faut, autant que possible, ne point rester dans une église, ni s'abriter contre un tel édifice pendant un violent orage. Les clochers, par leur extrême élévation, soutirant l'électricité des nuages, on courrait risque d'être foudroyé.

Inutile de défendre de sonner les cloches quand il tonne : trop de malheurs sont venus faire connaître aux populations tout le danger d'une aussi funeste coutume.

Dans les villes, les édifices publics et un assez grand nombre de maisons sont surmontés d'une longue flèche de fer que tous vous avez remarquée, d'un paratonnerre. Le paratonnerre bien établi est, en effet, messieurs, un excellent moyen pour éviter les effets désastreux de la foudre. Il serait bien à désirer que toutes les habitations fussent placées sous la puissante égide d'un tel palladium...

— Mais, j'en étais certain d'avance, vous n'auriez point laissé passer une pareille occasion sans désirer savoir quels sont les secours qu'il est possible de porter à un malheureux que la foudre vient de frapper...

— La science est bien pauvre dans de pareilles occasions,... ou pour parler plus exactement peut-être, le plus souvent, le mal est au-dessus de tout remède.

Une personne vient d'être victime d'un coup de tonnerre; cette personne gît sur le sol, ne donne plus signe de vie. Faut-il donc l'abandonner ? Oh ! non,... non,... un tel acte d'abandon ferait frémir la conscience,... ferait rougir l'humanité...

Il faut s'empresser de recourir à de larges aspersions d'eau froide sur le visage, et sur tout le corps, à des applications, sur la tête, de linges, de mouchoirs imbibés d'eau, de l'eau d'un ruisseau voisin, à des frictions énergiques sur toute la surface du corps, sur toute l'étendue de la colonne vertébrale principalement. Il faut brûler de l'amadou ou bien des allumettes sous les narines, irriter, titiller celles-ci, chercher à rétablir les mouvements respiratoires au moyen des pressions méthodiques que vous connaissez, et en venir à des insufflations réitérées dans les poumons.

Aux Etats Unis d'Amérique, où la foudre fait chaque année une grande quantité de victimes, le moyen qui a donné les plus beaux résultats, et qui, à cause de son efficacité, y est universellement employé, c'est de verser immédiatement sur toute la surface du corps de l'asphyxié de grands seaux d'eau froide, et de ne pas craindre de continuer le remède, même pendant une grande heure s'il le faut.

Si l'asphyxié reste insensible, on peut le placer dans un tas de fumier ou dans un trou creusé en terre. On a quelquefois réussi à rappeler ainsi l'existence d'infortunés que la foudre venait de frapper. En effet, on peut débarrasser l'individu qui vient d'être foudroyé, de l'excédant d'électricité dont il se trouve chargé, en augmentant de cette manière les points de contact de son corps avec le réservoir commun.

Au médecin à saigner ce malheureux, si la face est rouge, gonflée, comme dans l'apoplexie. Au médecin à prescrire les différents autres moyens à mettre en usage.

Demain, nous nous entretiendrons de l'hygiène de l'automne.

De la température chaude de l'été, nous passons, messieurs, à la température tiède, brumeuse, pluvieuse et froide de l'automne.

Les premiers temps de la saison d'automne semblent fréquemment une prolongation de l'été ; les derniers temps de cette saison paraissent une anticipation de l'hiver.

Ce n'est donc pas, en général, parce que le calendrier fait connaître que l'on entre dans telle ou telle saison, qu'il faut adopter tel ou tel régime, tels ou tels habits, telles ou telles précautions hygiéniques, ce sont seules les conditions atmosphériques présentes qui constamment doivent régler l'emploi bien coordonné de toutes ces choses, qui doivent convertir cet emploi en de véritables préceptes.

En automne, on est plus particulièrement exposé aux fièvres intermittentes, aux fièvres muqueuses, aux affections catarrhales de la poitrine, à la dyssenterie, etc.

La saison automnale, alors surtout qu'elle est pluvieuse, est nuisible à tous les individus faibles, débiles, valétudinaires, à ceux qui souffrent de quelque maladie chronique, qui depuis longtemps recèlent en leurs organes quelque principe de destruction, aux personnes en proie à la phthisie pulmonaire, etc...

Quand un vent froid mugit autour de nous, fait trembler nos demeures, quand les rafales emportent au loin les feuilles jaunissantes des arbres de nos vergers et de nos champs, quand de jour en jour la verdure fuit à nos yeux, quand les pluies saturent notre atmosphère d'une humidité si constamment nuisible, quand des brouillards épais, toujours si pénétrants, et fréquemment chargés d'effluves, de miasmes délétères, voilent à nos regards assombris une nature de plus en plus aux abois,... toutes les habitudes de notre vie doivent peu à peu se régler sur un pareil état de choses, doivent surtout avoir pour but d'en atténuer la fâcheuse, la morbide influence.

Vous prendrez de bonne heure vos habits d'hiver, messieurs, vous éviterez le plus qu'il vous sera possible l'action du froid et de l'humidité, les dangereux résultats des refroidissements de la peau, vous adopterez un régime graduellement plus analeptique, plus excitant, vous ne mangerez que des fruits bien mûrs, et vous n'oublierez pas que les excès de fruits, de fruits non cuits surtout, pourraient vous rendre tributaires des plus dangereuses maladies.

Je vous renvoie, du reste, aux règles hygiéniques dont je vous ai parlé dans nos premières causeries.

Nous arrivons à nous occuper de la plus belle saison de l'année, de la saison de l'espérance, du printemps...

La neige, les glaces et les frimats encore une fois vont disparaître. Le soleil, l'astre vivificateur, l'âme de tout ce qui existe, de tout ce qui croît, de tout ce qui vit, de tout ce qui respire, reparaît sur notre horizon, promène sur nous ses plus doux, ses plus charmants regards, nous pénètre de ses plus suaves, de ses plus enivrantes émanations. La douceur si vivifiante de la température, le retour si salutaire de la végétation, la réapparition, si impatiemment attendue, d'oiseaux, d'animaux, d'insectes divers, le chant matinal de l'hirondelle, la résurrection complète de la nature, tout annonce la venue du printemps, avec ses fleurs, avec sa verdure, avec ses beaux jours...

A cette époque si pleine de vie, messieurs, les végétaux répandent dans l'atmosphère des masses d'oxygène qu'exhale leur délicieux feuillage, le sang, devenu plus abondant et plus riche, bouillonne dans les artères, les remplit outre mesure, et menace de faire irruption de toutes parts. De là, au milieu de tout le bien-être dont on jouit, de là les nombreuses affections inflammatoires que l'on voit si fréquemment surgir au printemps,... de là aussi l'hygiène particulière à laquelle il convient de se soumettre,... de là tous ces sages conseils qui, depuis les temps les plus reculés jusqu'à nos jours, ont été et sont encore l'œuvre ncessamment insistante des médecins philanthropes et des législateurs sacrés...

Pendant la durée de l'hiver, on a satisfait aux nécessités d'une nourriture plus substantielle et plus excitante. Arrivé aux jours de carnaval, à cette époque de festivités, de galas, de plaisirs et d'excès, on a renchéri de nouveau sur tous les moyens d'augmenter la pléthore et la surexcitation des organes. Il ne faut plus qu'une étincelle pour incendier la machine, et si l'on n'y prend garde, la main du printemps va sournoisement allumer cet incendie.

Plusieurs moyens se présentent pour s'opposer à un pareil danger.

Atténuer la luxuriante expansion de l'organisme, décentraliser, si je puis ainsi dire, l'excès de vitalité de l'intérieur, se bien garder surtout de rien ajouter de plus à la plénitude déjà trop grande des vaisseaux sanguins, à l'excitabilité, à l'énergie déjà par trop considérable du fluide vivificateur qui les distend et les parcourt.

Le moyen le plus direct et le plus prompt, messieurs, de désemplir les vaisseaux sanguins, et d'appauvrir la *chair coulante* que ces vaisseaux renferment, c'est sans contredit la déplétion sanguine, la saignée. De là sans doute le point de départ de la saignée au printemps, de la saignée dite *saignée de précaution*, et à laquelle, dans certaines localités, recourent un grand nombre d'individus.

Sans condamner absolument une pareille habitude, je dois vous dire cependant que cette habitude, par elle-même, est loin d'être exempte d'inconvénients, que fréquemment elle éloigne du but, qu'elle présente même assez souvent de véritables dangers... Le sang se répare si vite chez certains individus, et il le fait avec tant de lenteur chez d'autres,... et puis, les infractions contre une telle habitude sont généralement suivies de si funestes accidents!...

Un autre moyen de désemplir les vaisseaux sanguins, d'amoindrir la richesse, la qualité excitative du sang, nous est offert par la diminution de nos aliments, par le choix que l'hygiène nous apprend à faire dans ces aliments, par la privation même à laquelle la science médicale, d'accord ici avec une science plus sacrée, nous convie instamment de nous soumettre, et cela, dans certaines circonstances particulières principalement.

Ceci m'amène tout naturellement, messieurs, à vous parler quelque peu du Carême.

Je ne chercherai point à discuter sur la question de savoir si l'institution du Carême nous vient des Apôtres ou du Pape Telesphore, si cette institution est toute d'essence divine, ou bien si l'on doit la considérer comme une de ces grandes lois d'hygiène que les premiers législateurs ont placées sous la protection de l'Être suprême, en les promulguant comme préceptes émanant directement de la Divinité ; tout cela ne doit nullement nous occuper ici.

En toute saison, messieurs, pendant toute la durée de la vie de l'homme, la tempérance est une de ces lois sacrées que jamais il ne doit enfreindre.

Au printemps surtout, il doit s'attacher à l'observance plus rigoureuse encore de cette loi, il doit se la rendre plus stricte, plus austère,... s'imposer même rigoureusement, religieusement les abstinences, les jeûnes, les privations qu'elle commande, afin de participer dans la plus forte somme possible des bienfaits que l'on est en droit d'en attendre......

Mais d'où vient cette sorte de murmure, messieurs ? Mes dernières paroles, sans doute, résonnent mal aux oreilles de quelques-uns d'entre vous... De grâce, mes bons amis, attendez donc un peu avant de laisser percer ainsi votre appréciation...

Oui, messieurs, l'abstinence est une chose utile, nécessaire, excellente, indispensable,... au printemps principalement, et à l'égard d'un certain nombre d'individus surtout...

En général, l'homme mange beaucoup plus qu'il ne le devrait faire s'il voulait mieux sauvegarder les intérêts de sa santé, de sa conservation, de son bien-être.

Est-ce donc celui dont toute la vie s'écoule au milieu de l'abondance, qui jouit d'une santé meilleure, qui vit le plus longtemps ? Le riche se porte-t-il mieux que le pauvre ? Son existence est-elle donc plus longue ?... Eh ! qui ne sait que les anachorètes, ces hommes dont la vie entière s'écoulait dans la prière, les jeûnes, les privations les plus austères, parvenaient, en général, à la plus extrême longévité ?...

L'usage journalier des viandes et des boissons excitantes, usage rendu beaucoup plus dangereux encore par les raffinements incessants de l'art culinaire, fournit un sang trop stimulant, trop riche, un trop-plein général qui, d'un moment à l'autre, peut faire éclater le vase ou brûler la machine... D'où les préceptes de la tempérance, de la sobriété, des abstinences, des jeûnes et des privations.

Le jeûne, la privation d'aliments trop succulents, trop riches, en éléments nutritifs et excitants, en diminuant la masse en circulation, en atténuant la vitalité de cette masse, favorise le jeu régulier des organes, éloigne les prédispositions aux maladies, rend l'esprit plus libre, plus allègre, amortit les excitations des passions, imprime au caractère, aux penchants, aux habitudes de l'individu, les plus heureuses modifications.

Aux personnes fortes, jeunes encore, d'une bonne santé, qui font peu d'exercice, et qui sont dans la position de choisir à leur gré les aliments qui doivent composer leurs repas, je conseillerai de ne manger que très-peu de viande, de n'en manger qu'une seule fois le jour, et de se soumettre rationnellement, mais sans exagération aucune, aux préceptes de tempérance et de privations dont je viens de dire quelques mots relativement au Carême, et je les engage fortement à faire même encore exception à cette manière de vivre, une ou deux fois la semaine... L'observance du vendredi et du samedi n'est pas seulement un précepte salutaire établi par les lois de l'Eglise, c'est encore une excellente règle voulue par les lois de l'hygiène...

Mais est-ce à dire, messieurs, que quelques-uns d'entre vous supposeraient que je prétends imposer à tout le monde cette grande règle du jeûne, des abstinences, des privations, etc. ? Eh non, mille fois non...

Est-ce qu'en m'entendant parler de sang trop abondant, trop riche, trop excitant, tous vous n'avez pas compris que mes paroles s'adressent principalement aux personnes jeunes, vigoureuses, ardentes, luxuriantes de santé, aux individus d'un tempérament sanguin, à ceux dont la nourriture est à peu près exclusivement tirée du règne animal, est à peu près constamment composée de mets excitants arrosés de boissons riches en alcool, aux oisifs, aux gastronomes et aux intempérants ?...

Est-ce qu'en m'entendant prononcer les mots jeûne, abstinences, privations, vous ne voyez point en ces paroles le sage conseil de s'abstenir, de se priver de ces aliments trop abondants et trop riches, de ces boissons trop stimulantes, — vin, eau-de-vie, café, — dont constamment il ne faut faire usage qu'avec la réserve imposée par l'hygiène, et dont il importe de presque entièrement se priver au printemps ?...

Sans aucun doute, les personnes âgées, faibles, molles, pâles, cacochymes, de même que celles dont le corps va se courbant chaque jour sous le poids d'un travail pénible et énervant, se trouveraient on ne peut plus mal d'une alimentation qui appauvrirait encore davantage un organisme déjà par trop débile, une organisation déjà si chétive, si détériorée, si délabrée...

Je vous l'ai dit déjà, messieurs, le régime de l'homme *devrait être* d'autant plus fortifiant, d'autant plus riche en substances alibiles, réconfortantes, que celui-ci se donne plus de mouvements, se livre à des travaux plus pénibles, éprouve des déperditions plus considérables... Aucun d'entre vous n'aura donc pas cru que je prétende astreindre aux observances des jeûnes et des privations les trop nombreux individus pour lesquels, hélas ! toute l'existence ne représente déjà que trop un Carême à peu près incessant... Oh ! non,... non, n'est-ce pas, messieurs, vous n'avez personne fait une supposition pareille... Tous vous savez trop bien que je voudrais, au contraire, que celui qui possède, en retranchant de sa table certains mets succulents, dont l'usage trop habituel pourrait lui devenir funeste, fît tourner au profit de la santé du pauvre l'aliment susceptible de ruiner la sienne.

Les faits ainsi posés ; que les esprits les plus sceptiques s'inclinent donc devant les lois d'une sage observance, ainsi que le font avec confiance les hommes les plus sincèrement religieux ; qu'au printemps, une heureuse modification, une modification, hygiéniquement pondérée, soit apportée dans le régime des individus et suivant les individus ; mais que rien jamais ne frise aucun excès ; chacun s'applaudira d'une pareille pratique, la santé générale aura beaucoup moins à souffrir, les maladies inflammatoires deviendront moins fréquentes, et celles qui surgiront présenteront moins de dangers...

Une cause très-puissante encore, messieurs, des nombreuses affections morbides qui règnent au printemps, c'est la mauvaise habitude de quitter trop tôt les habits dont la saison d'hiver nous avait impérieusement forcés de nous recouvrir. Je vous ai parlé plusieurs fois déjà des innombrables petits trous à travers lesquels s'échappe incessamment une grande partie des substances alimentaires que nous ingérons, et je vous ai fait connaître combien il est dangereux de s'opposer à la libre issue de ce produit. Je ne puis donc que vous répéter une nouvelle fois de bien vous garder de tout ce qui, par un refroidissement subit de la surface cutanée, viendrait ajouter encore à une concentration déjà par trop considérable.

Je pourrais m'arrêter ici pour aujourd'hui, mais j'ai besoin de vous dire un mot sur le *soleil de mars*, sur l'action si puissamment congestive d'un soleil printanier.

Depuis plusieurs mois, on s'était confiné chez soi pour se soustraire aux rigueurs de l'hiver. Un beau soleil vient de faire fondre les glaces, il se promène radieux dans les immensités du ciel, et chacun s'empresse de venir respirer l'atmosphère attiédie qui succède enfin au souffle glacé des frimats... Mais, par cela même que l'on n'est plus habitué à l'action des rayons solaires, ceux-ci ne tardent pas à faire naître de violents maux de tête, un malaise général, de la courbature, etc., quand on prend ainsi plaisir à trop longtemps savourer le charme enchanteur de ces rayons renaissants. Bon nombre d'affections morbides surgissent au printemps, qui ne reconnaissent point d'autre cause.

Bien que la moins sérieuse de toutes les affections morbides qui peuvent ainsi survenir, le mal de tête, dont je viens de parler, celui-ci n'en mérite pas moins de fixer toute notre attention.

Quand la tête est malade, quand le chef commande mal, l'harmonie cesse d'exister, les subordonnés se déroutent de la voie. Il est donc bien essentiel de veiller à la bonne santé de ce chef, si l'on veut que tout s'opère d'une manière normale.

Mais n'allons point inférer de là, messieurs, qu'il faille continuer de rester renfermés chez nous, quand apparaissent ces rayons tout ruisselants d'or, qui tant nous invitent à quitter nos demeures. Oh ! non, non... Empressons-nous, au contraire, d'aller saluer ces gracieux, ces vivifiants rayons ; mais évitons avec soin de stationner trop longtemps là où ils se montrent très-ardents, et gardons-nous bien surtout d'y jamais rester tête nue.

Demain, messieurs, nous nous occuperons des principales règles hygiéniques qu'il convient d'observer à l'égard des malades et des convalescents.

CHAPITRE SEIZIÈME

Je suis heureux, mon cher Cléon, de vous être venu en aide dans l'accomplissement d'œuvres philanthropiques auxquelles vous vous livrez avec un aussi louable dévoûment, et je vous prie de me permettre de joindre ici ma faible voix à toutes les voix reconnaissantes qui vous bénissent.

Vous me disiez, il y a plusieurs jours, que les quelques entretiens sur l'hygiène des malades et des convalescents, que nous avons eus ensemble, ne doivent point surtout être oubliés dans les causeries populaires d'aujourd'hui. Je vais, mon cher ami, rappelant mes souvenirs, redire devant ces messieurs tout ce que nous avons dit ensemble... La bonne pensée par laquelle vous corroborez encore ma croyance sur l'utilité de répandre de plus en plus ces préceptes, est pour moi, en même temps qu'un témoignage précieux, un bien puissant encouragement.

De tous les maux qui peuvent affliger l'espèce humaine, messieurs, la maladie est, sans contredit, le plus fâcheux, le plus redoutable, le plus affligeant et le plus terrible... C'est le mal avec lequel il n'est plus de bien possible, le mal pendant la durée duquel l'homme est le plus profondément malheureux... C'est donc rendre à l'homme le plus immense de tous les services, que de l'arracher le plus vite qu'il est possible aux accidents morbides auxquels il devient en proie; et si, pendant l'existence des maladies qui le frappent, le médecin devient son meilleur ami, son plus puissant appui, son plus ardent, son plus précieux défenseur, les personnes qui volontairement viennent en aide au médecin, mettent à la disposition de ceux qui souffrent le dévoûment dont elles sont capables, l'intelligence qui leur est propre, les connaissances qu'elles ont acquises, tout ce qui devient nécessaire dans ces malheureux moments,... ces personnes sont donc aux médecins des auxiliaires extrêmement précieux, aux malades de véritables génies tutélaires... Dans d'autres temps, on eût placé au rang des demi-dieux des êtres d'une aussi admirable philanthropie... A présent comme toujours, ils seront, par chacun comme par tous, rangés parmi les plus illustres, parmi les mortels privilégiés que l'on décore du titre auguste de bienfaiteurs de l'humanité... Ah! puisse leur nombre, déjà si considérable, augmenter encore de jour en jour!!!...

Avant que vous ne fussiez venu habiter la charmante villa que vous possédez dans notre voisinage, mon cher Cléon, je n'étais le plus ordinairement demandé, pour les malades de votre commune, que quand déjà la maladie avait fait les progrès les plus effrayants. Ces braves, ces laborieux ouvriers n'ayant pas, disaient-ils, le temps d'être malades, s'efforçaient pendant plusieurs jours de secouer leur mal, se mettaient au bouillon gras et au vin, afin de recouvrer leurs forces, ne s'alitaient enfin que quand l'organisme entier s'affaissait sous la violence du mal qui les dévorait... Votre parole, si éloquemment persuasive, n'a pas peu contribué au triomphe d'un pareil abus.

Ce qui avait lieu dans la commune de notre ami, messieurs, ne laisse pas malheureusement d'avoir lieu encore dans la plupart des autres localités... Un paysan tombe-t-il malade: ne t'écoute pas, lui dit son voisin, aie soin de toi, fais de bon bouillon, prends quelques bons verres de vin sucré,... dans deux ou trois jours, tu reprendras ton travail... Tu n'es pas malade, tu n'es que fatigué, que courbaturé... Si tu envoies chercher le médecin, il te mettra à la diète, à la tisane, te saignera, et te clouera dans ton lit pour bien longtemps...

Eh ! qui de nous n'a pas entendu de telles choses, et bon nombre de fois !...

Mais que diriez-vous, messieurs, de quiconque voyant s'allumer un incendie, conseillerait d'attendre, de ne pas se presser d'agir, et recommanderait de jeter sur le feu des matières inflammables qui viendraient encore augmenter la dévorante activité des flammes !... Eh bien ! pourtant, pendant les quelques jours de dangereuse attente que l'on conseille au malade, pendant que celui-ci cherche à braver son mal, à retrouver ses forces dans l'usage alors si pernicieux de boissons trop nutritives et trop stimulantes, la maladie marche son train, fait des progrès; la fièvre mine, consume l'individu, et bien fréquemment la machine croule ! L'assistance du médecin devient alors à peu près inutile... Il n'a plus guère qu'à se croiser douloureusement les bras, en maudissant l'incurie du patient... De même dans l'incendie trop avancé, malgré tous les secours possibles, la maison tombe avec fracas, est entièrement dévorée par les flammes.

Il y a, messieurs, au début de la plupart des maladies, quelque chose de bien digne de remarque, mais qui n'est point assez généralement remarqué : je veux parler de la perte de l'appétit, du dégoût même que l'on éprouve pour les substances alimentaires.., De ce fait, cependant, surgit un bien précieux enseignement : c'est que si la nature nous ôte ainsi le désir des aliments, c'est parce que ceux-ci nous sont devenus contraires... C'est en vain que, pendant plusieurs jours, nous cherchons, de mille manières différentes, à aiguiser notre appétit ; rien,... rien... La santé a fui loin de nous ; la plus impérieuse de nos habitudes a fui avec elle...

Diète, repos, boissons adoucissantes, tels sont les premiers moyens à mettre en usage contre tout dérangement un peu sérieux de la santé. Et bien souvent, messieurs, en triomphant ainsi des premiers malaises que l'on éprouve, on prévient le développement d'une longue et grave maladie.

Il vaut mieux, dit-on généralement, aller au moulin qu'au médecin. Cela est incontestablement vrai tant que l'on se porte bien, mais du moment où l'on devient malade, il faut vite faire quérir un médecin, si l'on ne veut pas jouer avec son existence. De la rapidité, de la bonne, de l'opportune administration des remèdes, dépend le succès dans le traitement des maladies...

Le lit qui doit recevoir le malade ne doit être ni trop dur ni trop mou ; les draps doivent en être bien blancs, et jamais les couvertures ne doivent se trouver plus nombreuses qu'elles ne le sont dans l'état de santé de l'individu.

On fait quelquefois surgir de bien graves accidents, de bien dangereuses complications, en étouffant un pauvre malade sous d'épaisses couvertures, et cela dans la sotte pensée de provoquer une sueur abondante que l'on croit susceptible d'amener la guérison.

On doit faire en sorte que la chambre du malade ne soit ni trop froide ni trop chaude : les deux extrêmes de la température sont également nuisibles.

On l'a dit avec raison : la propreté est une vertu. L'homme, durant toute sa vie, doit religieusement se soumettre aux règles que cette vertu comporte. Il doit dans les maladies redoubler d'exactitude encore dans l'application de ces règles. Sa guérison en sera plus prompte, plus sûre et plus franche.

Dans les maladies de long cours, dans toutes les affections où le décubitus a lieu à peu près continuellement sur le dos, et toutes les fois que les parties sur lesquelles le corps repose se trouvent souillées par les excrétions soit involontaires, soit accidentelles du malade, il est indispensable de faire varier de temps à autre l'attitude de ce malade, et dût-on même *le caler* dans son lit, quand cette mesure est devenue nécessaire. Il est indispensable également de recourir à de fréquents lavages, à de fréquentes lotions sur les parties salies, ou échauffées seulement. On parera de cette manière à des plaies effrayantes et excessivement douloureuses, aux accidents desquelles, bien des fois, succombent des infortunés qui touchaient au port, après avoir traversé les phases les plus dangereuses de la maladie... La sollicitude des personnes qui entourent les malades doit donc aussi se tenir incessamment en éveil sur ce point d'hygiène d'une si grande importance.

La chambre du malade devra plusieurs fois le jour être convenablement aérée, en évitant, bien entendu, les courants d'air qui pourraient directement porter sur le malade. On ne s'écartera de cette règle qu'en raison d'une défense expresse faite par le médecin.

On devra soigneusement éviter la présence de tout ce qui pourrait vicier l'air de cette chambre, tels que linges sales ou tachés de sang, cataplasmes, crachats, urines, matières intestinales, etc. Seulement on mettra de côté celles de ces choses que le médecin aura recommandé de lui conserver pour en faire l'examen.

Je dois m'élever ici contre une pratique qui est commune à bien des malades : la mauvaise habitude d'expulser directement sur le sol de leur chambre toutes les matières venant de la bouche, de la poitrine ou de l'estomac... Il est vrai que les personnes qui donnent leurs soins à ces malades s'empressent de balayer toutes ces excrétions ; mais il n'en est pas moins vrai également que tout ce qui reste attaché au carrelage, au dallage ou au sol de cette chambre, finit par s'y corrompre, par donner naissance à des miasmes nuisibles, et qui ne peuvent qu'amener de dangereuses complications. Il serait bien simple cependant de parer à ces inconvénients : il suffirait de recevoir ces matières dans un vase quelconque, et de les transporter au dehors, au fur et à mesure de leur expulsion ou de leur trop grande quantité.

Un préjugé auquel sacrifient bon nombre d'habitants des campagnes, c'est, quand ils rechangent un malade, *de bien se garder de faire usage de linge blanc, — le linge sale étant de beaucoup préférable*... Les insensés!... Qu'ils cessent donc enfin cette dégoûtante, cette insalubre pratique... Qu'ils songent un instant qu'en agissant ainsi, ils viennent ajouter les émanations délétères du linge sale aux émanations dangereuses de la maladie, et que la nouvelle viciation qu'ils apportent à l'atmosphère qui entoure le malade, ne peut que devenir nuisible, que s'opposer au retour à la santé. Le linge fréquemment renouvelé est une des principales conditions de la prompte disparition d'une maladie...

Un malade transpire abondamment, cette transpiration dure depuis plusieurs jours... Il faut bien se garder, dit-on, de passer une autre chemise à ce malade... Cette transpiration répand une odeur repoussante. — Tant pis! — Il faut laisser le patient croupir dans le foyer d'infection qui l'entoure, au risque de gravement compromettre sa vie... Ne croyez pas cela, messieurs. Sans aucun doute, dans de pareilles circonstances, il faut user de toutes les précautions que commande une sage prudence; mais sans aucun doute également, il faut renouveler le linge du malade, en saisissant le moment le plus favorable pour cela, c'est-à-dire l'instant où il transpire le moins... Laisser sa chemise trempée de sueur se sécher sur lui avant de lui en remettre une autre, c'est l'exposer à de sérieux inconvénients...

Le médecin, dans la prescription des tisanes, néglige fréquemment certains petits détails qui seraient très-utiles pourtant... Il devrait expliquer à ceux qui soignent les malades ce que c'est que l'infusion, la décoction ou la macération qu'il conseille.

Ici venons-lui donc en aide.

— Une infusion se fait en général avec les fleurs et les parties tendres et odorantes des végétaux, sur lesquelles il suffit de jeter une certaine quantité d'eau bouillante, absolument comme si l'on faisait du thé.

— Une décoction, c'est le produit d'une ébullition plus ou moins prolongée dans l'eau, de racines, d'écorces, de feuilles végétales, etc.

— Une macération, c'est l'infusion, dans de l'eau froide, d'une certaine quantité de substances entières ou plus ou moins contusées ou pulvérisées.

Tout cela, messieurs, s'appelle tisane, de ce vieux mot *ptisanna*, qui signifie de l'orge, parce qu'autrefois c'était avec de l'orge que l'on préparait l'unique tisane employée dans toute espèce de maladie.

Un assez grand nombre de personnes, dans la louable intention de faire plus de bien aux malades, bourrent la théière ou la bouilloire de la substance prescrite... Elles manquent le plus ordinairement le but...

A moins d'indications particulières voulues par le médecin, les tisanes doivent être légères, limpides, agréables à la vue et au palais, et prises en quantités restreintes plutôt qu'ingérées en copieuses rasades, ce qui fatigue et bien souvent révolte les meilleurs estomacs.

Quant à la température à laquelle les tisanes doivent être administrées, et à la quantité plus ou moins grande de la partie sucrante, — sucre, miel, sirop, — à l'aide desquels on les édulcore, cela peut être réglé par le goût des malades, quand le médecin n'a rien dit de particulier.

Un fait, messieurs, sur lequel je dois tout particulièrement appeler ici votre attention, c'est l'exactitude, la ponctualité avec laquelle il convient de suivre les prescriptions faites par le médecin, sans jamais se permettre de rien changer, de rien ajouter, ni de rien retrancher à ces prescriptions, ainsi que très-souvent cela malheureusement a lieu.

Que de fois n'entend-on pas dire par des commères trop officieuses : — Croyez-moi, voisine, ne donnez à votre malade que le quart, que la moitié de la dose ordonnée par le médecin... Cette dose est trop forte... Infailliblement elle fera plus de mal qu'elle ne fera de bien... Vous rappelez-vous ce pauvre Simon?... Il est mort quelques heures après avoir pris une grande cuillerée d'une potion pareille... S'il n'en avait pris qu'une cuillerée à café, comme je l'avais tant recommandé,... ou mieux, s'il n'en avait pas pris du tout,... qui sait?... il serait sans doute encore du monde...

On entend, messieurs, tous les jours de semblables choses,... on en entend même parfois de bien plus graves encore...

Un malade va mieux sous l'influence des remèdes dont il fait usage, et pressé qu'il est d'en finir au plus vite avec l'affection à laquelle il se trouve en proie, il augmente, soit de son propre mouvement, soit sollicité qu'il y est par ceux qui l'entourent, les doses du médicament qui lui a été prescrit... C'est si peu de chose, ce qu'il prend!... Quelques gouttes de plus ou de moins, deux ou trois petits paquets au lieu d'un seul, une ou deux pilules de plus,... quel danger peut-il y avoir à cela?... Une grande amélioration a lieu,... mon mal diminue chaque jour,... ma tumeur se dissout à ravir... Qui sait si ce n'est pas pour me soigner plus longtemps que le médecin m'en ordonne si peu à la fois?...

Je ne chercherai point à relever ici ce qu'il y a de blessant pour le médecin dans de pareilles sorties. Sa philanthropie est trop au-dessus de tous ces riens; ils ne peuvent l'atteindre. Mais le pauvre malade est là, lui, qui va devenir la dupe, la victime de l'aveugle ignorance qui le prend ainsi par la main, et qui le conduit vers le gouffre. Et puis, messieurs, ne dois-je pas rendre justice à ceux-là même qui se permettent un tel langage?... Ce n'est point assurément qu'ils veuillent le moins du monde froisser ici ni la science ni l'homme qui l'applique. Oh ! non, non... C'est l'excès même de leur humanité qui les impulsionne, qui les dirige et qui les égare... Je les absous donc de tout le mal qu'ils ont fait, mais à l'impérieuse condition qu'ils ne recommenceront plus... Si c'est à la lumière de falots ou de torches que, dans des nuits obscures, de nombreux voyageurs ont dû d'éviter d'affreux précipices dans lesquels ils allaient s'engloutir,... c'est à la lumière du savoir et du progrès, lumière qui, de nos jours surtout, tend de plus en plus à pénétrer les masses, que celles-ci devront enfin de voir fuir loin d'elles les épaisses, les dangereuses ténèbres qui les entourent, et qui les empêchent de bien saisir le fil sauveur dans le vaste labyrinthe où tant encore s'égarent...

Que la lumière partout se fasse jour, et que disparaissent enfin toutes ces ignorances, tous ces préjugés, toutes ces erreurs, tous ces abus, tous ces si dangereux tyrans de notre pauvre humanité.

Je pourrais, messieurs, vous mettre sous les yeux le sinistre, l'effrayant tableau de bien des malheurs qui ont été le résultat de modifications faites aux prescriptions des médecins, soit en restreignant, soit en augmentant trop ces prescriptions, je me bornerai aux deux faits qui suivent :

Une de nos célébrités médicales avait prescrit à un noble et riche paralytique des pilules d'extrait de noix vomique. Ce malade allait de mieux en mieux, le membre paralysé reprenait vie. Enchanté d'un aussi heureux résultat, et dans l'intention de voir plus vite son maître guéri d'une telle affection, le valet de chambre augmenta la dose du remède, et... il tua raide le pauvre malade !... Déjà je vous l'ai dit, messieurs, la noix vomique est un des plus subtils et des plus violents poisons.

Il y a plusieurs années, j'avais conseillé des préparations d'iode, — médicament très-actif, — à une jeune fille porteuse d'un goître volumineux. Enchantée de la diminution de sa tumeur, et désireuse de s'en trouver au plus tôt débarrassée, la malheureuse doubla, tripla, quadrupla les doses qui lui avaient été prescrites... Bientôt sa santé s'altéra profondément,... force lui fut de s'aliter... Elle fut gravement et bien longtemps malade, et elle n'échappa que par une sorte de miracle à l'affection terrible qu'elle s'était donnée...

Assez souvent encore, messieurs, le médecin ordonne l'application de 15, 20, 30 sangsues. Des malades, par crainte, d'autres par conseils, d'autres par lésinerie, ne consentent à se laisser appliquer qu'un nombre très réduit de ces annélides. Eh bien ! qu'arrive-t-il le plus ordinairement ? Les accidents augmentent, et l'on se dit alors : Comme nous avons bien fait de ne pas mettre toutes les sangsues qui avaient été prescrites !... Dieu ! Que serait-il donc arrivé ?

— Que serait-il arrivé, messieurs ?... Il serait arrivé que l'on aurait sauvé le malade... Il serait arrivé que l'on aurait victorieusement combattu une inflammation qui pouvait devenir funeste,... que l'on aurait enlevé un point pleurétique que l'on a augmenté en congestionnant davantage encore, par la succion d'un trop petit nombre de sangsues, une partie malade d'une trop forte congestion déjà. Eh! dites-le moi, messieurs, serait-ce avec quelques seaux d'eau seulement que l'on pourrait éteindre un violent incendie?

Quand on applique des sangsues à un malade, on a généralement l'habitude de laisser longtemps à découvert, non seulement la partie sur laquelle on opère, mais encore une notable partie de l'individu. Un seul petit instant de réflexion suffirait, cependant, pour faire apprécier les graves inconvénients qui sont attachés à une telle manière de faire. Bien des fois l'imprévoyance que je signale est devenue la source des plus fâcheuses complications... Vous ne vous y exposerez point, vous, messieurs.

Actuellement, vous parlerai-je des charlatans, de tous ces parasites de haut et de bas étage, qui vivent aux dépens de la déplorable crédulité des masses?... Ce sont surtout ces sangsues-là, messieurs, qui, toutes les fois qu'elles s'attachent, soutirent, et avec une avidité souvent bien cruellement dévorante, tout ce qu'il peut rester de *bon sang* (de bon sens) dans le corps de ceux qui se soumettent à leurs morsures. Le bon sens des individus est l'ennemi qu'elles redoutent davantage... Elles s'empressent donc de tout sucer, de tout engloutir en elles, afin de pouvoir plus facilement ensuite exploiter à leur gré toutes les dupes qu'elles font...

Il y a des charlatans de tous les étages, de toutes les conditions... Il en est d'infimes, il en est que l'on décore du nom d'illustres... Il en est sous le chaume, il en est sous les lambris dorés... Il en est pour les riches, il en est pour les pauvres, il en est partout et pour tous...

Ici, une bonne vieille femme met en croix huit ou dix feuilles de piloselle qu'elle a cueillies étant à jeun, elle assaisonne ces feuilles de quelques grains de sel, et en marmottant quelques prières, elle fait de tout cela un petit paquet, qui doit être appendu au cou de l'enfant qui a des aphthes, et neuf jours après, cet enfant est guéri!... Là, un savant uromancien, qui à peine sait écrire son nom, mais qui a hérité de ses aïeux l'admirable talent de lire dans un peu d'urine la maladie dont on est atteint, et de guérir infailliblement cette maladie, quel qu'en soit le genre, avec un remède, toujours à peu près le même, et qui vous débarrasse, en bien peu de jours, du mal dont vous êtes atteints. O prodige!... ô miracle!... Inclinons-nous!!!...

De ce côté, un homme dépouillé d'un habit honorable, s'est fait sorcier... Par la force de ses maléfices, par la puissance de la science occulte qu'il possède, il sait triompher de tout... Il soulage tous les genres de souffrances, chasse les démons, quels qu'ils soient, le démon de la maladie, le démon des calamités, les incubes, les succubes,... tous... Il rallume le flambeau de la raison chez les infortunés dans le cerveau desquels cette flamme divine s'est éteinte, soit au souffle perturbateur de quelque passion violente, soit aux rafales déchaînées par quelque affreux malheur, par quelque désolante adversité...

Sur une place publique, un homme tout chamarré d'or, entouré d'une foule compacte qui l'écoute avec ébahissement, guérit, séance tenante, à peu près toutes les maladies. Etes-vous infirme? êtes-vous sourd? êtes-vous aveugle? Approchez, montez dans le carosse... Au bruit assourdissant d'une musique plus ou moins bonne, plus ou moins discordante, et, en un clin d'œil, vous marchez, vous entendez, vous voyez,... vous êtes guéri...

Vous vous rappelez tous, j'en suis certain, messieurs, la cure si miraculeuse, faite sous nos yeux et sur notre place, d'une épilepsie terrible dont était atteint un de nos compatriotes. Cet infortuné jeune homme, après bien des craintes, après bien des hésitations, tant de sa part que de celle de sa famille, se décida enfin à se confier aux mains savantes de l'homme privilégié qui se faisait fort de le guérir en lui fendant le crâne, *sans lui faire aucun mal*, et en faisant sortir de son cerveau le ver rongeur qui le rendait épileptique...

C'était jour de marché. Tout le village, tous les vendeurs et tous les acheteurs étaient massés autour de la calèche de l'illustre guérisseur... Bientôt une marche militaire se fait entendre, la foule se range avec respect pour donner passage à l'Esculape, qui conduisait par la main le tremblant malade pour lequel un nouveau miracle allait s'opérer...

La trousse est ouverte, les instruments brillent, un réchaud rempli de charbons, dont on active la combustion à l'aide d'un soufflet, est tenu par un des aides de l'opérateur... Celui-ci ouvre la tête du jeune homme!... Le sang coule... Aucune plainte, aucun cri ne se fait entendre, grâce peut-être à la bruyante musique de la troupe... Tout à coup, à l'aide d'un tube percé d'un tout petit trou, et au moyen d'une forte succion, le ver, par l'une de ses extrémités, se trouve fixé dans la petite ouverture du tube... Il est en entier retiré du cerveau, et passe de mains en mains sous les yeux ébahis de la foule émerveillée......

Le fameux ver allait disparaître enfin dans les charbons incandescents qui l'attendaient... Je m'approchai... Ce ver, c'était... quoi?.. messieurs, aucun de vous ne l'a oublié, sans doute... Ce ver, c'était un bout de corde à violon!!!...

Inutile de revenir sur les honoraires fous qui avaient été demandés pour une aussi miraculeuse opération. Inutile de vous redire quel en fut le résultat... On se lasse de narrer comme on se lasse d'écouter de pareilles charlataneries...

Laissons donc le charlatan de la place publique, et passons à un guérisseur d'un autre genre. Celui-ci n'a ni habits d'or, ni carosse, ni tambour, ni trompette ; il ne possède qu'une humble chaumière, que quelques bien misérables habits... Mais l'habit ne fait pas le moine, messieurs, et certes le pauvre diable dont je vous parle n'est pas un moine non plus ; cet homme pourtant est un être bien précieux pour l'humanité...

Vous avez un enfant de malade... « Le médecin ne connaît plus rien à son mal. Il est plus malade de jour en jour. Infailliblement il succombera. » Vous vous rendez auprès du devin... Il vous fait tenir le bout d'une jarretière, prend lui-même l'extrémité opposée du ruban miraculeux : la lumière se fait jour... Votre enfant est *tenu* sous la puissance d'un parent défunt dont l'âme a besoin de quelques messes, de quelques pèlerinages... Les messes sont dites, les pèlerinages sont accomplis, et, votre enfant... est rendu à la santé.

Si, de la chaumière du pauvre sorcier dont je viens de vous parler, je vous transporte par la pensée dans la riche villa de quelque illustre somnambule, c'est à peine si nous pouvons entrer : l'antichambre est comble. Mon titre de docteur, et la carte d'ami dont on m'a gratifié, me permettent seuls de me glisser auprès de la divinité du lieu. Mais qui pourrait donc décrire tous les miracles qui s'opèrent sous l'inspiration vraiment féerique de la jeune femme que je vois endormie ?... Pour moi, messieurs, je vous le déclare en toute humilité, je me sens entièrement inhabile à narrer de pareils prodiges.

O Galland ! mon cher compatriote Galland ! que n'es-tu encore de ce monde !... Ta plume seule, cette plume si attachante, qui sut si bien nous faire connaître toutes les splendeurs de Bagdad et de Samarcande, serait aussi, sans aucun doute, parfaitement apte à rendre tout le merveilleux de tant d'incroyables fabulations devant lesquelles je m'incline. Voir si clair avec des yeux fermés ! Que dis-je, avec des yeux fermés ? avec des yeux recouverts même des plus épais bandeaux !... Les heureux possesseurs d'une pareille vue seraient cataractés, auraient les yeux paralysés, crevés, complètement détruits, que sans aucun doute ils n'y verraient pas moins...

Connaître la forme, la situation, la structure, le jeu des organes, l'anatomie et la physiologie, sans jamais avoir fait la moindre étude de ces choses,... deviner toutes les maladies, indiquer les remèdes qui conviennent à chacune d'elles, et sans aucune étude médicale faite au préalable, tout cela par la seule force de la lucidité somnambulique, qui sait découvrir dans un mystérieux mirage tout ce qu'il importe au consultant de savoir, les distances les plus grandes, l'ignorance même la plus complète de lieux à elle tout à fait inconnus, que dans son sommeil la somnambule va parcourir, pour vous faire savoir ce qui y existe, ce qui s'y fait, ce que l'on y dit,... rien ne peut mettre en défaut la clairvoyance de cette femme si prodigieusement inspirée...

L'œil du somnambulisme sait tout découvrir, sait pénétrer partout. Il voit ce qui est au ciel, ce qui est en enfer : il voit tout... Vous êtes malade, le somnambule ne vous connaît pas; vous demeurez à cent, à mille kilomètres de lui. Vous lui faites parvenir une mèche de vos cheveux, un simple morceau d'une étoffe que vous avez touchée, et le voilà tout aussi sûr de son fait que si vous étiez présent. Son œil pénètre dans les plus petits recoins de votre organisme ; votre maladie est découverte. Il voit le remède à opposer à cette maladie, il vous prescrit ce remède, et... vous allez être guéri...

Oh! miracle !... miracle !!!... Dieu lui-même n'en ferait pas de plus grands... Ce ne serait peut-être rien encore, messieurs, que de guérir une maladie qui se trouve curable, soit par les moyens médicaux, soit par les forces médiatrices de cette bonne et vieille nature, qui veille avec tant de sollicitude sur la santé de ses nombreux enfants ; le somnambulisme ne s'arrêterait pas en aussi beau chemin. Je sais une somnambule, moi, qui, avec une simple tisane, va jusqu'à prétendre qu'elle peut redresser les bossus...

Vous riez, messieurs,... cela est de la plus scrupuleuse exactitude pourtant. Eh ! qu'y aurait-il donc de si surprenant, qu'à l'aide de quelques verres de tisane, une somnambule redressât un bossu, quand, à bien peu de distance de nous, un homme que nous connaissons tous guérit à l'instant même, peut-être le plus insupportable de tous les maux : le mal de dents ?... Vous savez qu'un clou, enfoncé dans une des lettres d'un mot magique tracé sur un mur, suffit pour opérer une telle cure......

Vous avez raison, mon cher Antoine, de pareilles merveilles sont dignes d'être mises au nombre des merveilles des *Mille et une Nuits*...

O dix-neuvième siècle! ta vive, ta puissante, ta si resplendissante lumière pâlirait-elle donc au pouvoir magique du somnambulisme, au souffle de tous les genres de charlatanisme réunis?... L'œil de la justice lui-même se trouverait-il donc aussi quelque peu fasciné ?... Oh! non,... non... La lumière enfin pénétrera partout. La justice finira par frapper tous les coupables. Mais pour cela, messieurs, il faut du temps, il faut des moyens, il faut de plus fortes armes. Le gouvernement ne faillira point à ce nouveau devoir.

Je vous ferai grâce, messieurs, de l'impudique et déloyale effronterie avec laquelle certains guérisseurs dont le caractère particulier me fait taire le nom, abusent de la crédulité publique, exploitent à leur profit cette même crédulité, et s'en couvrent parfois pour mieux dérober leurs vices... Vous savez de quels hommes je veux surtout parler, et déjà vous les avez flétris de tout le mépris qu'ils méritent,... leur règne, croyez-le bien, n'aura qu'un temps...

Je ne vous parlerai pas davantage de tous ces arcanes qui, de même que la fameuse moutarde blanche, ont la miraculeuse propriété de guérir à peu près toutes les maladies, de *remettre à neuf* le sang le plus impur, de dissiper toute la *mauvaise hu-*

meur... Un pareil sujet nous entraînerait beaucoup trop loin; d'ailleurs, je l'espère, vous saurez faire justice de toutes ces dangereuses charlataneries...

Ce que je viens de vous dire du charlatanisme, ce n'est point une digression que j'ai faite, et qui nous écarte encore de notre hygiène. Et, en effet, n'est-ce donc pas aussi faire de l'hygiène que de s'élever contre des pratiques qui compromettent à un tel point la santé publique? Quelque jour, je vous en dirai même plus long sur toutes ces choses. Dans une série d'articles que je suis en train d'écrire, je me propose de vous faire passer sous les yeux des coutumes, des erreurs et des préjugés qui portent une perfide atteinte au bien-être, à la santé, à la dignité et à l'honorabilité des individus.

Nous allons terminer par l'hygiène qu'il convient de faire suivre aux convalescents.

Les accidents morbides ont fui : la santé apparaît radieuse. Elle tend la main au malheureux qui vient de tant souffrir, que l'on avait tant craint de perdre, que la maladie avait conduit jusques aux portes du tombeau. Le médecin vient de donner ses derniers conseils, vient de remettre aux mains de ceux qui l'ont si bien secondé, le convalescent dont la faiblesse, l'impressionnabilité réclament encore une si pressante, une si incessante sollicitude...

La convalescence, messieurs, ce n'est plus la maladie, c'est vrai; mais la convalescence cependant, ce n'est point encore la santé...

Que de convalescents ont dû à leur imprévoyance, ont dû à des imprudences qu'il ont faites, de voir reparaître des accidents souvent même plus graves que ceux auxquels ils venaient d'échapper, et de succomber à la violence de ces accidents! Combien d'autres, bien que plus heureux! ont été des mois dans leurs lits, en proie aux plus vives souffrances, exposés aux plus grands dangers, et laissant dans le besoin, souvent même dans le dénûment, toute une famille qui se trouvait ainsi privée des seuls bras qui pouvaient lui gagner du pain.

En général, messieurs, plus la maladie dont on relève a été grave, plus elle a troublé, perturbé l'organisme, plus elle a prolongé le séjour au lit, plus elle a nécessité de pertes sanguines, plus elle a été accompagnée d'évacuations, soit intestinales, soit urinaires, soit sudorales, soit purulentes, plus la diète a été sévère et prolongée, plus l'individu est faible, plus il est âgé, plus il est débilité,... et plus aussi la convalescence est longue, difficile, plus elle est susceptible d'être entravée par de nouveaux accidents, par des rechutes, plus elle commande de précautions, de prévoyance, de sollicitude. Ce sont surtout les convalescences qui succèdent aux fièvres typhoïdes, aux affections éruptives de la peau, au choléra, aux hémorragies considérables, etc., qui sont les plus difficiles, qui traînent le plus en longueur.

qui nécessitent les soins les plus incessants et les plus minutieux.

La fièvre est tombée, les accidents morbides ont disparu ; le malade, plus ou moins affaibli, plus ou moins exténué, éprouve un besoin que depuis longtemps il ne connaissait plus : il a faim !...

Ah! tant mieux. Le retour de l'appétit est d'un excellent augure; mais il faut y prendre garde, messieurs, et le médecin, du reste, l'a bien recommandé : il faut être d'une extrême prudence. Autant les aliments que le convalescent appète avec tant de bonheur vont lui faire de bien, s'il n'en charge pas trop son estomac, autant ils lui deviendront nuisibles, s'il n'en use avec toute la sobriété, avec toute la circonspection devenues nécessaires, à cause de la profonde débilitation des organes qui vont les recevoir. Prendre peu à la fois, longtemps mâcher avant que d'avaler, et ne manger de nouveau que quand la digestion de ce que l'on a pris est faite, que quand un nouveau besoin s'est fait sentir, voilà, messieurs, l'importante règle à laquelle tout convalescent doit impérieusement se soumettre.

Le convalescent est d'une excessive impressionnabilité en tout. Aussi, s'il est absolument nécessaire de toujours ménager ses organes digestifs, il n'en faut pas moins, avec la même sollicitude, s'efforcer de le soustraire à toutes les influences atmosphériques susceptibles de lui être nuisibles : à l'humidité, au froid, à la trop grande chaleur, à toute espèce d'impression morale vive, à tout exercice, à tout travail intellectuel pouvant apporter du trouble dans son économie.

Ses aliments seront simples, relativement nutritifs, et d'une digestion toujours très-facile. Ses vêtements seront chauds, même dans les saisons où, dans toute autre circonstance, il avait l'habitude de beaucoup moins se couvrir. Il doit avoir chaud, mais il doit avoir grand soin pourtant de ne point s'exposer à des sueurs débilitantes. En hiver, ses promenades auront lieu dans sa chambre, dans son intérieur, jusqu'à ce qu'il ait recouvré assez de forces pour s'exposer à l'atmosphère du dehors. Dans les autres saisons, il se promènera aux heures où la température extérieure sera susceptible de l'impressionner le moins, et, constamment, il fuira avec le plus grand soin tous les lieux où il y aura dégagement d'odeurs putrides, de miasmes, d'effluves, toutes les grandes réunions d'individus, toute pièce qui renfermera un ou plusieurs malades, et surtout encore quand l'atmosphère de cette pièce pourra recéler quelque principe de contagion.

Une faim trop vive, un appétit dévorant, doit incessamment faire tenir sur ses gardes le convalescent qui l'éprouve. S'il n'a pas le courage de résister à cet impérieux, à cet irrésistible besoin, il est cent à parier contre un qu'il ne tardera point à s'en repentir. La fièvre va reparaître, l'estomac se fatiguer, s'irriter, ne plus rien demander du tout. Des vomissements, de la diarrhée, vont être la suite du défaut de prudence du convalescent. Force lui sera bientôt de se remettre au lit et de redemander le médecin. Heureux quand celui-ci ne laisse point en sortant quelque désolant pronostic, que trop de fois, hélas! le temps se charge de complétement réaliser.

Bien des convalescents croient retrouver plus vite, dans quelques verres de bon vin et dans une succulente nourriture, comme ils le disent, des forces qui tardent trop à revenir. Ils sont dans une grave erreur. Le plus grand nombre de ceux qui se conduisent ainsi ne tardent point à payer bien cher une semblable imprudence. Ils rechutent, et trop souvent ils soldent avec leur vie les infractions qu'ils se sont opiniâtrés à commettre.

Que toujours les convalescents soient d'une prudence de tous les instants. Qu'ils suivent à la lettre les dernières prescriptions de leur médecin. Qu'ils se hâtent de le faire revenir toutes les fois que leur convalescence leur paraît présenter quelque chose d'insolite, que la moindre petite indisposition leur reste ou les frappe, et que jamais, un seul instant, ils ne perdent de vue que toute perturbation physique, morale, sensuelle,... que tous les excès,... que l'intempérance en toute chose, peuvent être suivis des plus déplorables malheurs. Si pour tous, la santé est le premier des biens, ce bien doit être beaucoup plus précieux encore pour celui qui s'en trouve momentanément privé, qui aspire avec tant d'impatience à se retrouver en possession d'un pareil trésor, et qui est encore si près de tout perdre.

Demain, messieurs, j'appellerai votre attention sur certains virus, dont il importe beaucoup d'éviter l'action on ne peut plus perfidement contagieuse.

CHAPITRE DIX-SEPTIÈME

Si pendant le cours de sa vie entière, l'homme doit s'attacher à faire usage de tout ce qui peut lui être utile, il ne doit pas moins s'efforcer d'éloigner de son individualité tout ce qui peut lui être nuisible. Il doit, quand il le peut, atténuer, amoindrir, anéantir tout ce qui est susceptible de porter atteinte à sa santé, à son existence.

Il n'entre pas dans mes vues, messieurs, de vous entretenir de tous les agents virulents et contagieux pouvant passer d'animaux ou d'individus malades à l'homme sain; quelques-uns de ces virus seulement doivent nous fournir un instant d'entretien.

Tout le monde connaît les dangers de la petite vérole, tout le monde connaît les hideux stigmates, les stigmates indélébiles que creuse sur la face et sur toutes les parties du corps le virus désorganisateur de cette terrible maladie, tout le monde sait que ces cicatrices, qui mutilent, qui défigurent, qui brisent tant d'avenir, ne sont encore que les moindres des inconvénients qui se trouvent attachés à une si dépopulatrice affection. Tout le monde sait que quand cette maladie ne tue pas, à l'altération, à la mutilation des traits s'ajoute trop fréquemment encore la perte de la vue, de l'ouïe, de l'odorat.

Tout le monde sait également que la plus petite de nos opérations chirurgicales, qu'une simple égratignure peut mettre à l'abri des ravages, des déplorables résultats d'un aussi désastreux fléau. Pourquoi donc tant d'indifférents encore? Pourquoi tant de parents qui, par une incompréhensible incurie, s'exposent toujours aux plus déchirants regrets?

Je ne disserterai pas ici, messieurs, sur la valeur de la vaccine, je ne pourrais que vous répéter ce que tous vous avez pu lire dans les différents écrits populaires que j'ai publiés sur cet important sujet. Je vous renvoie principalement à l'opuscule que j'ai répandu dans l'arrondissement, à l'occasion de la dernière épidémie variolique qui a sévi au milieu de nous.

Chacun de vous, messieurs, s'empressera de mettre ses enfants sous la puissante protection de la vaccine, et plus tard tous ces enfants, riches des renseignements salutaires qu'ils devront à votre sollicitude, s'empresseront aussi de prémunir les leurs contre les atteintes du fléau.

Une maladie plus redoutable encore que celle dont je viens de vous parler, est susceptible d'être transmise à l'homme par un être aimant, dévoué, un compagnon fidèle, qu'il admet souvent par trop dans son intimité. Je veux parler du chien et de l'horrible affection morbide que, devenu malade, un seul coup de sa dent communique à l'infortunée victime de ses rabiques égarements. Ce pauvre animal si doux, si caressant, si craintif, si soumis, qui s'avance en rampant jusques aux pieds du maître qui le gronde, qui d'un regard suppliant sait si bien implorer son pardon, qui va même jusqu'à lécher la main qui le frappe, devient féroce, ne connaît plus personne, méconnaît jusqu'à son bienfaiteur, sur lequel il se jette même, dès l'instant où il se trouve en proie à l'affreuse maladie qu'il peut communiquer.

L'incurabilité d'une affection sans doute la plus terrible de toutes, le nombre toujours croissant des chiens, la complète inutilité d'une foule de ces animaux, la masse énorme de substances alimentaires consumée par les chiens inutiles, et qui serait reçue avec bonheur par une foule d'indigents qui meurent de faim,... tout cela, et bien d'autres considérations qu'il me serait très-facile d'énumérer, devrait bien fixer encore davantage toute l'attention de ceux qui nous gouvernent, sur un sujet si digne de leurs savantes et philanthropiques méditations. Des mesures de police, d'une rigidité plus efficace que celles actuellement existantes, deviennent d'une indispensable nécessité. L'administration ne restera pas sourde au dernier cri de désespoir de tant de malheureux hydrophobes!

Vous savez, du reste, messieurs, que la morsure d'un animal enragé réclame la cautérisation immédiate, ou du moins pratiquée le plus tôt qu'il est possible après l'accident; vous savez que cette cautérisation est le seul moyen réellement efficace en pareilles circonstances.

Que les infortunés qui ont subi une telle blessure ne s'endorment donc point dans une dangereuse sécurité. Qu'ils cessent d'ajouter foi aux amulettes, aux amulettes anti-rabiques et autres penacées du même genre. Ces moyens ne sont bons qu'à rassurer l'esprit, qu'à diminuer quelque peu l'impétuosité du vent de la peur, qui souffle à outrance, qui ébranle tout l'organisme des malheureuses victimes de la morsure empoisonnée. Rassurer, sans aucun doute, est une excellente chose; mais rassurer ce n'est pas guérir, ce n'est pas prévenir le développement du germe de destruction qui a été déposé au sein des tissus. Il faut anéantir ce germe, si l'on veut être à coup sûr préservé de l'horrible maladie qu'il va donner. La cautérisation, la cautérisation donc, telle est la seule planche après le naufrage, tel est le seul moyen de salut.

Maintenant, messieurs, un mot sur cette cautérisation, et sur quelques autres petits moyens particuliers qui doivent la précéder, et tout cela, toujours dans la supposition qu'il ne sera pas possible d'avoir immédiatement le secours d'un médecin.

La première chose à faire, tout aussitôt que l'on a eu le malheur d'être mordu par un chien enragé, c'est de bien presser, de fortement presser la plaie dans tous les sens, afin d'expulser au dehors la plus grande quantité qu'il est possible du venin qu'elle renferme. Il est extrêmement important aussi de se hâter de placer une ligature circulaire, très-serrée, au-dessus de la partie mordue, afin de s'opposer à une trop rapide absorption du poison. Il faut alors laver la plaie à grande eau, et avec de l'eau chaude, quand on en a à sa disposition, et à défaut d'eau, se servir de vin, de cidre, de lait, d'urine, du premier liquide que l'on trouve sous sa main.

Aussitôt après ces premiers soins, il faut agrandir la plaie avec un canif, un rasoir, etc., afin de réduire en une seule plaie les nombreuses sinuosités qu'a pu creuser la dent de l'animal, et pour que la cautérisation, la destruction du virus soient opérées avec beaucoup plus de facilité et avec un succès plus infailliblement assuré. L'application d'une ventouse est en ce moment d'une grande utilité, et vous allez comprendre vous-mêmes tout ce que peut cette force d'attraction dans des circonstances pareilles.

Approchez, Charles, mettez à nu votre avant-bras.

Tenez, messieurs, vous le voyez, rien n'est plus simple que l'application d'une ventouse. Ce verre de cuisine est soigneusement essuyé. Je jette rapidement dans son intérieur ce morceau de papier tordu en papillotes que j'enflamme à la chandelle, et je l'applique rapidement ainsi... Voyez comme la peau rougit, comme elle se tuméfie, comme elle fait saillie dans le verre !...

Essayez actuellement d'ôter ce verre... Vous ne le pouvez, et jamais vous n'auriez supposé qu'un verre pût tenir de la sorte. Appuyez le doigt sur la peau, tout près de la circonférence du verre, et de manière à permettre à l'air extérieur de s'y introduire, et il se détachera tout seul.

Quelques personnes ont l'héroïque dévoûment de sucer les morsures faites par des animaux enragés, afin de soustraire aux dangers de l'hydrophobie un fils, un ami, une épouse adorée...... Tout mon sang se refroidit à la seule pensée de cette sublime imprudence!... Le virus de la rage peut s'introduire par la peau si délicate de l'intérieur de la bouche éradée en quelque endroit, par quelque légère excoriation aux lèvres, à la langue, aux gencives!...

La cautérisation de la morsure peut être faite avec un morceau de fer *rougi à blanc*, ou être opérée à l'aide de caustiques liquides.

Quand on se sert du fer rouge, le morceau de fer dont on fait usage doit se trouver approprié à la forme de la plaie, afin de n'en point brûler les bords seulement, et d'en laisser le fond intact, ainsi que cela peut arriver très-souvent. Toujours il faut commencer par porter le fer au fond de la plaie. Si l'on agissait autrement, le boursoufflement des tissus, qui résulte constamment de leur combustion, ne permettrait plus de cautériser ensuite assez profondément, et le malheureux patient, malgré les horribles douleurs qu'il aurait souffertes, n'en resterait pas moins sous le coup des épouvantables tortures, de la mort assurée, auxquelles on s'efforce de le soustraire.

Les caustiques liquides, outre qu'ils effraient généralement moins que le fer rouge, me paraissent encore devoir être préférés, à cause de l'extrême facilité avec laquelle ils s'infiltrent jusque dans les dernières anfractuosités de la plaie.

Parmi les caustiques à employer, je vous recommande surtout le *nitrate acide de mercure*. Cette préparation se trouve dans toutes les pharmacies, et comme tous les tissus qui en sont touchés deviennent aussitôt d'un jaune pâle assez prononcé, on peut aisément s'assurer si aucune partie de la morsure n'a échappé à l'action du caustique. La manière de l'employer est, du reste, on ne peut plus simple : il suffit d'en imbiber un petit pinceau de charpie, et de porter sur la plaie ce pinceau cautérisateur.

Au médecin actuellement à prescrire le reste.

Je sais parfaitement, messieurs, que parmi les quelques moyens dont je viens de vous entretenir, il en est plusieurs de l'emploi desquels peuvent surgir de graves accidents. Mais je sais aussi qu'avec quelques précautions, qu'en s'assurant, par la vue et le toucher préalables, que quelque vaisseau d'un certain calibre ne se trouve pas trop près, ces accidents seront extrêmement rares, et que le plus terrible de tous les accidents à redouter, c'est encore le développement du mal effroyable que l'on veut conjurer,... le malheur de mourir de la rage.

Nous en resterons là pour aujourd'hui.

Le cheval peut communiquer à ceux qui le soignent, qui l'approchent, ou même, d'après quelques savants, à ceux qui seulement couchent dans le même lieu que lui, différentes des maladies auxquelles il est sujet : le farcin, la morve, le charbon, les eaux aux jambes, et plusieurs autres affections épizootiques auxquelles il devient en proie. Tout cela fait voir une fois de plus, messieurs, de quelles précautions il faut incessamment s'entourer, quand on donne des soins au bétail, et combien, dans de certaines circonstances, il peut devenir dangereux d'habiter avec les animaux domestiques, alors que ceux-ci sont atteints de quelque maladie susceptible de se transmettre sous l'influence d'un principe miasmatique, d'un contagium quelconque.

Il est un autre genre d'affections virulentes qui, dans de certaines circonstances de la vie, se communiquent avec une effrayante facilité, et dont les ravages sont réellement incalculables. Heureusement, messieurs, que les bonnes mœurs, dans nos campagnes, ont à peu près garanti nos pays d'un aussi désastreux fléau. Puissent donc les quelques rares exemples qui sont venus jusqu'ici faire exception à la grande règle, devenir un nouveau rempart, un rempart inexpugnable contre un tel agent de souffrances, de maux affreux, d'horribles mutilations, de dépopulation. Vous comprenez, n'est-ce pas, de quelles maladies je veux vous parler...

Je pourrais vous entretenir d'une foule d'états morbides qui sont dus à l'abus des organes qui deviennent le siége des affections auxquelles je viens de faire allusion ; mais afin de ne pas faire de répétitions qui me paraissent inutiles, je vous renvoie, messieurs, à l'ouvrage sur la masturbation, dans lequel je m'efforce de démontrer aux jeunes gens, à ceux qui les élèvent ou qui les instruisent, combien il est dangereux de s'abandonner aux excès contre lesquels je veux les prémunir.

Dans un âge plus avancé, les déperditions trop énervantes qui résultent de pratiques normales sont également très-dangereuses, déterminent fréquemment de mortelles maladies. Les conseils que je donne dans l'ouvrage dont je viens de parler pouvant être utilisés contre l'autre genre d'excès, inutile de nous arrêter ici davantage sur ce sujet (1).

Une foule d'autres maladies sont transmises à l'homme par des miasmes qui sont absolument inconnus dans leur essence, mais qui n'en ont pas moins la funeste propriété de déterminer des affections semblables à celles dont eux-mêmes ils sont les produits.

La meilleure règle à suivre pour se préserver de ces maladies,

(1) Voir le *Mémento du Père de Famille et de l'Educateur de l'Enfance.*

c'est assurément de ne se point exposer à l'action du contagium. Mais comme le plus fréquemment il devient impossible de se soustraire à l'influence de l'élément contagieux, c'est dans la rigoureuse observance de tous les préceptes à l'aide desquels on peut arriver à se conserver en parfaite santé, que l'on trouvera constamment les meilleurs moyens de s'opposer au développement de ces sortes d'affections.

La misère, la débauche, les excès, quels qu'ils soient, prédisposent on ne peut davantage aux maladies contagieuses. Et en effet, ce sont les personnes qui se trouvent dans les conditions défavorables où les jettent ces causes de débilitations, qui deviennent les premières et qui constituent les plus nombreuses victimes de ces maladies.

Il est d'observation que les jeunes gens sont plus exposés à l'action des miasmes contagieux que les personnes d'un âge mûr. Ils doivent donc mettre à profit cet utile enseignement.

Quand un individu est frappé d'une affection contagieuse, que les personnes qui donnent leurs soins à ce malade le tiennent et se tiennent elles-mêmes dans la plus extrême, dans la plus absolue propreté; qu'elles changent fréquemment de linge et d'habits; qu'elles renouvellent souvent l'atmosphère de la chambre de ce malade, et quand aucune indication ne s'y oppose, que continuellement l'air extérieur pénètre dans cette chambre, au moyen d'un vasistas ou par l'ouverture d'une porte ou d'une fenêtre; que ces personnes rejettent plutôt qu'elles n'avalent leur salive; il est reconnu que ce produit s'imprègne vite de tous les miasmes environnants; que ces personnes se nourrissent d'aliments sains et dont l'alibilité, la nutrescibilité soit en rapport avec les pertes de forces qu'elles peuvent éprouver; qu'elles prennent quelques petites doses d'un vin généreux; qu'elles fassent des arrosages d'une eau chlorurée, si rien ne s'oppose à l'emploi de ce moyen; qu'elles mettent de cette eau chlorurée dans les vases qui doivent recevoir les déjections; qu'elles se hâtent d'emporter ces déjections au dehors et qu'elles s'empressent de les enfouir au loin; qu'elles plongent dans un vase rempli d'eau chlorurée tous les linges qui ont servi au malade (1); que toujours elles combinent ensemble les moments que chacune d'elles doit passer auprès du malade, afin qu'elles puissent, par des promenades en plein air, retremper, si je puis ainsi dire, la vitalité, la normalité de leur sang; qu'elles s'arrangent de manière que chacune puisse prendre les heures de repos et de sommeil qui lui sont nécessaires : ce sont là d'excellents conseils auxquels je les engage fortement à ne point négliger de se soumettre.

Au début des épidémies de maladies contagieuses, l'isolement des malades est un excellent moyen de s'opposer à l'extension, à la propagation de ces épidémies.

(1) Voir ma brochure sur la fièvre typhoïde (1844), compte-rendu de l'épidémie de fièvre typhoïde de Vaux (Oise).

Le malade vient-il à succomber, loin de croire, comme on le fait généralement, que l'élément contagieux s'anéantit avec l'individu, il faut au contraire redoubler encore de précautions, si cela est possible. Il faut laisser un courant d'air constant dans la chambre du défunt, recourir à de nombreux et abondants arrosements avec les chlorures.

Les détails de l'inhumation rentrant dans le domaine de l'hygiène publique, je ne m'en occuperai point... Mais en laissant ce sujet, je dois émettre un vœu pourtant : ce serait que l'administration, dans chaque commune, prît les mesures nécessaires, afin que plus jamais on n'eût à déplorer l'inhumation d'infortunés qui n'étaient pas morts!!! Quelle désolation pour une famille, quel horrible supplice pour l'inhumé, quand arrive un pareil malheur!... Et il n'est personne d'entre vous, qui n'ait ouï narrer de semblables faits......

Ah! je voudrais encore, messieurs, permettez-moi cette nouvelle digression, je voudrais que, toutes les fois que cela se pourrait pratiquer, les administrations rurales, de même que les administrations urbaines, adoptassent dans les cimetières des mesures telles que chaque famille pauvre pût venir s'agenouiller sur un tertre recouvrant des restes qu'elle vénère, et qu'elle fût sûre, du moins, que tous les membres qui la composent viendront successivement ajouter leur poussière à la poussière commune arrosée de leurs larmes... Quoi de plus consolant dans le malheur que la pensée d'une telle réunion!... Et pourquoi le malheureux se trouverait-il privé d'exercer la religion de la famille, de pratiquer le culte du souvenir, de venir courber sa tête sous les deux bras consolateurs d'une croix de bois, d'arroser de pleurs amers la terre qui dérobe à ses yeux une tendre mère, un excellent père, une épouse adorée, un fils chéri,... un frère, une sœur, un parent, un ami,... pour lesquels, dans ses pieux et fréquents pèlerinages au cimetière, il se trouverait si heureux de pouvoir aussi, là sur une tombe, implorer l'incessante miséricorde de celui qui peut tout...

Il est des maladies, messieurs, qui, bien qu'elles ne se répandent point sous l'influence d'un principe contagieux bien déterminé, n'en viennent pas moins, de temps en temps, frapper, terrifier et décimer les populations, promenant leurs ravages de demeure en demeure, de localité en localité, détruisant des familles entières, semant partout l'effroi, la désolation et la mort...

C'est dans ces moments de véritable calamité publique, que chacun doit aussi se faire une loi de se soumettre plus scrupuleusement encore aux préceptes voulus par l'hygiène. C'est alors surtout qu'il devient plus indispensable de respirer un air pur, de se nourrir d'aliments sains et suffisamment réparateurs, de se soigneusement prémunir contre les intempéries de l'atmosphère, de ne jamais se laisser aller à aucun genre d'excès, à aucune commotion morale débilitante, à la peur principalement...

Des personnes, dans la pensée de se soustraire d'une manière plus certaine au mal dont elles se croient menacées, se bourrent d'aliments trop succulents, ou s'imposent de dangereuses privations. D'autres mangent de l'ail à se corroder l'estomac, se gorgent de vin, de spiritueux, s'enferment chez elles, y calfeutrent toutes les petites ouvertures, toutes les fissures susceptibles de donner accès à l'air extérieur, saturent leurs vêtements, leur demeure de vapeurs camphrées, chlorurées, ammoniacées, etc., qui, dans de telles circonstances, ne peuvent qu'ajouter encore à l'insalubrité déjà si puissamment dangereuse de l'air confiné dans lequel elles se tiennent. Eh bien! messieurs, ce que font alors ces par trop timorées personnes, pour tâcher d'éloigner d'elles le fléau que l'œil de la peur leur montre incessamment suspendu au-dessus de leur tête, ne fait assurément qu'attirer encore davantage sur elles le coup que tant elles redoutent.

Vous comprenez tous, n'est-ce pas, qu'en m'élevant, comme je viens de le faire, contre les vapeurs chlorurées que l'on dégage dans les appartements, je n'ai pas voulu dire que les chlorures sont nuisibles, sont impuissants à détruire certains miasmes; oh! non, telle n'a point été ma pensée. J'ai voulu blâmer seulement la manière dont ces chlorures sont employés, et le non-renouvellement de l'atmosphère qui s'en trouve ainsi sursaturée.

Quant aux vapeurs camphrées et ammoniacées, etc., elles ne peuvent rien que masquer les miasmes, rien qu'introduire dans l'air que l'on respire des émanations nuisibles de plus.

Dans d'aussi calamiteuses circonstances que celles auxquelles je fais allusion, vous continueriez, vous, messieurs, le régime de vie qui vous réussit le mieux, vous éviteriez avec plus de soin que jamais toutes les choses que vous savez être nuisibles à votre santé, vous ne vous laisseriez point aller à la peur; — rien plus que la peur ne prédispose l'organisme à l'atteinte des épidémies; — en somme, vous feriez tout ce que veut la science à laquelle je m'efforce de vous initier, et, la Providence aidant, vous braveriez ces cruelles maladies.

Ceux d'entre vous qui seraient moins heureux, mieux prémunis qu'ils se trouveraient ainsi contre les atteintes du mal, ils se seraient assurés, du moins, de meilleures chances de guérison.

Les bonnes conditions de santé au milieu desquelles ce mal les aurait frappés, seraient, sans aucun doute, une excellente atténuation de sa gravité, une plus sûre garantie de succès.

Je pensais, messieurs, terminer aujourd'hui nos causeries; mais il se fait tard : nous ne les terminerons que demain.

CHAPITRE DIX-HUITIÈME

Avant de nous séparer, messieurs, et comme aujourd'hui plus que jamais chacun peut être appelé aux fonctions de conseiller municipal, peut se trouver placé à la tête d'une municipalité, à à la direction même de sa commune, permettez-moi donc de vous faire passer sous les yeux l'esquisse suivante, d'un coin du gigantesque tableau des devoirs que vous aurez à remplir, si quelque jour vous acceptez la mission qui peut être offerte à votre sollicitude par les suffrages de vos concitoyens ou la confiance de l'administration.

Vous pressentez, n'est-ce pas, que je veux surtout appeler votre attention sur ceux des devoirs municipaux qui se rattachent plus particulièrement à la belle science dont nous nous occupons depuis bientôt quatre mois...

Vous veillerez incessamment à la salubrité générale, comme à la salubrité particulière de vos communes, au bien-être sanitaire général, comme au bien-être sanitaire particulier de vos administrés ; vous pourvoirez au pavage ou au macadamisage des rues ; vous ferez établir des trottoirs, vous vous rappellerez que plus ces trottoirs seront larges, plus aussi les caniveaux se trouveront éloignés des habitations, et moins celles ci seront exposées à l'humidité résultant de l'infiltration des eaux. Vous ferez entretenir les rues dans la plus extrême propreté, vous n'y souffrirez aucune immondice, aucun amas d'ordures pouvant nuire à la salubrité ; vous défendrez positivement qu'on fasse couler sur la voie publique, ni du sang d'animaux, ni quelque liquide insalubre que ce soit. Dans les saisons chaudes, vous prescrirez des arrosages généraux ; dans les saisons froides, en temps de fortes gelées, de neige et de verglas, vous ferez déglacer les endroits dangereux, vous ferez enlever la neige, vous ferez couvrir de sable, de cendre, de menue paille, etc., tous les lieux de passage où des accidents sont susceptibles d'avoir lieu...

En temps ordinaire, vous ferez fréquemment et soigneusement ramasser les boues et les immondices, et vous les ferez conduire au loin, dans un lieu à ce destiné. Vous userez de tous les moyens à votre disposition pour que vos administrés jouissent des immenses bienfaits d'une eau potable. Aucun sacrifice ne se trouve au-dessus du bien que procurent de bonnes eaux.

Si vous croyez devoir faire quelques plantations d'arbres dans l'intérieur de vos communes, ne les faites jamais quand les rues auront moins de 25 à 30 mètres de large, et qu'un intervalle de 10 mètres au moins ne pourra se trouver entre ces arbres et les habitations. Vous aurez soin, du reste, de faire annuellement élaguer ces arbres, et de manière que les premières branches se trouvent constamment à 7 ou 8 mètres du sol.

Si les ressources de vos communes vous le permettent, vous y ferez établir des bains et des lavoirs publics, ces deux sources si fécondes en excellents résultats.

Vous ne souffrirez point que des matières en décomposition, que des animaux morts, etc., soient déposés sur le passage des individus, ni à proximité des habitations. Vous serez sévères surtout à l'égard des taupiers, qui prennent la funeste coutume de compromettre, ainsi qu'ils le font, la santé publique, en plaçant près de la grande comme de la petite voirie, toutes les taupes dont les fait s'emparer leur industrie. Vous ordonnerez que tout animal mort soit aussitôt enterré à une profondeur convenable et le plus loin possible des habitations.

Vous ferez supprimer dans vos communes les mares qui vous paraîtront inutiles ou nuisibles, vous ferez entourer d'arbres celles qui ne le sont point; vous ferez procéder en temps opportun au curage de ces mares et au déblai des bourbes qu'elles renferment, et que toujours vous ferez transporter au loin.

Vous veillerez à la salubrité des écoles, des églises, etc. Vous ne perdrez jamais de vue que si l'adulte qui veut vivre selon l'hygiène, a besoin d'une ration d'air atmosphérique de 6 mètres cubes au moins par heure, il n'en faut pas moins de 12 mètres à un enfant.

Vous ferez établir des vasistas dans les églises; vous rendrez mobiles et vous ferez souvent ouvrir les croisées qui seront susceptibles de mieux permettre l'entrée des rayons solaires dans ces vastes bâtiments, qui, le plus ordinairement, sont d'une insalubrité au-dessus de tout ce qu'on en pourrait dire. Vous ferez recouvrir le dallage froid et humide de ces édifices, d'épaisses nattes de paille ou de jonc, afin de garantir les fidèles d'inconvénients très-graves amenés par le refroidissement des pieds; et pendant la saison d'hiver, vous entretiendrez dans ces lieux une chaleur convenable, ce qui préviendra de nombreuses maladies. Rien, du reste, dans la discipline ecclésiastique, ne s'oppose à l'accomplissement de ce principe hygiénique, qui me paraît du plus haut intérêt.

Vous veillerez aux soins nécessités par les sépultures, je le répète, et vous n'oublierez jamais qu'un de ceux des intérêts desquels vous êtes appelés à vous occuper, pourrait être inhumé, recélant encore en ses organes une étincelle, un dernier souffle de vie qui pourrait se rallumer. Vous veillerez à ce que les enfants qui fréquentent les écoles aient été vaccinés, à ce que tous, riches comme pauvres, reçoivent les bienfaits de l'instruction, cette source si féconde du bien-être sans lequel la santé éprouve tant et de si cruels échecs.

En attendant qu'une loi rende l'instruction obligatoire pour tous afin que dans un pays tel que le nôtre on n'aie plus la désolation de voir qu'au moment du mariage près du tiers des hommes et plus de la moitié des femmes ne savent pas même signer leur nom, vous prendrez toutes les mesures que votre position, votre devoir et votre cœur vous suggèreront pour arriver à cette obligation de l'instruction... Vos conseils, vos efforts, vos insistances, votre persévérance surtout, soyez-en certains, ne resteront point sans résultats. S'il le faut absolument, vous irez jusqu'à menacer de la privation de la bienfaisance officielle et des secours du service médical de charité, toute famille indigente qui s'opiniâtrerait à ne pas envoyer ses enfants aux écoles, profiter des immenses avantages de l'instruction gratuite qui leur est réservée... Si un exemple devenait nécessaire, vous auriez la fermeté de le faire : il faut parfois opérer un petit mal pour en guérir un grand... Et, ce serait une de nos plus grandes plaies sociales que vous vous seriez efforcés de cicatriser...

Vous remémorant ici, messieurs, ce que je vous ai dit de la quantité d'air atmosphérique indispensable à la santé des individus, vous verrez avec douleur que dans la plupart des écoles, au lieu du cube d'air de 12 mètres par heure que la science voudrait voir dispensé aux enfants, ceux-ci, dans l'immense majorité des cas, n'ont à leur disposition que de 3 à 5 mètres d'un air confiné et plus ou moins chargé de miasmes !... Et si, aux huit heures de jour que les enfants restent forcément dans les écoles, — quand ils n'y restent pas plus longtemps encore, — vous ajoutez les dix ou douze heures de nuit qu'un grand nombre de ces enfants passent dans une chambre à coucher relativement trop étroite, et plus ou moins salubre, vous trouverez de suite l'explication de ces figures pâles, terreuses, étiolées, de ces santés si débiles, de ces constitutions si délabrées et se détériorant de plus en plus, de ces maladies scrofuleuses si dépopulatrices, et d'une foule d'autres affections morbides extrêmement graves, et qui font tant de ravages à cette époque de la vie !... Quoi de plus pernicieux, en effet, sur chaque période de 24 heures, de ne pouvoir guère que pendant 4 heures jouir des bienfaits d'un air pur, de ce principe vivifiant qu'à juste titre on a qualifié d'*aliment de la vie !...*

On ne réfléchit pas assez que l'air est aussi indispensable que le pain.

Si privé de nourriture on ne peut continuer de vivre, privé d'air on périt asphyxié.

Si vous êtes appelés à doter votre commune des bienfaits d'une école neuve, que cette école soit large, spacieuse, élevée, convenablement éclairée, et qu'elle soit située de manière à ne pas se trouver privée des effets salutaires d'une insolation suffisante. Si au contraire force vous est de vous en tenir à l'école trop étroite qui existe, assainissez-la donc de votre mieux ; faites-y établir, au niveau du sol et du plafond, des ventilateurs munis d'opercules, dont la puissance renouvelle l'air et balaye les miasmes qui s'y produisent.

Une innovation dont je vous engagerais à prendre l'initiative, messieurs, quand les écoles ne sont pas planchéiées, c'est l'adoption, dans ces écoles, de longues nattes de paille, de jonc, de roseau, ou l'emploi d'une simple planche, sur lesquelles reposeraient les pieds des enfants pendant les huit heures d'immobilité qu'ils ont journellement à passer dans ces écoles. Le bien léger sacrifice que vous feriez pour cela se trouverait compensé au centuple par les avantages sanitaires qui résulteraient du moyen auquel vous auriez eu recours... Et cela n'est pas du luxe, messieurs, oh! non. . Il suffirait, pour convaincre celui qui aurait une semblable pensée, de le contraindre à laisser ses pieds dans une immobilité à peu près complète, sur un dallage froid ou humide, pendant les huit mortelles heures d'une pareille expérimentation.

Là où il n'y a pas d'institutrice communale, vous ouvrirez *un ouvroir-asile*, pour les filles pauvres principalement. Vous chargerez la femme de l'instituteur du soin précieux de former ainsi d'excellentes ménagères, — ces trésors dans une maison, — et vous la rémunérerez convenablement pour cela. Par cette nouvelle création, vous aurez une fois de plus mérité de l'humanité... Vous aurez fait de l'hygiène encore; car ce qui contribue au bien-être général profite nécessairement à la santé des individus...

Dans vos visites de surveillance dans les écoles, vous n'omettrez pas d'engager les chefs d'institution à ouvrir toutes les fenêtres des classes aussitôt la sortie des enfants, afin qu'à leur rentrée ces enfants retrouvent un air pur, en lieu et place de l'air plus ou moins vicié qu'ils y avaient laissé .. Mais tous vous connaissez trop les avantages d'une semblable mesure pour négliger de la recommander là où l'on n'y aurait pas recours.

Ajouterai-je que constamment les écoles doivent être tenues dans la plus extrême propreté, que de temps à autre des arrosages à l'eau chlorurée doivent y être pratiqués, que les murs doivent en être blanchis au lait de chaux au moins deux fois l'an, qu'en hiver la température doit en être réglée au moyen d'un thermomètre, etc.?... Tout cela vient de soi-même, n'est-ce pas, messieurs...

Vous fermerez soigneusement l'entrée de vos communes aux charlatants, à cette lèpre qui s'attaque de plus en plus à la santé publique, en même temps qu'elle ronge le petit pécule si péniblement amassé de trop crédules individus. Vous veillerez aux bonnes qualités des substances alimentaires, à la salubrité de toutes les choses vendues. Vous prendrez les mesures nécessaires relativement au vagabondage des chiens.

Vous serez sévères sur la police des cabarets, vous n'y souffrirez rien d'immoral ni de séditieux. Vous interdirez formellement l'entrée de ces lieux aux jeunes gens au-dessous de seize ans, et jamais vous n'y tolérerez aucun jeu onéreux, aucune de ces dépenses excessives et futiles qui font tant de mal. Trop fréquemment, au lendemain de ces jours d'excès, le nécessaire fait défaut dans la famille.

Vous chercherez, vous imaginerez, vous inventerez des jeux gymnastiques, des jeux d'adresse, des amusements honnêtes quelconques... Vous organiserez des musiques populaires, des bibliothèques communales, — ces institutions si précieusement utiles et si éminemment civilisatrices. — Vous favoriserez, vous encouragerez, vous récompenserez tout ce qui sera susceptible de détourner des établissements dont je viens de parler, la jeunesse actuelle, si généralement avide de se presser dans ces maisons, dont il conviendrait de limiter le nombre, dans une si grande quantité desquelles germent tant de désordres, tant de mauvais entraînements, tant de graves et incurables maladies, et dont la trop grande fréquentation finit toujours par amener l'homme, — même le plus sobre, — à devenir tributaire du plus abrutissant et du plus ruineux de tous les vices...

Vous ne reculerez point devant les sacrifices qu'il vous faudra faire pour cela : les deniers d'une commune ne sauraient mieux être employés qu'en fins du plus grand bien de tous. Vous ne vous le dissimulerez pas, messieurs, il y a là tout un avenir pour l'individu, pour la famille et pour la société.

Déjà par un certain nombre de faits qui se passent sous vos yeux, vous avez pu vous faire une idée assez exacte du mal épouvantable auquel donne naissance l'abus des alcooliques, porté si loin de nos jours; je dois cependant, afin de vous faire mieux apprécier encore tout le danger dont à tout prix, il vous faudra triompher, porter à votre connaissance les chiffres suivants et les considérations qui les accompagnent, dont l'effrayante vérité, dont l'inéxorable logique vous frapperont encore davantage et exalteront au plus haut des points toute votre paternelle, toute votre active et infatigable sollicitude...

Il résulte de recherches statistiques parfaitement établies, qu'en Allemagne, l'abus des liqueurs fortes fait périr chaque année 45,000 individus; qu'en Angleterre, l'alcoolisme en tue 50,000 et en Russie plus de 100,000 !!!...

En France, nous sommes loin d'en être arrivés là, c'est vrai; mais, ne nous le dissimulons point, le mal nous gagne chaque jour de plus en plus, et, si nous n'y prenons garde, le moment approche où, — nous aussi, — nous nous trouverons étreints dans ses milliers de bras si cruellement dévastateurs...

A Paris, en 1836, la consommation du vin était de 922,000 hectolitres, et celle de l'eau-de-vie de 36,000... En 1857, la première était augmentée de 178,000 hectolitres, et la seconde de 43,000; et, depuis cette époque, ces chiffres ont encore considérablement grossi...

Maintenant, si vous reportez vos regards, chacun vers vos propres communes, si vous constatez combien le nombre des débits de boissons s'y est accru depuis les vingt dernières années que nous venons de traverser, et si vous vous faites renseigner par la régie sur l'énorme quantité de liquides alcooliques, — d'eau-de-vie surtout, — qu'y absorbent annuellement vos administrés, comme moi, vous resterez effrayés d'un pareil état de choses et vous vous efforcerez d'y remédier... Par exemple, dans la commune que je vous citais hier, commune dont la population est de 1,030 habitants, il s'est consommé en 1859 dans les 21 débits ouverts : 113 hectolitres 53 litres d'eau-de-vie à 48°, formant 454,400 petits verres, qui, à 5 centimes l'un, donnent une somme de 22,720 francs; et, 4 hectolitres 96 litres de liqueurs, et fruits à l'eau-de-vie, représentant 19,840 petits verres, qui, à raison de 7 centimes 50, fournissent la somme de 1,488 francs (en tout: 474,240 petits verres, ou 24,208 francs...)

En retirant les enfants et les femmes qui ne boivent pas de liqueurs fortes; en supposant 400 personnes en faisant un usage journalier, et en considérant que deux petits verres d'eau-de-vie par jour, peuvent bien suffire à chacun de ces 400 individus; soit : 292,000 petits verres par an; il reste encore 182,240 petits verres de bus inutilement, (162,400 petits verres d'eau-de-vie à 5 centimes, et 19,840 de liqueurs à 7 centimes 50.) qui, déduction faite des petits verres utiles, laissent une somme de 9,608 francs...

Cette somme de 9,608 francs, représente 8,006 kilogrammes de viande de boucherie à 1,20 le kilogramme; ou, 32,026 kilogrammes de pain, à 30 centimes le kilo...

On pourrait donc avec cette somme, qui est gaspillée au grand détriment de chacun, nourrir annuellement 40 pauvres, à raison d'un kilogramme de viande par semaine, et d'un demi kilo, 250 grammes de pain par jour; il resterait même encore une somme de 3,827 francs, qui pourrait être consacrée à l'achat de légumes, beurre, sel, etc...

Si, au lieu d'être employée à secourir les pauvres, cette somme de 9,608 francs était utilisée dans chacun des ménages d'où elle sort, que de bien n'y produirait-elle pas?... Ou si, de la part de ceux qui la sèment de la sorte, elle était placée à la caisse d'épargne, et qu'il en fut fait autant à la fin de chacune des années; de quelles précieuses ressources ne s'assurerait-on pas pour les vieux jours?......

Ce qui se passe dans la commune dont il vient d'être question, se passe, du reste, dans le plus grand nombre des localités; quand même la consommation des spiritueux n'y est pas plus considérable encore..... Vous le voyez, l'abus des alcooliques est un des plus grands maux de notre époque; on ne fera donc jamais trop pour arriver à faire cesser un aussi pernicieux abus.

A ces considérations, à cette statistique déjà si déplorable, si l'on ajoutait la statistique de toutes les maladies, de tous les malheurs privés qu'engendre l'abus des alcooliques, et celle de tous les suicides et de tous les crimes que cet abus provoque, je ne sais vraiment si la plume arriverait à tracer tant et d'aussi effroyables calamités... Aussi, messieurs, en présence de pareils désordres, permettez-moi donc de vous répéter, avec toute l'insistance et toute l'énergie dont je suis capable : Combattez à outrance, combattez sans relâche le monstre que je signale à votre autorité, à votre philanthropie ; chaque jour, il engloutit dans ses flancs affamés, avec d'innombrables victimes, tout ce que l'homme a de plus digne, de plus précieux et de plus sublime : Sa santé physique, sa santé morale, sa santé intellectuelle, son bonheur domestique et l'avenir de sa postérité... Oui, messieurs, l'avenir de sa postérité, car les désordres dont je vous parle s'étendent, même jusque-là... Les enfants qui naissent de parents livrés à l'alcoolisme chronique sont voués aux plus terribles effets de l'hérédité... A la première génération, abrutissement alcoolique, dépravation des mœurs ; — à la seconde, ivrognerie héréditaire, manie, paralysie ; — à la troisième, hypochondrie, folie, tendances homicides ; — à la quatrième enfin, intelligence peu développée, stupidité, idiotisme, mort avant l'âge adulte et extinction de la race!!!...

Mais, je me hâte d'ajouter : je ne viens pas dire au fils d'un père qui s'est perdu dans l'alcoolisme, malheur à toi, tu mourras comme ton père ; comme lui, tu noyeras ton bonheur ; comme lui, tu seras un objet de dégoût et d'horreur ; comme lui, tu engloutiras tout ce que tu possèdes, laissant les tiens dans la gêne, dans les privations, dans la plus affreuse des misères ; comme lui, tu deviendras l'opprobre de tous, de ce qui t'était le plus cher, et de toi-même en même temps ; nul ne peut échapper à ce juge intérieur que chacun sent en soi... Oh! non, messieurs, je n'ai pas dit cela... Je n'aurais pas, de la sorte, voulu arracher à l'homme le plus beau peut-être de tous ses attributs : la force de combattre et de vaincre les passions qui sont dans sa fragile et si faible nature... Je lui dirais au contraire à ce fils : à toi à réparer tout le mal qui s'est produit... Tu peux arrêter le fléau qui doit frapper tes descendants ; résiste au feu que tu sens s'allumer en toi ; sois sobre ; vis loin des maisons où infailliblement l'on s'apprend à boire, fuis, oh fuis tous les buveurs ; sans cesse, sois en garde contre eux et contre toi ; tu triompheras... Mais, sache-le bien, tu ne triompheras qu'à ce prix... Si tu faiblis, si tu cèdes une seule fois, c'en sera fait de toi comme de ton père, tous ses malheurs seront devenus les tiens, et la génération qui te suit, tu la frapperas du même coup...... J'en resterai là sur ce sujet.... Je poursuis....

Vous veillerez donc sans cesse, messieurs, à tout ce qui peut devenir un bien pour la santé de vos administrés ; vous veillerez par dessus tout au mieux être de la classe nécessiteuse. Vous assainirez, vous rendrez le plus incombustible qu'il sera possible la demeure du pauvre et de l'ouvrier.

Vous prendrez toutes les mesures nécessaires relativement aux allumettes chimiques ; et à propos de ces allumettes, permettez-moi, les quelques réflexions que voici :

En présence des accidents multipliés, des horribles et déchirantes catastrophes qui sont dus aux allumettes chimiques, on est presque tenté de maudire cette découverte, l'une des plus belles pourtant des découvertes qui appartiennent à notre époque. Que d'habitations, que de bâtiments, que de récoltes ont été la proie d'incendies qui durent naissance à l'action soit accidentelle, soit criminelle d'une allumette chimique!... Que de pauvres enfants ont été dévorés par des flammes que leurs innocentes et inexpérientes mains ont allumées au moyen d'une de ces si dangereuses allumettes, pour lesquelles, en général, ces intéressantes petites créatures ont une bien malheureuse prédilection!!! Les menaces du père, les tendres et incessantes recommandations de la mère, relativement à ces fatales allumettes, ne font même parfois, dans l'esprit de ces petits êtres, que les rendre plus avides encore d'en posséder quelques-unes, pour s'amuser, ainsi qu'ils le disent, à *allumer des petits feux*...

Vous aviez mis votre boîte d'allumettes hors de la portée de vos enfants, vous aviez laissé ces enfants au lit avant de quitter votre demeure, vous les aviez même enfermés à la clef pour plus de sécurité encore... Hélas! Quelques heures après, plus de maison ni d'enfants!!! Ces enfants, à leur réveil, avaient quitté le lit; à l'aide d'une chaise, ils s'étaient emparés de vos allumettes, avaient mis le feu à ce lit, n'avaient pu alors se soustraire aux flammes qui les dévoraient,... et bientôt, vous tombiez foudroyés sous le coup qui causait votre ruine, qui brisait toutes vos espérances.....

Pauvres et infortunés enfants! pauvres et désolées familles! quand une horrible catastrophe semblable à la catastrophe que je vous fais passer sous les yeux, vient répandre les pleurs, la désolation, le désespoir dans un ménage,... l'effroi, les larmes, le deuil dans toute une commune!...

Les recommandations, les conseils, les menaces, etc., le malheur lui-même, ne pouvant généralement que si peu contre de pareils coups, ne serait-il donc pas possible de rien faire de plus?...

Des arrêtés municipaux, mais qu'il ne faudrait point se contenter de faire publier au son de caisse dans les communes, la surveillance la plus incessante et au besoin la plus sévère, la recommandation expresse de ne placer les allumettes chimiques qu'en des endroits et dans des conditions qui pussent donner la plus complète sécurité, l'obligation formelle, là surtout où il y a des jeunes enfants, de tenir ces allumettes *sous clef*, ou dans des boîtes de métal fermant à secret, etc., etc., pareraient assurément à des malheurs, à des catastrophes qu'il importe tant d'éviter,... à des empoisonnements qu'une imprudence ou que la main du crime pourrait en faire surgir.

La loi oblige les pharmaciens à tenir sous clef les substances vénéneuses; pourquoi l'autorité ne prendrait-elle donc pas des précautions semblables à l'égard du moyen si fatalement destructeur dont nous venons de nous occuper un instant?...

Vous les prendrez, vous, messieurs, ces sages mesures, et vous éviterez dans vos communes des malheurs effroyables, des catastrophes déchirantes, à la seule pensée desquelles tout le sang frissonne, se refroidit et se glace... Mais poursuivons.

Vous ferez distribuer aux indigents tous les secours à votre disposition, messieurs, vous leur donnerez du pain, du bois, des vêtements, du linge, de la viande, un peu de vin, dans les temps d'épidémie surtout. Vous aurez incessamment présent à la pensée que les causes les plus positives du mortel tribut que chaque année les maladies prélèvent sur les classes nécessiteuses, sont filles du besoin, de la misère et de l'insalubrité...

Je ne vous parle point du médecin, ni des médicaments qu'attendent de la bienséance officielle les indigents malades : depuis longtemps déjà vous aurez pourvu à cet indispensable besoin.

Vous vendrez, au profit de vos pauvres, les boues, les immondices, les bourbes, tous ces excellents engrais que vous avez fait ramasser et mettre de côté. Vous établirez des loteries de bienfaisance, vous ouvrirez des souscriptions volontaires, vous préleverez un petit droit sur le plaisir du chasseur étranger, vous ferez des quêtes à domicile. Quand par hasard vous rencontrerez quelque riche au cœur endurci, vous lui parlerez de ses propres intérêts à lui, vous lui parlerez de cette solidarité sanitaire établie par le grand tout, vous lui démontrerez que la maladie du pauvre peut venir gravement compromettre la santé du riche, qu'un fil conducteur rattache fortement entre elles certaines conditions de santé, certaines conditions de maladie,... qu'un foyer de contagion ou d'infection, né dans l'infime demeure de la misère, n'a point d'obstacle qui lui ferme l'entrée même des plus somptueux palais... Que sais-je, moi ?... Vous direz tout ce que la situation particulière vous nécessitera de dire;... et la bourse, qu'un sordide intérêt avait tenue fermée, s'ouvrira bien grande alors pour verser une aumône si instamment demandée... Et ce ne sera pas seulement du numéraire, que vous chercherez de la sorte à vous procurer pour vos pauvres, vous vous efforcerez aussi de recueillir à leur profit de vieux vêtements, de vieux linges, de vieilles chaussures, de vieux objets de literie, de vieux poêles, de vieux meubles, etc., etc., tous objets devenus à peu près inutiles, là où vous les rencontrerez, et qui, convenablement appropriés, rendront d'immenses services aux indigents auxquels vous les ferez distribuer... Mais, d'après un conseil de bienfaisance que je vous donnais il n'y a qu'un instant, vous m'aviez prévenu dans cette recommandation, n'est-ce pas, messieurs ?...

Enfin, vous vous efforcerez de doter vos communes des immenses bienfaits d'une société de secours mutuels ; vous aurez, de la sorte, mis le couronnement à votre œuvre ; vous aurez bien mérité de vos administrés, de l'administration et de l'Empereur...

La tâche ainsi tracée est difficile, rude, pénible, incessante, remplie d'écueils, je le sais,... mais aussi combien n'est-elle pas riche de satisfactions intérieures! combien n'est-on pas fier d'avoir pu contribuer au bien-être de ses concitoyens! combien n'est-on pas heureux de tous les maux que l'on a pu prévenir ou adoucir, de toutes les larmes que l'on a pu essuyer ou tarir, de tout le bien que l'on a pu faire! . . . .

Dans la longue suite de causeries qui viennent de se succéder, je me suis attaché, messieurs, à dérouler devant vous, à mettre à votre portée, à tous, les préceptes hygiéniques qui m'ont paru les plus indispensables au maintien, au perfectionnement de vos santés. Je me hâte d'ajouter que je suis loin, bien loin, extrêmement loin d'avoir épuisé la matière. Je vous en dirais vingt fois davantage, que je resterais encore beaucoup au-dessous de cet immense, de cet important et inépuisable sujet. Mais le peu que j'ai pu vous apprendre vous permettra d'en apprendre davantage, d'ailleurs, force nous est de nous arrêter : nous ne devons plus prolonger ces causeries. Je vous ai entretenus de l'hygiène du corps; sous quelques jours, de plus saintes causeries vous initieront de plus en plus aux préceptes de *l'hygiène de l'âme*... Ces deux hygiènes, messieurs, constituent les plus sacrés de tous les sacerdoces : il ne faut donc point les séparer...

L'an prochain, si vous le voulez bien, mes chers amis, nous causerons encore. Nous reviendrons sur ceux des points que nous n'aurons que très-légèrement effleurés, et nous en toucherons de nouveaux, si cela peut vous être agréable.

Je serais bien heureux, par exemple, de donner aux dames quelques conseils hygiéniques se rattachant plus spécialement à des besoins particuliers de leur sexe. Je serais bien heureux surtout de développer devant les jeunes mères les mille préceptes de la science sur la manière d'élever les enfants. Je voudrais, en faisant vibrer ainsi dans les cœurs de chacune d'elles ces cordes si délicates et si sensibles que met incessamment en jeu tout ce qui touche aux intérêts sacrés de la maternité, les initier, autant qu'il serait en moi de la faire, aux lois si vraies, si précieuses, si éternelles et si saintes, qui contribuent d'une manière si puissante à peupler les familles, les sociétés, les États, d'hommes pourvus de ces qualités physiques, morales et intellectuelles, qui, en assurant le bien-être de chacun, assurent en même temps la félicité et la prospérité de tous......................

Vous voyez, messieurs, combien nous avons encore à faire... A l'an prochain donc, si tel est votre bon plaisir..................

Vraiment vous me comblez, messieurs!... L'expression me manque pour vous faire connaître tous les sentiments que vos nombreuses marques de gratitude font naitre en moi. Je ne chercherai donc point à vous rendre tous ces sentiments. Du reste, ce qui s'exhale d'un bon cœur, d'un cœur reconnaissant et dévoué, des cœurs en tout sympathiques savent le comprendre...

— Vous désirez, messieurs, que je fasse imprimer ces causeries ; — vous avez pu oublier certaines des choses utiles que je vous ai dites, et puis, à cause de tout le bien qu'elles peuvent produire, vos vœux les plus ardents seraient de les voir devenir le livre de la santé, le *vade mecum* de chacun, le principal ouvrage des bibliothèques communales et des sociétés de secours mutuels; une sorte de deuxième catéchisme dans toutes les écoles.

C'est très-bien, mes amis. J'acquiesce d'autant plus volontiers à votre désir, qu'en vous devenant agréable une nouvelle fois, je serai moi-même très-heureux si je puis voir se répandre partout les conseils que je vous trace aujourd'hui...

Seulement, au livre que vous me demandez, il faut un titre, et je serais bien aise de devoir ce titre à votre initiative à vous... Cherchez donc...

— Rien de plus facile, dites-vous : il s'agit d'appeler les choses par leur nom. — Eh bien! nous nous sommes réunis pendant les longues soirées d'hiver, pour écouter ce que vous avez appelé des causeries... On pourrait donc adopter pour titre du livre à produire : « Les Soirées d'hiver, ou les Causeries sur l'hygiène. »

— Vous dites, vous, mon cher Théophile, qu'ayant tenu note exacte de nos réunions, et que venant d'en supputer le nombre, vous proposeriez de faire figurer ce nombre dans le titre de l'ouvrage, et que, comme les instructions qui ont fait le sujet de ces réunions ont eu principalement le peuple pour objet et que c'est à tout le peuple qu'elles vont s'adresser désormais, vous désireriez que mention aussi fût faite de cette destination. . . . . . .

Les applaudissements réitérés qui retentissent dans cette enceinte prouvent l'admission à l'unanimité des modifications proposées...

— Nous publierons donc cette œuvre sous le titre : « *Les cent et une Soirées d'hiver; le Livre de chacun et de tous, ou les Causeries populaires sur l'hygiène.....* » Mais, pour publier un livre, il faut un éditeur, et ce n'est pas toujours chose facile à trouver... Nous n'aurons, nous, aucune difficulté de ce côté; je connais un philanthrope, un de ces hommes de progrès qui, toute leur vie, savent constamment s'occuper des autres en s'oubliant eux-mêmes; savent tout sacrifier, même leurs plus grands intérêts, pour ne rien voir que l'intérêt de ceux auxquels ils veulent se rendre utiles : Monsieur HUMBERT, éditeur, imprimeur et libraire à MIRECOURT (Vosges), capitaine de la compagnie de sapeurs-pompiers de cette ville... nul, mieux que Monsieur HUMBERT, ne saurait réaliser nos espérances, ne saurait faire pénétrer plus avant ces causeries... Je suis sûr que cet homme de bien voudra, — une fois de plus, — mériter de ses concitoyens, de la société, de l'administration et de l'Etat.... Pour nous, nous n'oublierons point que si l'œuvre que nous voulons répandre est partie de Rollot, c'est en passant par Mirecourt, qu'elle est arrivée à sa destination....

Je dois seulement vous prévenir, messieurs, qu'il ne faut pas vous attendre à revoir dans le livre que vous désirez tout ce que vous m'avez entendu vous dire dans nos réunions. Il est tant de choses qu'on peut dire et que l'on n'écrit point... du reste, à quoi bon seraient ici les cent récapitulations des principaux faits de la leçon de la veille, par lesquelles j'ai constamment commencé chacune des causeries que nous avons faites? A quoi bon seraient également toutes les répétitions, toutes les explications qui alors étaient nécessaires, qui aujourd'hui deviendraient plus que superflues? A quoi bon encore serait-il de reproduire les finales de chacune de nos causeries?... Nous n'en conserverons que quelques-unes, et pour mémoire seulement...

Il ne faudra point non plus chercher à supputer le nombre, à mesurer l'étendue de ces causeries par l'abondance de nos matières, par la quantité de nos pages... Nous le disons ici : nous diminuerons le plus que nous le pourrons le travail du prote, et, du moment que nous ne nous écarterons pas trop du but qui nous est indiqué du doigt, et que tant nous ambitionnons d'atteindre, nous n'aurons plus alors à former qu'un seul vœu, c'est que notre travail soit accueilli avec autant de bienveillance de la part de tous les lecteurs qui pourront le parcourir, qu'il le sera de la part de ceux qui en réclament la mise au jour. . . . . . .

Merci!... merci!... mille fois merci de vos nouveaux applaudissements, de vos nouvelles expressions de reconnaissance, de tous vos sentiments de gratitude, messieurs; je me trouve payé au centuple de ce que vous appelez les peines que je me suis données pour vous..... Hier comme aujourd'hui, aujourd'hui comme demain, et demain comme toujours, mon attachement, mon estime, mes sympathies, mon dévoûment, tout!.... à vous! à vous de cœur, et entièrement à vous!!!. . , ...
. . . .
. . . .

A l'an prochain donc, messieurs, pour recommencer de nouvelles causeries,.... et à toujours pour cesser de vous être utile...

Rollot, 28 Février.

Dr DEBOURGE.

TABLE

But de l'ouvrage. — Introduction.

FIN DE LA TABLE.

MIRECOURT. — IMP. HUMBERT.

www.ingramcontent.com/pod-product-compliance
Ingram Content Group UK Ltd.
Pitfield, Milton Keynes, MK11 3LW, UK
UKHW012208240726
13966UKWH00002B/654